MONOGRAPHIEN AUS DEM GESAMTGEBIETE DER NEUROLOGIE UND PSYCHIATRIE
HERAUSGEGEBEN VON
O. FOERSTER-BRESLAU UND K. WILMANNS-HEIDELBERG
HEFT 33

DER AMYOSTATISCHE SYMPTOMENKOMPLEX

KLINISCHE UNTERSUCHUNGEN UNTER BERÜCKSICHTIGUNG ALLGEMEIN PATHOLOGISCHER FRAGEN

VON

DR. A. BOSTRO

PRIVATDOZENT FÜR PSYCHIATRIE UND
OBERASSISTENZARZT AN DER PSYCHIAT
NERVENKLINIK DER UNIVERSITÄT LEIPZIG

T0255514

MIT 12 TEXTABBILDUNGEN

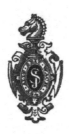

SPRINGER-VERLAG BERLIN HEIDELBERG GMBH

1922

SOFTCOVER REPRINT OF THE HARDCOVER 1ST EDITION 1922

ISBN 978-3-642-47134-6   ISBN 978-3-642-47410-1 (eBook)
DOI 10.1007/ 978-3-642-47410-1

Vorwort.

Die folgenden Untersuchungen stützen sich auf ein Krankenmaterial, das ich seit 1914 beobachtet und gesammelt habe. Es stammt aus meiner jeweiligen Tätigkeit im Eppendorfer Krankenhaus Hamburg (Prof. Nonne), der Psychiatrischen und Nervenklinik Rostock (Prof. Kleist und Prof. Rosenfeld) sowie aus den Psychiatrischen und Nervenkliniken Breslau und Leipzig (Geh. Rat Bumke). Für die Überlassung des Materials bin ich den Leitern der genannten Institute zu großem ˙Dank verpflichtet. Ganz besonders danke ich Herrn Prof. Nonne noch dafür, daß er mir auch Krankenmaterial, das nach meinem Ausscheiden in Eppendorf zur Aufnahme gekommen ist, zur Verfügung stellte, soweit ich es bei vorübergehender Anwesenheit in Hamburg beobachten und untersuchen konnte.

Weiter konnte ich das einschlägige Material des Kinderheims Lewenberg (Schwerin) (Med.-Rat Rust und Anstaltsarzt Dr. Kersten), des Städt. Siechenhauses Breslau (Geh. San.-Rat Freund) und des Städt. Pfleghauses Leipzig (San.-Rat Lohse) für meine Untersuchungen benutzen, und ich möchte auch an dieser Stelle den genannten Herren meinen verbindlichsten Dank aussprechen.

Die Krankengeschichten habe ich nur von einem kleinen Teil der Untersuchungen wiedergegeben und diese auch lediglich bei wichtigen Bewegungsstörungen ausführlich dargèstellt. Namentlich sind Beobachtungen, die von typischen Fällen stammen, und die daher von jedem nachzuprüfen sind, nicht durch Untersuchungsprotokolle belegt. Ebenso glaubte ich auf die Wiedergabe von Enzephalitiskrankengeschichten verzichten zu dürfen bei der Fülle des jetzt in der Literatur veröffentlichten Materials.

Die Arbeit ist im wesentlichen im Juli 1921 abgeschlossen. Von der seitdem erschienenen Literatur sind die wichtigsten Arbeiten noch zitiert; sie konnten aber im Text nur zum Teil verwertet werden.

Von den wiedergegebenen Abbildungen stammen Abb. 2, 3, 4 von Hamburg-Eppendorf, 1, 10, 11, 12 aus der Breslauer Klinik, die Abb. 5—9 sind nach Präparaten angefertigt, die meinen 1914 publizierten Untersuchungen (Pathologisches Institut Gießen) zugrunde lagen. Für die Herstellung der letzteren bin ich der Firma Leitz-Wetzlar, insbesondere Herrn Photograph Befort, zu Dank verpflichtet.

Die Ergebnisse dieser Untersuchungen habe ich zum Teil meinem auf der 11. Jahresversammlung der Gesellschaft Deutscher Nervenärzte in Braunschweig 1921 erstatteten Referat über den amyostatischen Symptomenkomplex zugrunde gelegt.

Leipzig, im Oktober 1922.

A. Bostroem.

Inhaltsverzeichnis.

Einleitung.

Zum Zustandekommen der willkürlichen Bewegungen gehört nicht nur eine normale Funktion des Pyramidensystems, sondern es bedarf hierzu noch der Mitwirkung einer Reihe anderer motorischer Apparate. Charakteristisch für diese Apparate ist u. a., daß wir uns ihrer Funktion meist nicht klar bewußt sind, daß sie arbeiten, ohne daß wir unsere Aufmerksamkeit darauf zu richten brauchen. So kam es, daß man auf die große Bedeutung dieser extrapyramidalen motorischen Systeme erst durch ihre Erkrankung aufmerksam geworden, ist. Im Groben können wir zwei extrapyramidale Bewegungsstörungen unterscheiden, die zerebellaren und die sogenannten striären. Zwischen beiden bestehen vielfache Beziehungen wegen der mannigfachen Bahnen, die sie verbinden, so daß Schädigungen des einen Gebiets auch Störungen in der Funktion des andern bedingen können. Man wird daher bei einer Besprechung extrapyramidaler Bewegungsstörungen damit rechnen müssen, ein breites Übergangsgebiet vorzufinden. Es ist für die vorliegende Betrachtung zweckmäßig, sich vorläufig nicht nur an die Lokalisation des Krankheitsprozesses zu halten, sondern klinische Gesichtspunkte in den Vordergrund zu stellen. Die große Mehrzahl der hier in Betracht kommenden Erscheinungen läßt sich unterbringen in dem von Strümpell geprägten Begriff des amyostatischen Symptomenkomplexes. Wie das Wort amyostatisch ausdrückt, handelt es sich dabei um eine Vereinigung von Störungen der Myostatik: Muskelgruppen, welche der Fixation von Körperabschnitten dienen, versagen, d. h. sie werden entweder zur unrichtigen Zeit resp. quantitativ unrichtig innerviert, oder es treten Unregelmäßigkeiten in ihrem Zusammenwirken auf. Nicht hierher gehören die rein zerebellaren Funktionen, soweit sie der Erhaltung des allgemeinen statischen Körpergleichgewichts dienen.

Der amyostatische Symptomenkomplex ist nicht eine jedesmal wiederkehrende, sich gleichbleibende Vereinigung derselben Symptome, also kein »Syndrom« im eigentlichen Sinne des Wortes, es kann sich vielmehr um ganz verschiedenartige symptomatologische Bilder dabei handeln, die jedoch begrifflich zueinander gehören, insofern als stets eine Störung des Myostatik im Krankheitsbilde enthalten ist, ohne daß dabei die krankhaften motorischen Erscheinungen auf die Statik im engeren Sinne beschränkt zu bleiben brauchen.

Im einzelnen handelt es sich dabei um Veränderungen im Muskeltonus, um Störungen der Koordination, um eigentümliche Beeinträchtigungen der Innervation überhaupt, auf die im Zusammenhang des näheren eingegangen werden muß, sowie um das Auftreten unwillkürlicher Bewegungen. Alle diese Störungen beschränken sich nicht auf die Willkürbewegungen, sondern sie erstrecken sich auch auf automatisch ablaufende Bewegungen (Mimik usw.). Sie erschweren zum Teil den Bewegungsbeginn, beeinträchtigen die Erreichung eines Ziels und schieben sich hindernd in den Bewegungsablauf ein.

Nach der negativen Seite ist charakteristisch, daß Pyramidensymptome, wie Spasmen, Reflexsteigerungen, Babinski usw. in reinen Fällen fehlen.

Im Interesse einer klaren und einheitlichen Benennung sei zunächst folgendes hervorgehoben:

In der älteren, aber auch in der neueren Literatur werden die Bezeichnungen Spasmus, Hypertonie, Muskelspannung, Rigidität, Starre usw. teilweise wahllos für jede Erhöhung des Muskeltonus gebraucht, ohne Rücksicht darauf, welcher Art diese Veränderung ist. Ich schlage vor, jede Erhöhung des Muskeltonus überhaupt als Hypertonie zu bezeichnen. Diese Hypertonie kann hervorgerufen sein durch eine Störung im Pyramidensystem, gekennzeichnet durch Steigerung der Sehnenreflexe bzw. Klonus und Babinski, dann handelt es sich um Spasmen; oder wir haben es zu tun mit einer Hypertonie extrapyramidalen Ursprungs, hierfür wäre die Bezeichnung Rigidität zu wählen. Der Ausdruck Muskelspannung bleibt für willkürlich veranlaßte und für psychogene Tonuserhöhungen (Pseudospasmen) vorbehalten. Unter Starre verstehe ich eine Bewegungslosigkeit von Muskelgruppen, namentlich eine gewisse Stabilität des gegenseitigen Lageverhältnisses verschiedener Gliedabschnitte zueinander, ein gesteigertes räumliches Beharrungsvermögen (Stertz), das nicht durch Rigidität bedingt ist, aber mit Rigidität vergesellschaftet sein kann. In bezug auf die anatomischen Benennungen bemerke ich, daß ich der Nomenklatur C. u. O. Vogts folgend unter Striatum das Caudatum + Putamen verstehe und den Globus pallidus als Pallidum bezeichne. Demgegenüber sei die alte Namengebung erwähnt, die als Streifenhügel (= Corpus striatum) Linsenkern (Globus pallidus + Putamen) und Nucleus caudatus auffaßte.

Gleichzeitig sei zur Orientierung hervorgehoben, daß ich unter Steigerung von Sehnenreflexen nur die pathologische Verstärkung auf Grund einer Pyramidenschädigung verstehe, die fast immer mit Klonus einhergeht. Sehnenreflexe, die aus anderen Gründen stärker als normal sind, bezeichne ich als erhöht, bzw. auch lebhaft, wenn man den Eindruck eines besonders schnellen Ausschlags hat.

Haben wir außer dem Vorhandensein oder Fehlen der Pyramidenzeichen noch objektive Kennzeichen dafür, ob es sich in einem Falle um einen Pyramidenspasmus oder um eine extrapyramidale Rigidität handelt? Bis jetzt wissen wir darüber folgendes:

Die Rigidität befällt Agonisten und Antagonisten gleichmäßig, so daß die passiv bewegte Extremität Neigung zeigt, in der ihr erteilten Haltung zu verharren. Bei langsam und brüsk ausgeführten passiven Bewegungen hat man das Gefühl eines gleichmäßigen zähen, wächsernen Widerstands (plastischer Tonus [Sherrington]). Im Gegensatz dazu betrifft der Spasmus bestimmte Muskeln (Prädilektionsmuskeln) in erhöhtem Grade, so daß die passiv bewegte Extremität nicht bleibt, wie sie gestellt ist, sondern langsam dem Zug des stärker spastischen Muskels folgend in die Prädilektionshaltung zurückgleitet. Bei der Vornahme langsamer passiver Bewegungen leistet die spastische Extremität zunächst Widerstand, dieser läßt sich, solange noch keine Kontrakturen vorhanden sind, durch Wiederholung der Bewegung meist ausgleichen. Bei stoßweisen Bewegungsversuchen ist der spastische Widerstand meist größer und steigert sich bei brüsker Weiterführung der Bewegung, es kommt u. U. zum Klonus. Umschnüren des Glieds mit einer Gummibinde (Esmarchsche Blutleere) soll bei spastischen Lähmungen ein Nachlassen der Hypertonie erzielen, eine Angabe, die ich bis jetzt nicht bestätigen konnte.

Schmerzen können unter Umständen sowohl bei Zuständen von Spasmus als auch bei solchen von Rigidität auftreten.

Das paradoxe Phänomen Westphals, das darin besteht, daß der durch den Untersucher dorsalwärts gebeugte Fuß nach Nachlassen des Druckes nicht zurücksinkt, sondern in dieser Haltung verharrt, ist, wenn vorhanden, ein charakteristisches Zeichen für Rigor, wird aber lange nicht in allen Fällen angetroffen.

Ähnliches gilt von dem Vorhandensein der Adiadochokinese, die bei Rigidität häufig nachweisbar ist und darauf beruht, daß die Muskeln nicht rasch genug erschlaffen können, um schnelles Aufeinanderfolgen antagonistischer Bewegungen zu ermöglichen. Auf ihre Bedeutung wird im speziellen Teil noch besonders einzugehen sein.

Da die Spasmen auf einer Schädigung der Pyramidenbahnen beruhen, so findet sich stets auch eine mehr oder weniger deutliche Muskelschwäche, die spastische Parese. Aber auch bei den Myastasien finden wir neben den Symptomen seitens der statischen Funktionen häufig eine Schwäche der Muskulatur, die namentlich bei aktiven Bewegungen in die Erscheinung tritt, bei Leistung eines Widerstandes gegen passive Bewegungen jedoch vermißt wird (Dyleff). Diese Schwäche der Muskulatur, auf die später noch näher eingegangen werden soll, möchte ich als extrapyramidale Parese bezeichnen. Es ist dies ein Symptom, dem bis jetzt keine allzu große Bedeutung beigelegt worden ist, besonders da diese Störung in der Bezeichnung des Symptomenkomplexes als »amyostatischer« nicht mit ausgedrückt ist.

Als Prinzip für die Einteilung der verschiedenen Krankheitseinheiten mit amyostatischem Symptomenkomplex wird man möglichst versuchen, sich auf die pathologische Anatomie zu stützen. Leider sind wir mangels einheitlicher Befunde dazu noch nicht überall imstande. Abgesehen von diesem praktischen Gesichtspunkt stehen der Durchführung einer Klassifikation auf rein anatomischer Grundlage noch andere Bedenken entgegen. Es fragt sich nämlich, sollen wir Erkrankungen, die auf dem gleichen pathologisch-anatomischen Prozeß beruhen, als Einheit zusammenfassen, oder sollen wir klinisch identische Krankheitsbilder gleicher Lokalisation in eine Gruppe bringen. Dem biologischen Denken wird der erste Weg am nächsten liegen, es ist aber sehr wohl möglich, daß der gleiche pathologische Prozeß, je nachdem wo er sich lokalisiert und welchen Intensitätsgrad er erreicht, grundverschiedene Krankheitsbilder hervorbringen kann, wie später an dem Beispiel der Wilsonschen Krankheit und der Pseudosklerose gezeigt werden wird. Andererseits widerstrebt es uns, von der gleichen Krankheit zu sprechen, wenn zwei differente pathologische Prozesse da sind, die nur, weil sie zufällig die gleiche Lokalisation einnehmen, das gleiche Symptomenbild veranlassen. Der Fall, daß bestimmte pathologisch und vielleicht auch ätiologisch gleiche Prozesse stets oder doch vorzugsweise an derselben Stelle im Gehirn lokalisiert sind, wird jedenfalls nicht die Regel sein.

Damit sind die Schwierigkeiten aber nicht erschöpft, es besteht noch eine weitere Komplikation: Es kommt vor, daß gleichartige Prozesse an der gleichen Stelle des Gehirns mit klinisch verschiedenen Symptomenbildern einhergehen, oder einmal bestimmte Erscheinungen machen, das andere Mal völlig symptomlos verlaufen. Wir müssen daraus schließen, daß die Art des Krankheitsprozesses und dessen Lokalisation zuweilen nicht allein das Symptomenbild bestimmen, sondern, daß wir noch mit anderen Faktoren zu rechnen haben. Solche sind vielleicht zu suchen in der Intensität des Krankheitsprozesses, vielleicht spielt die Anlage und besondere Beschaffenheit des Gehirns oder des Individuums überhaupt eine Rolle, vielleicht haben wir es noch mit anderen Einflüssen und Veränderungen dabei zu tun, die wir zur Zeit noch nicht kennen. Trotz dieser Schwierigkeiten dürfen wir die pathologisch-anatomische resp. hirnpathologische Grundlage nicht aus den Augen verlieren, es erscheint mir aber zur Zeit nicht opportun, lediglich pathologisch-anatomische oder lokalisatorische Ergebnisse zum Prinzip der Einteilung zu machen, hierzu sollen vielmehr vorläufig nur klinische Gesichtspunkte verwandt werden; dabei zerfällt das Gebiet des amyostatischen Symptomenkomplexes in drei Gruppen:

1. Gruppe der Athetose,
2. Gruppe der Chorea,
3. Parkinson, Westphal-Strümpell, Wilsonsche Gruppe.

Zu derselben Einteilung ist auch Stertz gekommen, nur kann ich mich der von ihm für die 3. Gruppe vorgeschlagenen Bezeichnung »akinetisch-hypertonisches Syndrom« nicht anschließen, da dieser Ausdruck den Symptomen nicht ganz gerecht wird. Da es mir unmöglich erscheint, für diese so variierenden und doch verwandten Symptome eine alles ausdrückende Benennung zu finden, ziehe ich es vor, die Gruppe mit den Namen der Autoren zu bezeichnen, die die hierher gehörenden Haupterkrankungen zuerst beschrieben haben. Ich möchte auch den Ausdruck »Syndrom« vermeiden, weil es sich gerade in dieser Gruppe nicht um mehr oder weniger konstante Symptomvereinigungen handelt, sondern um Bilder, die trotz innerlicher, begrifflicher Verwandtschaft äußerlich recht verschieden sein können.

Innerhalb jeder dieser drei Gruppen ist eine weitere Einteilung möglich, bei der die pathologische Anatomie und auch die Hirnpathologie etwas mehr zur Geltung kommt; so gibt es in jeder Gruppe

1. Fälle bei denen das jeweilige Symptomenbild spezifisch für eine Krankheit sui generis ist (z. B. Chorea minor, — Athétose double, — Paralysis agitans).
2. Erkrankungen, die infolge ihrer zufälligen Lokalisation das entsprechende Symptomenbild zeigen, ohne daß es für diesen Krankheitsprozeß spezifisch ist (Tumoren, Enzephalitis usw.),
3. Fälle, bei denen als Nebenbefund oder als vorübergehende Phase amyostatische Symptome vorkommen können (Epilepsie, Idiotie usw.).

I. Athetose.

1. Definition und klinische Umgrenzung.

Eine gewisse Sonderstellung im Rahmen des amyostatischen Symptomenkomplexes nimmt die Athetose ein, und zwar deshalb, weil sie sehr häufig mit echt spastischen Erscheinungen vereint vorkommt. Diese Verbindung mit Pyramidenstörungen ist jedoch, wie gezeigt werden soll, keine Conditio sine qua non. Ihrer Art nach paßt die Bewegungsstörung der Athetose gut in das Gebiet der myostatischen Innervationsstörungen, so daß es ohne weiteres berechtigt erscheint, die Athetose unter die Myastasien zu rechnen.

Schon die Definition des Amerikaners Hammond 1886 gibt nichts anderes als die Beschreibung einer typisch amyostatischen Bewegungsstörung, wenn er als charakteristische Merkmale die Eigenschaften hervorhebt, daß es den Kranken unmöglich ist, Finger und Zehen in einer beliebigen Stellung zu fixieren, daß der Kranke ferner nicht imstande ist, seine Glieder in Ruhe zu halten, weil immer wieder unwillkürliche Bewegungen dazwischen kommen.

Eine genaue Beschreibung der athetotischen Bewegungsstörung verdanken wir Lewandowsky. Er hat vor allen Dingen auf die Notwendigkeit hingewiesen, athetotische Bewegungen streng von choreatischen zu unterscheiden, was rein klinisch m. E. durchaus möglich ist. Ferner hat er darauf aufmerksam gemacht, daß die als athetotisch bezeichneten Bewegungen bei verschiedenartigen Erkrankungen vorkommen können. Zunächst als eine eigenartige, verhältnismäßig seltene Krankheit die Athétose double, sodann als eine besondere Art infantiler Hemiplegien; als dritte Form führt er noch die Pseudoathetose an.

Seit diesen Untersuchungen Lewandowskys hat sich auf klinischem Gebiet wenig Neues über Athetose ergeben. In neuerer Zeit hat die Differentialdiagnose der Athétose double gegenüber der Torsionsdystonie (Torsionsspasmus) Interesse erregt; ferner sind die bei Wilsonscher Krankheit und anderen Myastasien ab und zu erwähnten vertrakten Bewegungen als athetotische bezeichnet und dadurch in den Kreis der Betrachtungen gezogen worden.

Oulmont hat als Symptome der Athetose angegeben die Langsamkeit der Bewegungen, die Übermäßigkeit, die Beschränkung auf die distalen Extremitätenenden sowie das Vorhandensein eines wechselnden Spannungszustandes, des »Spasmus mobilis«. Lewandowsky hält die Übermäßigkeit der Bewegungen und die Beschränkung nur auf die Extremitätenenden nicht für wesentliche Symptome, betont dagegen den rhythmischen Charakter der Bewegungen als ein der Athetose eigentümliches Merkmal.

Am häufigsten kommen Athetoseerscheinungen vor bei den im kindlichen Alter erlittenen Hemiplegien. Es ist von Lewandowsky hervorgehoben worden, daß die infantile Hemiplegie so gut wie nie eine echte Kontraktur hinterläßt, und er schließt weiter, daß es eine spezifische Eigenschaft des kindlichen Gehirns sei, bei Herden in der inneren Kapsel oder in der Großhirnrinde nicht mit spastischen Lähmungen, sondern mit Athetose zu reagieren. Es ist in der Tat richtig, daß Athetose kaum bei Erwachsenen neu entsteht. Streng genommen müßte man nun, wenn man der Lewandowskyschen Ansicht beipflichtet, auf eine besondere Lokalisation der Athetose verzichten, sie vielmehr nur als eine für das kindliche Gehirn spezifische Reaktionsform ansehen, sie als eine funktionelle Abart zerebraler Hemiplegien betrachten. Wiewelt sich dies mit neueren anatomischen Befunden deckt, werden wir später noch zu erörtern haben.

Verbunden ist nach Lewandowsky mit dieser Athetose bei kindlichen Hemiplegien stets auch eine spastische Hemiparese mit Zeichen einer Pyramidenbahnschädigung. Die Athetose tritt in diesem Fall auf als unwillkürliche Bewegung von langsamem Charakter, die einhergeht mit einem erhöhten Spannungszustand der beteiligten Muskeln sowie ihrer Antagonisten, oft unter Hinterlassung einer vorübergehenden Kontraktur. Durch die fortgesetzten Bewegungen, die trotz ihrer Langsamkeit mit einer gewissen Kraft ausgeübt werden, kommt es zu Überdehnungen der Gelenkbänder, die Bewegungen übersteigen das normale Ausmaß, und wir finden häufig Überdehnungen und Überstreckungen der Gelenke, namentlich an Hand und Fingern. Außerdem beobachten wir oft, aber keineswegs immer, Mitbewegungen, und zwar identische Mitbewegungen, die in den befallenen Gliedern bei jeder Innervation der gesunden Seite in gleichem Ausmaß und Stärke wie dort auftreten. Ferner finden wir auch die sogenannten angedeuteten korrespondierenden Bewegungen (König), bei denen auf der paretischen Seite nur bei besonderer Kraftanstrengung der gesunden Extremität sich eine geringe Mitbewegung bemerkbar macht.

Von diesen Fällen, für die das spontane Auftreten der athetotischen Bewegungen bezeichnend ist, trennt Lewandowsky eine besondere Gruppe ab, bei der es sich ebenfalls um Hemiplegien handelt, die aber weder unwillkürliche Bewegungen noch Spasmus mobilis zeigen. Zuweilen kommt es hier zu angedeuteten korrespondierenden Bewegungen. Wenn der betreffende Kranke aber aufsteht, geht oder sonst eine komplizierte Bewegung ausführt, so macht die befallene Extremität langsame wurmförmige Mitbewegungen und pflegt dann in einer bizarren Haltung stehen zu bleiben. Diese Störung, die nur als Begleiterscheinung, als Mitbewegung beobachtet wird, bezeichnete Lewandowsky als Pseudoathetose. Es handelt sich dabei mehr um eine passagere Stellungs- und Haltungsanomalie auf Grund eines äußeren Reizes als um eine Bewegung. Nicht zu verwechseln sind diese Zustände mit den pseudoathetotischen Spontanbewegungen Hermans, die bei Rückenmarkserkrankungen vorkommen und von ihm auf Störungen der Tiefensensibilität bezogen werden, sie zeigen keine Beziehung zum Spasmus mobilis und haben mit den hier besprochenen athetotischen Bewegungen nichts zu tun. Eine ähnliche Bewegungsstörung bei peripherer Nervenverletzung beschreibt Krambach, jedoch mit Spasmen in einem Teil der die Bewegung erzeugenden Muskeln.

Als dritte Gruppe sondert Lewandowsky die Athétose double, die idiopathische Athetose, von den beiden bis jetzt besprochenen Bewegungsstörungen ab. Während für die erste Gruppe die spontanen unwillkürlichen Bewegungen, für die zweite die als Mitbewegungen auftretende einseitige vorübergehende

Haltungsanomalie charakteristisch ist, zeichnet sich die dritte Gruppe dadurch aus, daß unwillkürliche Bewegungen in der Ruhe fehlen, aber in der Gestalt von Mitbewegungen in reichem Maße auftreten. Wenn man sich das Verhältnis der Athétose double zu den ersten Gruppen klarmachen will, so wird man sie nicht etwa als eine doppelseitige Hemiathetose, sondern eher als eine doppelseitige Pseudoathetose bezeichnen müssen.

Statt des auch in Deutschland üblichen Ausdrucks »Athétose double« ziehe ich es vor, die Bezeichnung »idiopathische Athetose« zu verwenden, da es sich hier um ein wohlumschriebenes Krankheitsbild handelt, wie später noch zu zeigen sein wird.

Es können nach Lewandowsky außer den Mitbewegungen bei der idiopathischen Athetose auch noch echte athetotische Spontanbewegungen sowie auch Überdehnungen und Überstreckungen der Gelenke das Krankheitsbild bereichern, ohne daß es sich dabei um wesentliche Bestandteile der Athétose double handelt. Diese ist vielmehr lediglich durch die Mitbewegungen charakterisiert; aber nicht nur jede Körperbewegung löst solche Mitbewegungen aus, sondern auch jeder psychische Reiz ist in der Lage, sie zu veranlassen, so daß es oft in der Tat sehr schwer zu entscheiden ist, ob es sich um Spontanbewegungen oder um Mitbewegungen, deren auslösende Ursache verborgen bleibt, handelt.

Am meisten beteiligt ist das Gesicht, die Muskulatur des Halses und die der oberen Extremitäten, etwas weniger gewöhnlich die der Beine, und zwar waren bei den Lewandowsky'schen Fällen stets echt spastische Erscheinungen an den Beinen gleichzeitig vorhanden.

Es erscheint mir notwendig, auf Grund dieser Schilderung von Lewandowsky und anderer Beschreibungen in der neueren Literatur kurz das wiederzugeben, was für die verschiedenen Formen der Athetose, der idiopathischen und der symptomatischen, als charakteristisch anzusehen ist. Wesentlich ist dabei folgendes: es handelt sich immer um unwillkürliche Bewegungen, die entweder spontan oder in der Form von Mitbewegungen auftreten. Psychische Momente wirken auf letztere auslösend. Der Bewegungablauf ist langsam, wurmartig, peristaltisch, eine Bewegung geht in die andere über. Ferner muß man eine gewisse Verzerrung, etwas Bizarres der Bewegung als charakteristisch ansehen. Die Bewegungen unterscheiden sich in ihrer Art deutlich von willkürlichen und auch von choreatischen Bewegungen dadurch, daß sie nicht nachahmbar sind, daß eine gewisse wunderliche Bewegungskombination und sonderbare Bewegungsfolgen auftreten, die dem Bilde etwas ungemein Charakteristisches geben. Foerster macht darauf aufmerksam, daß die bei Athetose auftretenden Bewegungssynergien an die Kletterbewegungen der Affen erinnern. Der langsame Ablauf der Bewegungen geht einher mit einer tonischen Anspannung in den befallenen Muskeln; es handelt sich dabei jedoch nicht um einen echten Spasmus, sondern um eine zähe, langsam zunehmende und langsam oder rasch wieder abnehmende Tonusvermehrung der jeweils an der Bewegung beteiligten Muskeln. Diese kann auch noch nach Aufhören der Bewegung eine Zeitlang andauern und so die Glieder in einer vertrackten Stellung vorübergehend fixiert halten. Sie läßt dann aber regelmäßig wieder nach. Dieser Spasmus mobilis ist eines der regelmäßigsten Symptome der Athetose, nur Schilder beschreibt einen Fall athetotischer Bewegungsstörung in einem hypotonischen Arm, einen ähnlichen Fall veröffentlicht Pineles (Kleinhirnherd). Ob es sich dabei um echt athetotische Bewegungen gehandelt hat, erscheint mir zweifelhaft.

Es ergibt sich die Frage: handelt es sich bei dem Spasmus mobilis überhaupt um einen echten Spasmus im oben definierten Sinne oder nicht vielmehr um eine vorübergehende Rigidität? Diese Frage wird sich bei der oft vorkommenden Kombination von Athetose mit Pyramidenschädigungen nicht leicht entscheiden lassen.

Der rhythmische Charakter der athetotischen Bewegungen, auf den Lewandowsky großen Wert legt, kann nicht überall nachgewiesen werden und ist somit nicht als unbedingt notwendiges Kennzeichen der Athetose aufzufassen. Schilder konnte an Bewegungskurven veranschaulichen, daß typisch athetotischen Bewegungen das Rhythmische fehlt, und auch die einfache Beobachtung läßt fast immer einen bestimmten Rhythmus in der Bewegungsfolge bei der idiopathischen Athetose wenigstens vermissen.

2. Die idiopatische Athetose (Athétose double).

Zur Nachprüfung der oben angedeuteten klinischen Fragen habe ich eine Anzahl verschiedener Formen von Athetose untersucht, deren Krankengeschichten im folgenden kurz wiedergegeben werden, und zwar bringe ich zunächst Fälle von Athétose double, die ich in Übereinstimmung mit Lewandowsky und andern für eine wohl abgrenzbare Gruppe innerhalb der mit Athetose einhergehenden Erkrankungen halte. Es wird sich zeigen, daß wir es dabei mit einer Krankheit sui generis zu tun haben.

Die Notizen enthalten nur das Wesentliche und für die schwebenden Fragen unumgänglich Notwendige. Die Kranken sind selbstverständlich auch nach allen anderen Richtungen neurologisch und allgemein intern untersucht. Dieser Untersuchung wird jedoch nur bei wesentlichen Abweichungen Erwähnung getan. Von vornherein sei bemerkt, daß die Untersuchung der Athetose namentlich auf Beschaffenheit des Muskeltonus, auf Reflexstörungen, Babinski und Lähmungen oft große Schwierigkeiten macht und große Geduld erfordert. Durch den Spasmus mobilis wird sehr häufig eine spastische Parese vorgetäuscht. Im Augenblick der Anspannung während einer athetotischen Bewegung und auch noch nachher können z. B. die Sehnenreflexe erhöht erscheinen, die nach dem Aufhören des Spasmus normal oder sogar nur schwach auslösbar sind. Sehr erschwert ist oft die Beurteilung des Zehenphänomens, weil die Dorsalflexion der großen Zehe oft als Mitbewegung auftritt und dann nur bei wiederholter Prüfung sich sicher von einem positiven Babinski unterscheiden läßt. Zu welch unsicheren Resultaten die Untersuchung unter diesen Umständen führen kann, geht aus folgendem Satz der Arbeit von O. Fischer über Athétose double hervor: »Die Sehnenreflexe, welche aus naheliegenden Gründen schwer zu prüfen sind, erscheinen etwas lebhaft; auch der Tonus der Muskulatur ließ sich nicht genau untersuchen, doch schien alles eher für eine Hypertonie als für eine Hypotonie zu sprechen.«

Besonders aus der ersten der mitgeteilten Krankengeschichten kann man sehen, wie leicht man sich gerade über das Vorhandensein von Spasmen täuschen kann.

Fall 1. Erich G. (Lewenberg.) 17 Jahre.

Mutter schwachsinnig, Patient selbst in den ersten Lebenstagen Krämpfe, kann nicht gehen, nicht sprechen, Körperlich zurückgeblieben. Keine Lues. Hydrozephalus. Sich selbst überlassen, keine Bewegungsunruhe, bei Annäherung fremder Menschen oder bei Bewegungsversuchen starke unwillkürliche Bewegungen am ganzen Körper, am stärksten an den Händen, wurmförmig, langsam ohne bestimmten Rhythmus mit starken Überdehnungen und grotesken, durch Zusammentreffen nicht zueinander passender Innervationen hervorgerufenen Stellungen. Gesichtsbewegungen bestehen in einem einförmigen immer wiederkehrenden Zusammenpressen des Mundes. Einzelbewegungen: Schließen eines Auges allein nicht möglich, auch einseitige Innervationen des Mundfazialis isoliert nicht ausführbar. Augenbewegungen stets mit entsprechenden Kopfbewegungen kombiniert.

Bauchdecken sehr gespannt. Beine in Streckhaltung. Oberschenkel adduziert und nach innen rotiert, Unterschenkel daher in X-Beinhaltung. Füße extrem plantarflektiert, dabei äußerer Fußrand gehoben. Alle Beinmuskeln hochgradig hypertonisch. Man hat den Eindruck von starken Spasmen, zumal da auch die Sehnenreflexe gesteigert scheinen. Babinski negativ. Kein paradoxes Phänomen. Zuweilen verharrt ein Bein von der Unterlage abgehoben eine Zeitlang in dieser Stellung, dabei wurmförmige Bewegungen in den Zehen. Nach einiger Zeit läßt der scheinbar so schwere Spasmus plötzlich nach, und bei der jetzt vorgenommenen Prüfung des Muskeltonus findet sich eine ausgesprochene Hypotonie der Beinmuskeln derart, daß sich die Füße schlotternd schütteln lassen, die Beine sind im Hüftgelenk stark überextendierbar. Bei Prüfung der Reflexe ist jetzt keine Verstärkung mehr nachweisbar. Bewirkt man durch psychische Reize oder Bewegungsaufforderung ein Wiederauftreten von Mitbewegungen in den Beinen, so tritt dieselbe Hypertonie wieder in Erscheinung, die außer den Agonisten der gerade stattfindenden Bewegung auch deren Antagonisten mit ergreift.

Psychisch heiter, zufrieden, meist freundlich lächelnd, zeitweise affektlabil. Mäßig tiefstehender Idiot. Bisweilen epileptische Anfälle.

Diagnose: Idiopathische Athetose, keine Pyramidensymptome. Epileptische Anfälle.

Fall 2. Herrmann F. (Lewenberg.) 23 Jahre.

Keine Belastung. Im Alter von 14 Tagen Gelbsucht, konnte nicht saugen. Gegen Ende des ersten Lebensjahres »Krämpfe«. Von jeher taubstumm. Lernte erst im 7. Jahr gehen. Seit 1909 in Anstalt. Keine Progression. Körperlich normal. In Liquor und Blut kein Anhaltspunkt für Lues.

Spontan ruhig und ohne unwillkürliche Bewegungen, liegt in ungezwungener Haltung Hände unter dem Kopf im Bett. Beim Versuch, eine Bewegung zu machen, oder wenn man ihn anredet, beginnen beiderseits unwillkürliche Bewegungen ohne ausgesprochenen Rhythmus von langsamem wurmförmigem Charakter, an den Fingern mit starker Überstreckung und extremer Durchbiegung einhergehend. Am stärksten ist das Gesicht beteiligt (wildes Grimassieren) namentlich der Mund, dann der Hals und die oberen Extremitäten. Wesentlich weniger die Beine. An den Gliedern sind die Bewegungen distal am stärksten, nehmen bei Erregung zu, ebenso bei intendierten Bewegungen. Der Kranke kann sich allein anziehen, alleine essen. Dabei hochgradige groteske Mitbewegungen. Prüfung von Einzelbewegungen wegen des fehlenden Sprachverständnisses nicht möglich. Grobe Kraft nicht gestört. Beim Versuch zu sprechen kommen nur grunzende Laute. Die dicke breite Zunge wird ziellos im Munde herumgewälzt. Beim Gehen knickt der Kranke in den Knien ein, X-Beinstellung. Gang nicht spastich. Starke übermäßige Mitbewegungen in den Armen. Er schurrt mit den Füßen am Boden. Andeutung von Propulsion. Reflexe nicht gesteigert, kein Babinski. Kein paradoxes Phänomen. Muskeltonus überall herabgesetzt, nur während der Dauer der athetotischen Bewegungen deutliche Hypertonie, die dann nicht überwindbar ist. Diese Hypertonie ist auszulösen durch psychische Einflüsse und durch Bewegungsaufforderungen. Sie beschränkt sich auf die von den athetotischen Bewegungen ergriffenen Muskeln und deren Antagonisten.

Intelligenz nicht sehr hochgradig herabgesetzt, trotz Taubheit etwas erziehbar. Stimmung durchweg heiter, sehr freundlich, zuvorkommend, zufrieden, bei gegebener Veranlassung jedoch gereizt und dann hilflos wütend, sich rasch beruhigend.

Diagnose: Idiopathische Athetose ohne Erscheinungen spastischer Diplegie, ohne Pyramidenzeichen. Ausgesprochene Hypotonie der Muskeln.

Fall 3. Franz S. (Gehlsheim.) 9 Jahre.

Keine Belastung. Bei Geburt sehr schwach, nie Krämpfe. Das jetzige Leiden begann in den ersten Tagen nach der Geburt. Lernte erst mit 2 Jahren sitzen, mit 4 Jahren laufen. Jetzt zart gebaut, blaß, etwa normal groß. Innere Organe normal. Zunge dick. Sich selbst überlassen, ist er frei von unwillkürlichen Bewegungen jeder Art. Der geringste Anlaß — wenn er sich z. B. nur beobachtet glaubt — ruft jedoch zahlreiche Bewegungen des ganzen Körpers hervor. Am stärksten befallen ist das Gesicht, dann die Arme, Hals, Nacken, Beine, Rumpf. Die Bewegungen sind wurmförmig, langsam ohne bestimmten Rhythmus, ganz unregelmäßig, grotesk anzusehen. Es kommt zu ungewöhnlichen Bewegungskombinationen, die sich aus einander widersprechenden Einzelbewegungen zusammensetzen. Jede Bewegung löst unnötige Mitbewegungen aus, starkes Verzerren des Gesichts, Beugen und Drehen des Kopfes nach hinten, Überbiegen der Wirbelsäule, gelegentlich auch langsam stampfende Bewegungen mit den Beinen. Einzelbewegungen: z. B. Auge isoliert schließen, eine Fazialishälfte innervieren, unmöglich. Sprache sehr mühsam, behindert durch die Mitbewegungen der Gesichts- und der Atemmuskulatur. Die einzelnen Worte werden explosionsartig hervorgestoßen, klingen kloßig, das Kinn wird dabei vorgestreckt, die Zunge hin und her gewälzt, die Lippen bald aufeinandergepreßt, bald vorgestülpt, gleichzeitig lebhafte Bewegungen in den Armen und Händen, als ob er die Worte herauspressen wolle. Die Bewegungen an den Händen sind von Überstreckungen und Überdehnungen begleitet. Die grobe Kraft ist überall gut, jedoch nicht ausdauernd, nirgends Kontraktionsnachdauer. Der Muskeltonus ist überall herabgesetzt, ausgesprochene Schlaffheit der Gelenke, nur während der Mitbewegungen findet sich eine hypertonische Muskelspannung der an der Bewegung beteiligten Muskeln und gleichzeitig der betreffenden Synergisten und Antagonisten. Die Hypertonie macht sofort nach Nachlassen der Bewegung der vorher vorhandenen Hypotonie Platz. Reflexe normal. Kein Babinski, kein paradoxes Phänomen.

Auch relativ komplizierte aktive Bewegungen sind möglich. Patient ißt alleine und kann schreiben. Alle Bewegungen sind aber von enorm zahlreichen Mitbewegungen des ganzen Körpers begleitet und dadurch sehr behindert und erschwert. Gang breitbeinig, mit ausfahrenden Mitbewegungen des Schwungbeines, die fast an Ataxie erinnern, ferner begleitet von rudernden, krampfhaften Bewegungen der Arme, die im Schultergelenk gehoben, im Ellenbogengelenk gebeugt gehalten werden und dabei Bewegungen machen, als wolle der Kranke die Arme wie Flügel benutzen. Trotz dieser Unbehilflichkeit geht der Kranke ohne Unterstützung überraschend gut und flott, wendet sich auch geschickt, ohne zu taumeln, ohne hinzufallen. Greifbewegungen nicht ataktisch, läßt nichts fallen, verletzt sich nicht.

Psychisch: Keine Intelligenzstörung. Löst die Aufgaben für die 10. Jahrstufe von Binet-Simon. Bisher kein Schulbesuch, trotzdem Lesen und Schreiben +. Kopfrechnen innerhalb der Zahlenreihe bis 100. Affektiv vorherrschend heiter, euphorisch, immer vergnügt, unterhält sich gern, zufrieden, bescheiden, folgsam, geduldig. Untersuchung macht ihm Spaß. Aufmerksamkeit und Auffassung gut.

Diagnose: Idiopathische Athetose ohne spastische Erscheinungen, bei normaler Intelligenz.

Fall 4. Marianne H. (Eppendorf.) 14 Jahre.

Keine Belastung, kam asphyktisch zur Welt. Körperlich anfangs normale Entwicklung, lernte jedoch erst im 7. Lebensjahre laufen. Vom 2. Lebensjahre an fielen der Mutter die auch jetzt bestehenden Bewegungsstörungen auf. Wurde privat unterrichtet, lernte gut. Menses i. O.

Sich selbst überlassen, liegt Patientin vollkommen ruhig da. Spricht man sie an, oder versucht sie eine Bewegung zu machen, so beginnen langsame, wurmförmige, unwillkürliche, bizarre Bewegungen ohne ausgesprochenen Rhythmus, die sich über den ganzen Körper ausbreiten, rechts etwas ausgesprochener sind als links. Besonders starke Mitbewegungen treten bei jeder Bewegung oder beim Sprechen im Gesicht auf. Zunge breit, macht ebenfalls wälzende Bewegungen. Sprache kloßig, kaum verständlich, durch unwillkürliche Bewegungen der beteiligten Muskeln gestört. An den Händen ausgesprochene Überdehnungen der Gelenke. Muskeltonus überall herabgesetzt, nur für die Dauer der unwillkürlichen Bewegungen besteht Spasmus mobilis. Gehen nur mit Unterstützung möglich, Mitbewegungen werden dabei erheblich gesteigert. Keine Pyramidensymptome, kein Babinski, keine Ataxie. Innere Organe i. O., 4 Reaktionen negativ.

Psychisch: Keine Intelligenzdefekte. Ausgesprochene Euphorie, immer heiter, beschäftigt sich gern mit Lesen, freundlich, teilweise auch selbstbewußt, interessiert für Vorgänge ihrer Umgebung.

Diagnose: Idiopathische Athetose ohne Pyramidenerkrankung. Kein Intelligenzdefekt.

Fall 5. Hans R. (Lewenberg.) 11 Jahre.

Vater an Paralyse gestorben. Bei der Geburt zyanotisch (Nabelschnurumschlingung, Asphyxie?). Mit 3 Tagen Gelbsucht, die sieben Wochen dauerte. Gleichzeitig Krämpfe, lernte schwer laufen. Jetzt körperlich etwa normal groß. Geringe Adipositas. Spontan ruhig, auf Anrede und bei gewollten Bewegungen stellen sich sofort hochgradige typisch athetotische Bewegungen ein, ohne ausgesprochenen Rhythmus. Am stärksten im Gesicht, Armen und Händen. Während ein Teil der Finger sich streckt, werden andere gleichzeitig gebeugt oder abgespreizt. Starke Überdehnung in Hand- und Fingergelenken. Füße werden zeitweise extrem dorsalflektiert, so daß Kalkaneus etwa senkrecht steht und mit dem Unterschenkel eine gerade Linie bildet. Gehen breitbeinig, trippelnd, mit zahlreichen Mitbewegungen, namentlich in den Armen.

Einzelinnervationen im Fazialisgebiet nicht möglich (versteht schwer, was er soll). Muskeltonus überall stark herabgesetzt, nur vorübergehend während der Dauer der athetotischen Bewegungen erhöht.

Reflexe normal, kein Babinski, kein paradoxes Phänomen.

Psychisch: Idiot mäßigen Grades, heiteren Temperaments, sehr lebhaft, zutraulich, drängt sich gerne vor, etwas eitel.

Diagnose: Idiopathische Athetose ohne spastische Erscheinungen, ohne Pyramidenbahnen-Reflexe.

Fall 6. Aug. L. (Gehlsheim.) 53 Jahre.

Vorgeschichte: Von jeher schwere Sprache, schlechte Hörfähigkeit. Mit 8 Jahren nach Lewenberg, dort in die Schule, habe gut gelernt, »sei Primus gewesen«. Später nach Sachsenberg, von dort hierher. Aus den früheren Krankenblättern geht hervor, daß er recht häufig Durchfälle und Darmkatarrhe gehabt hat. Seit Jahren arbeitet er hier im Garten. Immer sehr selbstbewußt, wenig respektvoll, gute Stimmung, Neigung zu Witzen, Auffassung gut. Spielt mit Leidenschaft und Geschick Skat. Oft schlagfertige Bemerkungen. Gehör sehr schlecht. Liest gewandt vom Munde ab. Befund: Augenbewegungen frei. Augen einzeln schließen: macht erst beide Augen zu und öffnet dann das eine wieder, beim rechten fällt es ihm wesentlich schwerer als links. Fazialis in der Ruhe links etwas stärker innerviert als rechts, auch mimisch bleibt der rechte Fazialis etwas zurück. Bei willkürlicher Innervation keine Lähmung weder im Mund- noch im Stirnast. Willkürliche Innervation eines Fazialisastes allein unmöglich. Der Kopf ist meist so gestellt, daß das Kinn nach links oben sieht, er ist also nach links gedreht und nach rechts geneigt. Die Musculi sternokleidomastoidei springen deutlich hervor und sind hypertonisch. Passive Bewegungen des Kopfes stoßen jedoch nur im ersten Augenblick auf einen gewissen Widerstand. Sonst keine Hypertonie. Kauen o. B. Kaumuskeln gute Kraft. Desgleichen Schlucken. Die grobe Kraft der Extremitäten und Körpermuskeln ist gut. An den Beinen leichte Hypotonie. Hacke kann mit Leichtigkeit ans Gesäß gebracht werden. Auch in den Armen kein erhöhter Muskeltonus. Gang: o. B. Arme werden pendelnd mitbewegt. Sehnenreflexe: P. S. R. links lebhafter als rechts. Sonst Reflexe o. B. Paradoxes Phänomen: ∅. Kein Babinski. Stewart Holmes: ∅. Keine Ataxie. In der Ruhe bemerkt man keine pathologischen Bewegungen. Beim Ankleiden sind in den großen Zehen beiderseits unwillkürliche Streckbewegungen zu beobachten, auch tritt ab und zu eine Dorsalflexion des Fußes auf. Alles langsam ohne Überstreckung. Beim Sprechen ab und zu schraubende

Bewegungen in den Schultern und Hilfsbewegungen in den Armen und Händen, die zum
Teil an Ausdrucksbewegungen erinnern. Namentlich beim Sprechen treten im Gesicht
außerordentlich zahlreiche Mitbewegungen auf. Die Lippen werden vorgestülpt, das Gesicht nach links, seltener nach rechts verzogen, das Kinn vorgestreckt, die Stirn hochgezogen. Auch am Nacken und Halse treten Bewegungen auf, alle langsam, wurmförmig
und größer werdend. Dazwischen wälzende Bewegungen mit der Zunge. Die Sprache
ist stockend, die Worte werden mühsam herausgepreßt, kommen oft stoßweise zum Vorschein. Mit der Schwierigkeit der Worte und mit Aufregungen nimmt die Störung zu.
Die Art der geforderten Buchstaben und Silben übt wenig Einfluß aus. Explosivlaute:
o. B. Nur Folgen von gleichlautigen Silben, z. B. papapapapa, erschwert. Versagt nach
3—4 Wiederholungen. Aushalten längerer Vokale unmöglich. Offenbar sind hierbei Mitbewegungen der Atemmuskulatur beteiligt. Die Vokale selbst werden nicht klangvoll
phoniert, sondern die Stimme klingt immer etwas leise, belegt, heiser.

Diagnose: Idiopathische Athetose mit vorzugsweiser Beteiligung des Gesichts, ohne spastische Erscheinungen. Keine Intelligenzstörungen.

Fall 7. Olga D. (Lewenberg.) 25 Jahre.

Keine Belastung. Beginn des Leidens in den ersten Lebenstagen. Im 2. Lebensjahr
Krämpfe, die sich später vereinzelt ein bis zweimal im Monat wiederholten. Körperlich
etwa normal entwickelt, regelmäßig menstruiert. Sich selbst überlassen ruhig. Bei jedem
äußeren Anlaß starke athetotische Mitbewegungen ohne rhythmischen Charakter, langsam,
wurmförmig mit Überextensionen und ungewöhnlichen Durchbiegungen in den Fingergelenken.
Vorzugsweise befallen sind Gesicht und die distalen Extremitätenenden. Dazwischen auch
bisweilen schraubenförmige gewundene Bewegungen im Schultergelenk.

Reflexe: Bauchdeckenreflexe fehlen, Sehnenreflexe normal. Kein Babinski, kein
paradoxes Phänomen.

Strabismus convergens, Muskeltonus überall herabgesetzt und nur für die Dauer der
unwillkürlichen Bewegungen in den befallenen Muskeln und deren Antagonisten erhöht
Gang mit zahlreichen Mitbewegungen der Arme, sehr ungeschickt, trippelnd. Einzelbewegungen im Gesicht usw. nicht zu prüfen.

Psychisch: Tiefstehende Idiotin, Stimmung weinerlich, mürrisch.

Diagnose: Idiopathische Athetose ohne spastische Lähmungen, ohne Pyramidenzeichen, mit epileptischen Krämpfen.

Fall 8. Bruno J. (Eppendorf.) 15 Jahre.

Keine Belastung. Schwere Zangengeburt. Asphyktisch. Von jeher im Gebrauch der
Gliedmaßen beschränkt, schrie und tobte viel. Erst vom 7. Jahre an begann er Arme
und Beine zweckmäßig zu bewegen und zu sprechen. Damals erste Gehversuche, seitdem
entwickelte sich langsam die jetzt noch bestehende Bewegungsstörung. Intellektuell nach
Aussage der Mutter und des Pfarrers nicht hinter andern zurückgeblieben. Viel mastur-
biert. Befund: Entsprechend entwickelt. Kleiner Hinterkopf. An allen Extremitäten
und am Gesicht bizarre krampfartige Bewegungen, namentlich an Fingern und Zehen, die
jedoch nur bei Bewegungen und bei psychischen Alterationen auftreten. In der Ruhe
und im Schlaf keine Bewegungsunruhe. Keine Lähmungen. Mund steht offen. Speichel
fließt. Sprache schwer verständlich wegen zahlreicher Mitbewegungen. Knie beim Gehen
leicht geknickt. Dauernd lebhafte Bewegungen in den Armen, Sehnen- und Hautreflexe
normal. Kein Babinski, Sensibilität intakt. Blut o. B. Alle 4 Reaktionen negativ.

Psychisch: Etwas erregbar. Nach Eingewöhnung gut verträglich und lenkbar. Intelligenz entsprechend.

Diagnose: Idiopathische Athetose ohne Pyramidensymptome.

Fall 9. Meta M. (Lewenberg.) 17 Jahre.

Vorgeschichte unbekannt. Körperlich etwas klein. Keine Menses. Sich selbst überlassen ruhig. Beide Arme im Ellenbogen spitzwinklig gebeugt, passive Streckung nicht
ganz möglich wegen Muskelverkürzung in den Beugern am Oberarm. Die beiden Hände
sind in athetotisch grotesker Stellung, die jedoch durch passive Bewegungen mühelos

ausgleichbar ist. Beim Anreden oder Bewegungsversuchen beginnen starke Mitbewegungen sowohl in den Extremitäten wie auch im ganzen Rumpf, alle langsam, bizarr wurmförmig, ohne ausgesprochenen Rhythmus, drehend und schraubend, sich hin- und herwindend, polypenartig, dabei lebhaftes Zähneknirschen, Stöhnen, keuchende Atmung. Reflexe nicht gesteigert, kein Babinski, kein paradoxes Phänomen. Muskeltonus außer an den Armen überall herabgesetzt und nur während der Dauer der athetotischen Bewegungen erhöht. Die athetotischen Bewegungen gehen einher mit starken Überdehnungen. Füße werden spitzwinklig dorsalflektiert, so daß der Kalkaneus senkrecht steht. Sprache in gewissem Umfang möglich, durch Mitbewegungen in der Gesichts- und Atemmuskulatur jedoch hochgradig gestört. Bisweilen Zwangslachen, die dicke Zunge wälzt sich ziellos im Munde oder wird bisweilen vorgestreckt. Worte kaum moduliert. Gang nur mit Unterstützung möglich.

Psychisch: Kein sehr hochgradiger Schwachsinn, nur sind die psychischen Äußerungen durch den körperlichen Zustand stark behindert. Trotz der offenbar sehr quälenden Bewegungen meist heiter, willig und zufrieden.

Diagnose: Idiopathische Athetose ohne Pyramidensymptome mit athetotischer Dauerhaltung beider Hände und sekundären Muskelkontrakturen an den Oberarmen.

Fall 10. Paul K. (Lewenberg.) 16 Jahre.

Vorgeschichte unbekannt. Seit frühester Jugend krank. Körperlich o. B. Zunge nicht besonders dick, starker Speichelfluß. Sich selbst überlassen vollkommen ruhig. Hände beiderseits eingeschlagen mit überdehnten Fingergelenken und gebeugten Handgelenken. Bei Bewegungsversuchen oder geringen psychischen Anlässen lebhafteste Mitbewegungen, am stärksten im Gesicht (Grimassieren), in der Halsmuskulatur. (Kopf wird extrem nach hinten gebeugt und schraubenförmig hin und her gedreht.) An den Armen vertrackte Bewegungen mit starken Überdehnungen. Beine etwas weniger befallen, nur in den Zehen und Füßen vereinzelte Mitbewegungen. Kein ausgesprochener Rhythmus. Alle Bewegungen langsam, wurmförmig. Sprache wegen der Mitbewegungen im Gesicht fast unmöglich, ganz unmoduliert, explosionsartig werden einzelne Worte hervorgestoßen. Beim Gehen Verstärkung der Bewegungen in den Armen. Gang nicht spastisch, X-beinig, ungemein zahlreiche bizarre Mitbewegungen im Oberkörper, Armen und Kopf. Schließen eines Auges allein möglich, aber von zahlreichen Mitbewegungen im Fazialisgebiet derselben Seite begleitet. Isolierte Innervation eines Mundfazialisastes nicht möglich. Augenbewegungen nach der Seite ohne Kopfdrehungen ausführbar.

Reflexe normal. Kein Babinski. Kein paradoxes Phänomen. In der Ruhe ausgesprochene Hypotonie der Arme und Beine. Auch die athetotische Haltung der Hand ist nicht durch Muskelspannung bedingt, sondern läßt sich ebenfalls mühelos ausgleichen. Nur während der Dauer der Bewegungen tritt eine deutliche, schwer überwindbare Hypertonie der beteiligten Muskeln und deren Antagonisten auf, die Spasmen vortäuscht.

Psychisch: Hochgradiger Schwachsinn, immer heitere Stimmung, freundlich entgegenkommendes Wesen, sehr willig, lacht viel. Untersuchungen machen ihm Spaß. Bisweilen zornmütige Erregung.

Diagnose: Idiopathische Athetose ohne spastische Lähmung, mit Hypotonie der Muskeln. Athetotische Dauerhaltung der Hände.

Fall 11. Rudolf G. (Lewenberg.) 19 Jahre.

Großvater geisteskrank. Selbst: Langdauernde Geburt. Angeborenes Leiden. Im 4. Jahre Krämpfe im Anschluß an einen Darmkatarrh. Körperlich normal entwickelt. Sich selbst überlassen keine Bewegungen. Beide Beine spastisch paretisch. Prädilektionstyp mit Reflexsteigerung und beiderseitigem Babinski. Kein paradoxes Phänomen. Arme von guter Kraft. Hier Reflexe normal. Bei Innervation im einen Arm treten identische Mitbewegungen auf der anderen Seite auf, und zwar von links nach rechts ebenso wie von rechts nach links. Ein Auge kann nicht einzeln geschlossen, eine Gesichtshälfte nicht allein innerviert werden; Blickwendung jedoch ohne Kopfdrehung möglich. Psychische Anlässe lösen noch keine Gesichtsbewegungen aus, beim Versuch zu sprechen tritt jedoch starkes athetotisches Grimassieren im Gesicht auf. Sprache plump, kloßig, kaum verständlich. An den Mitbewegungen beteiligen sich auch die Hände. Die Bewegungen sind langsam,

wurmförmig, ohne bestimmten Rhythmus, zeitweise Überstreckungen und Überdehnungen
an den Fingergelenken, die groteske, polypenartige Haltungen und Bewegungsformen zur
Folge haben. In den Armen ist der Muskeltonus erhöht für die Dauer der Bewegung,
und zwar gleichmäßig in Agonisten, Synergisten und Antagonisten der gerade stattfindenden Bewegung. Kann allein essen.

Psychisch: Hochgradiger Schwachsinn, heiter, gutmütig, zufrieden. Zeigt deutlich
Zu- und Abneigung. Unterhält sich gern, hat gerne Gesellschaft.

Diagnose: Idiopathische Athetose mit spastischer Paraplegie beider Beine
gesteigerten Reflexen und Babinski. Idiotie.

Fall 12. Karl K. (Lewenberg.) 36 Jahre.

Vorgeschichte unbekannt. Jedenfalls seit frühester Kindheit erkrankt. Jetzt spastische
Paraplegie beider Beine vom Prädilektionstyp. Sehnenreflexe gesteigert. Babinski nicht
zu prüfen wegen Verkrüppelung der Füße und der Zehen. An den Armen keine Lähmung. Bei aktiven Bewegungen dagegen zahlreiche Mitbewegungen der Arme, Hände und
im Gesicht. Sprache wegen der Mitbewegungen im Gesicht und in der Atemmuskulatur
stark behindert, schwer verständlich, kloßig. Augenschluß: einzeln rechts +, links ø.
Isolierte Innervation eines Fazialisastes nicht möglich. Augenbewegungen ohne Kopfbewegungen ausführbar. Kein paradoxes Phänomen.

Gesichtsbewegungen langsam, wurmförmig, manchmal ausgesprochen rhythmisch. Die
Handbewegungen führen oft zu Überstreckungen und Überdehnungen. Kein paradoxes
Phänomen.

Psychisch: Kann lesen und schreiben, wenn auch mangelhaft. Arbeitet etwas.
Stets zu Scherzen bereit. Heitere Stimmung. Dagegen manchmal gereizt und empfindlich.

Diagnose: Idiopathische Athetose mit spastischer Paraplegie.

Fall 13. Erich M. (Lewenberg.) 31 Jahre.

Ende des ersten Lebensjahres Entwicklung eines Hydrozephalus. Seitdem geistig zurückgeblieben, lernte nicht laufen, erst sehr spät sprechen.

Spastische Paraplegie beider Beine von Prädilektionstyp mit gesteigerten Sehnenreflexen.
Babinski nicht zu prüfen wegen Verkrüppelung des Fußes. Rechter Arm ebenfalls ge-
lähmt, und zwar sind am Oberarm die Strecker sehr schwach, die Beuger etwas kräftiger
und spastisch kontrahiert. Der Arm ist abduziert. Spasmen im Pektoralis. Die rechte
Hand steht spitzwinklig gebeugt. Finger in den Grundgelenk stark spitzwinklig gebeugt.
Die Endgelenke überdehnt. Der Daumen in die Faust geschlagen. Diese Haltung ist
nicht durch dauernde Spannung bedingt, sondern die Hand läßt sich mühelos aufbiegen.
Linker Arm und Hand gut und kräftig. Fingergelenke leicht überstreckbar. Identische
Mitbewegungen von rechts nach links, und von links nach rechts. Bei Erregung und Be-
wegungsversuchen treten ausgesprochene Mitbewegungen im Gesicht auf, zuweilen auch
angedeutet in der rechten Hand. Die Sprache ist durch diese Mitbewegungen, namentlich
auch solche der Atemmuskulatur stark behindert, explosionsartig, stockend, kloßig. Zunge
wälzt sich langsam im Munde herum. Einzelinnervationen im Fazialisgebiet nicht möglich.
Die Mitbewegungen ohne besonderen Rhythmus wurmförmig, langsam, häufig groteske
Verzerrungen. Häufiges Zwangslachen und Zwangsweinen, das dem Kranken selbst zum
Bewußtsein kommt.

Psychisch: Nur mäßiger Schwachsinn, kann lesen und schreiben. Liest die Zeitung.
Kann einige Worte lateinisch, hat allerhand Interessen. Stimmung meist heiter, zufrieden.

Diagnose: Idiopathische Athetose mit spastischer Paraplegie. Spastische
Armlähmung rechts und athetotische Handlung.

An der Diagnose idiopatischer Athetose kann bei diesen Fällen kaum
ein Zweifel herrschen. Überall handelt es sich um das Auftreten typischer
athetotischer Bewegungen in der Form von Mitbewegungen, während die
Kranken sich selbst überlassen keine unwillkürlichen Bewegungen ausführen.
Auch der Qualität nach sind die Bewegungen einwandfrei als athetotische zu

betrachten, charakterisiert durch ihre Langsamkeit. Soweit Hand und Finger betroffen sind, finden sich stets Überstreckungen und Durchbiegungen der Gelenke sowie bizarre Haltungen. Begleitet sind die Bewegungen von einer vorübergehenden Hypertonie der beteiligten Muskeln. Verwechslungen mit Chorea waren in keinem Fall möglich. Auch die Torsionsdystonie kam nirgends ernstlich differential-diagnostisch in Betracht. Die athetotischen Bewegungen trugen immer den Charakter der Mitbewegungen, d. h. ihr Auftreten wurde stets von anderen Bewegungen bzw. Bewegungsversuchen oder von irgendwelchen gemütlichen Reizen ausgelöst. In völliger Ruhe und ganz sich selbst überlassen fanden keine Bewegungen statt.

In Übereinstimmung mit Lewandowsky kann festgestellt werden, daß überall der langsame Charakter der Bewegungen vorhanden war, daß die Bewegungen mit einer »passageren Kontraktur« einhergingen. Die Übermäßigkeit der Bewegungen will Lewandowsky nicht als unbedingt notwendig für die Diagnose Athetose ansehen; es ist ihm insofern zuzustimmen, als Überdehnungen der Gelenke nicht beobachtet werden können, wenn es sich wie bei Fall 6 um eine rudimentäre Athetose handelt, wo die Mitbewegungen nur im Gesichtsbereich stattfinden. Ein gewisses Übermaß der Bewegungen kann jedoch auch bei Fall August L. in den extremen Verzerrungen der Gesichtsmuskulatur erblickt werden; vielleicht besteht hierin ein Analogon zu den Überdehnungen der Gelenke an den Extremitäten. In allen Fällen, wo auch die Hände beteiligt sind, fehlt jedoch das Symptom der Übermäßigkeit in Gestalt von Überdehnungen der Gelenke nie. Sehr charakteristisch sind ungewöhnliche bizarre Bewegungskombinationen und ein eigentümliches Fortkriechen der unwillkürlichen Bewegungen. Ein ausgesprochen rhythmischer Charakter der Athetosebewegungen läßt sich im Gegensatz zu Lewandowsky nur in einem Fall feststellen (Fall 12). Sonst

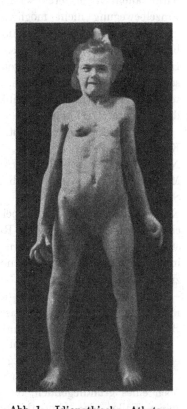

Abb. 1. Idiopathische Athetose. Athetotische Mitbewegungen im Gesicht und an den Händen beim Versuch zu sprechen.
(Aus der psychiatrischen Klinik, Breslau.)

erfolgen die unwillkürlichen Bewegungen ausgesprochen unregelmäßig aufeinander, eine Beobachtung, die auch von anderer Seite bestätigt wird (Schilder, A. Westphal). Die Lokalisation in den distalen Extremitäten erscheint nach unseren Fällen in Übereinstimmung mit Lewandowsky nicht unbedingt charakteristisch. Es können, wie die Beobachtungen lehren, auch die proximalen Gliedabschnitte sowie der Rumpf, Hals und Nacken befallen sein. Fast immer am stärksten ausgeprägt finden wir die Mitbewegungen im Gesicht und an der Zunge. Diese Mitbewegungen werden besonders durch jeden Versuch zu sprechen ausgelöst (Abb. 1). Ihr Auftreten behindert wiederum die Artikulation ganz außerordentlich, so daß eine hochgradige Beeinträchtigung des Sprachvermögens zu den regelmäßigen Symptomen der Athetose gehört. Bei allen unseren Fällen zeigt sich auch eine starke Mitbeteiligung der Atemmuskeln. Meiner Ansicht nach kommt auch dieser Umstand zur Erklärung für einen Teil der beobachteten Sprachstörungen in Betracht, vor allem ist hierdurch das stockende, abgehackte Sprechen und die häufige Unterbrechung der Worte begründet.

Lewandowsky und andere Autoren empfehlen, bei Untersuchung leichter Fälle von Athétose double ein Auge isoliert schließen oder die eine Gesichtshälfte allein innervieren zu lassen. In den meisten Fällen ist eine derartige Einzelbewegung nicht möglich, aber zuweilen gelingt es doch auch bei vorgeschrittener Athetose diese Aufgabe auszuführen, z. B. Fall 6 und 10. Ersterer bringt allerdings nur mit einem Hilfsmittel die geforderte Bewegung zustande. In vielen Fällen wird es wegen des bestehenden Schwachsinns schwer möglich sein, das Symptom zu prüfen. Bemerkenswert ist übrigens, daß bei der Athetose gerade die isolierten Willkürbewegungen auch an den Extremitäten, an den Fingern z. B., sehr schwer ausführbar oder unmöglich sind.

Daß, wie Foerster angibt, neben den athetotischen Bewegungen noch eine Koordinationsstörung bestehe, konnte ich bei meinen Fällen nicht beobachten. Nach Foerster soll diese Störung vor allem in einem völligen Versagen der Muskeln bei statischen Aufgaben bestehen: »Der Kopf fällt total herunter, beim Sitzen fällt der Rumpf um, beim Stehen versagen die Knie usw.« Derartige Erscheinungen fanden sich bei meinen Fällen nicht, insbesondere konnte ich ein derartiges Versagen der Rumpf- und Kopfhaltung bei Athetose nie feststellen. Bei den Athetotikern ließen sich scheinbare Koordinationsstörungen immer auf dazwischenkommende unwillkürliche Spontan- resp. Mitbewegungen zurückführen.

Bei allen Kranken wurde auf das Vorhandensein des paradoxen Phänomens, das für den amyostatischen Symptomenkomplex vielleicht eine gewisse Bedeutung besitzen könnte, untersucht. In keinem der Fälle war es vorhanden.

Was die mechanische Muskelerregbarkeit anlangt, so konnte nirgends eine Erhöhung derselben festgestellt werden.

Bevor auf die Tonusverhältnisse der Athetose eingegangen wird, muß noch eines grundlegenden, bis jetzt nicht beachteten Unterschiedes in den einzelnen Fällen der idiopathischen Athetose gedacht werden. Es handelt sich dabei um die Beteiligung des Pyramidensystems an der Erkrankung. Lewandowsky und nach ihm die meisten anderen Autoren heben hervor, daß immer Lähmungen und spastische Diplegien bei ihren Fällen vorhanden waren. Die Entscheidung, ob eine Beteiligung des Pyramidensystems vorliegt, ist nicht einfach, besonders die Beurteilung des Babinskischen Zeichens kann bei Athétose double sehr schwierig sein, weil auf den Reiz zwar eine Dorsalbewegung der großen Zehe auftritt, diese aber unter Umständen als athetotische Mitbewegung aufgefaßt werden muß. Es bedarf daher wiederholter Nachprüfungen, um zu sicheren Resultaten zu kommen. Zweckmäßig ist es, wenn man das Bein, an dem man die Untersuchung vornehmen will, in Hüft- und Kniegelenkbeuge beugen und den Fuß leicht dorsalflektieren läßt; in dieser Haltung tritt nach meinen Beobachtungen die unwillkürliche Dorsalflexion der Großzehe sehr viel weniger leicht auf.

Aus dem mir zur Verfügung stehenden Material geht nun hervor, daß es bei typischer Athétose double reine Fälle gibt, d. h. solche, die sicher klinisch keine Pyramidenbahnstörungen aufweisen. Es sind dies die Kranken 1—10; man findet hier keine Lähmung, keine Reflexsteigerung, keinen Klonus, keinen Babinski. In der Ruhe sind hier alle Muskeln ausgesprochen hypotonisch, und nur während der athetotischen Bewegungen tritt eine erhöhte Muskelspannung auf, die bei längerer Dauer einen Spasmus vortäuschen kann. Die übrigen Fälle von Athétose double zeigen dagegen auch einwandfreie Schädigungen der Pyramidenbahn, und zwar sind bei Fall 11 und 12 beide Beine spastisch paretisch, wobei die Verteilung der Paresen deutlich dem Prädilektionstyp folgt. Bei Fall 13 besteht außerdem noch eine spastische Parese des rechten Armes; die hier vorhandenen Lähmungen können als sicher pyramidenspastisch nachgewiesen werden, wegen der vorhandenen Steigerung der Sehnenreflexe. Bei Fall 11 ist außerdem der Babinski einwandfrei positiv. Bei den beiden anderen läßt sich dieses Phänomen nicht nachweisen, weil die großen Zehen beiderseits medianwärts flektiert und ganz unter die anderen Zehen disloziert sind, so daß eine sichere Dorsalflektion nicht möglich erscheint; aber hier wie auch im Falle 11 weist die Verteilung der Lähmung nach dem Typus Wernicke-Mann eindeutig auf eine Pyramidenschädigung hin. Die bei den zuletzt erwähnten Fällen vorhandene Hypertonie ist also als echter Paramidenspasmus aufzufassen, der hier eine Komplikation der Athetose darstellt; er ist genetisch und symptomatologisch streng zu trennen von dem für die Athetose charakteristischen Spasmus mobilis; dieser tritt nur ein während der unwillkürlichen athetotischen Bewegungen, diese höchstens noch etwas überdauernd. Wie Fall 1 zeigt, kann diese Hypertonie sehr hochgradig sein, so daß sie kaum oder doch nur mit Mühe zu überwinden ist; der geleistete Widerstand gegen passive Bewegungen ist gleichstark, einerlei ob man brüske oder vorsichtige Bewegungsversuche macht. Was die Verteilung der Hypertonie anlangt, so ist natürlich vorzugsweise der die Bewegung resp. Stellung verursachende Muskel daran beteiligt; mitergriffen sind aber auch, wie ein Betasten lehrt, die Antagonisten und Synergisten; allerdings ist die Grenze nur sehr schwer zu ziehen, da durch jede Muskelkontraktion immer weitere Mitbewegungen ausgelöst werden. Sicher ist aber jedenfalls, daß der Prädilektionstyp von Wernicke-Mann nicht besteht und dies ist ein wesentlicher Unterschied gegenüber den paraplegischen Spasmen.

Wir können also sagen, daß sich der für die unkomplizerte idiopathische Athetose charakteristische Spasmus mobilis durch seine Verteilung, durch seine nur kurze Dauer und durch das Fehlen von Pyramidensymptomen streng von echten Pyramidenspasmen unterscheidet; er ähnelt eher der Rigidität bei amyostatischen Bewegungsstörungen. Ich scheue mich jedoch, trotz der ausgesprochenen extrapyramidalen Genese dieser Hypertonie etwa von einem »Rigor mobilis« zu sprechen, weil wir unter Rigor einen dauernden Muskelhypertonus verstehen, der sich außerdem durch den zähen wachsartigen Widerstand gegen Bewegungsversuche qualitativ von dem Spasmus mobilis unterscheidet. Ich halte es daher für besser, den Ausdruck Spasmus mobilis beizubehalten; man muß sich aber bewußt bleiben, daß es sich dabei nicht um einen echten Pyramidenspasmus, sondern um eine für die Athesose charakteristische passagere Muskelhypertonie extrapyramidaler Genese handelt.

Es erhebt sich die Frage: kann der Spasmus mobilis gleichzeitig mit Pyramidenspasmen an demselben Gliede vorkommen? Die hier beschriebenen Fälle 11 und 12 geben darüber keine Auskunft, weil athetotische Bewegungen hier an den spastisch gelähmten Beinen nicht beobachtet werden. Dagegen zeigt sich bei Fall 13 am rechten Arm eine ausgesprochene spastische Lähmung vom Prädilektionstyp am Oberarm, während die Hand eine athetotische Haltung und auch deutlich athetotische Mitbewegungen aufweist. Jedoch scheint mir dieser eine Fall noch nicht beweisend für die Möglichkeit, daß echte Spasmen und Spasmus mobilis am gleichen Gliede vorkommen können; denn auch hier sind ja nicht dieselben Muskeln gleichzeitig betroffen. Auf die Möglichkeit solcher Kombinationen müßte noch weiter geachtet werden. Manche Erfahrungen sprechen dafür, daß der Pyramidenspasmus dem Spasmus mobilis überlegen ist und ihn bei einem Zusammentreffen unterdrückt. Athetotische Bewegungen sind bei solchen Fällen meist nur in den Muskeln zu beobachten, die nicht zu den Prädilektionsmuskeln des Pyramidenspasmus gehören. Aus diesem Grunde sieht man bei den einschlägigen Fällen die athetotischen Bewegungen z. B. oft in den Streckern der Finger und der Zehen auftreten.

Die bei allen Kranken außerhalb der athetotischen Bewegungen feststellbare Hypotonie ist nicht nur zurückzuführen auf einen geringeren Spannungszustand der Muskeln, sondern es spielt überall auch die Schlaffheit der Gelenke eine nicht zu unterschätzende Rolle. Dies ist zum Teil dadurch nachzuweisen, daß man beim Schütteln einer Extremität die distalen Gelenke schlotternde Bewegungen ausführen lassen kann; sie ergibt sich auch aus der Überdehnungsmöglichkeit, die bei fast allen Gelenken, namentlich aber Fuß- und Fingergelenken, vorliegt. Hierdurch werden erst die bizarren Überstreckungen ermöglicht, z. B. der bizarre Faustschluß und die unnatürliche Dorsalflexion des Fußes, die so hochgradig sein kann, daß der Kalkaneus senkrecht steht. (Fall 5 und 9.)

Wie hat man sich das Zustandekommen der Gelenkschlaffheit und Gelenküberdehnung zu erklären? Man kann zum Teil sicher die sich immer wiederholenden gleichmäßigen Bewegungen, die stets einen kräftigen Zug ausüben, dafür verantwortlich machen. Durch sie wird die Gelenkkapsel allmählich überdehnt und erschlafft schließlich. Dafür spricht auch entschieden, daß die Überdehnung gerade an den Gelenken beobachtet wird, die den athetotischen Bewegungen am meisten ausgesetzt sind, nämlich diejenigen an den distalen Gliedabschnitten. Hinzu kommt noch, daß die Athetose fast ausnahmslos in frühester Kindheit einsetzt, in einer Zeit, wo eine starke Hypotonie und Schlaffheit der Gelenke — namentlich der distalen — normalerweise vorhanden ist.

Daß die Schlaffheit der Muskeln allein nicht der Grund für die Überdehnungsmöglichkeit der Finger usw. ist, geht auch daraus hervor, daß bei der Chorea, wo ja eine ganz ausgesprochene Muskelhypotonie herrscht, derartige Störungen nicht beobachtet werden. Hier fehlt meist die Weichheit der Gelenke und vor allem der zähe, immer wederkehrende Zug an den Gliedern. Hinzu kommt, daß die choreatischen Bewegungen flüchtig sind und bald hier, bald dort ansetzen, so daß solche Dauerwirkungen, wie wir sie bei den athetotischen Gelenkveränderungen sehen, nicht zustande kommen können.

Einige gemeinsame Züge der Fälle von idiopathischer Athetose müssen noch hervorgehoben werden: zunächst das ausnahmslose Entstehen in der frühesten

Kindheit, eine Erfahrung, die auch von anderer Seite fast durchweg bestätigt wird, eine Ausnahme bildet der Fall von A. Westphal, der aber auch aus anderen Gründen nicht in das Bild der Athétose double paßt. Ferner beschreibt Lukacs einen Fall von doppelseitiger Athetose, die erst mit 22 Jahren entstanden sein soll. Ähnliches beobachtete Higier, ob es sich bei allen diesen Fällen um echte idiopathische Athetose gehandelt hat, läßt sich schwer entscheiden.

Was die Erblichkeitsverhältnisse anlangt, so spricht man von einer »familiären« bilaterale Athetose (Higier), die man der hereditären Huntingtonschen Chorea an die Seite gesetzt (Lukacz), sie aber wohl auch manchmal mit ihr verwechselt hat (Renault, Boinet, Buissaud). Higier erwähnt zwei Brüder, die beide im Alter von 13 Jahren an Athetose erkrankten. Renault berichtet von zwei Geschwistern, die beide seit der Geburt bilaterale Athetose hatten. Bei unseren Fällen fand sich eine gleichartige Belastung niemals, auch bei Geschwistern war von ähnlichen Erkrankungen nichts vorgekommen. Von allgemeiner Belastung ist zu nennen: 1 mal Geisteskrankheit, 1 mal Schwachsinn der Mutter, 1 mal Geisteskrankheit des Großvaters und 1 mal Paralyse des Vaters. Meines Erachtens spielt die Heredität bei dieser Erkrankung nur eine geringe Rolle, sehen wir doch fast überall einen akuten Beginn in den ersten Lebenstagen, meist unter dem Bild von Asphyxie, Krämpfen, usw., die ein exogenes Moment bei der Entstehung annehmen lassen. Dies schließt selbstverständlich nicht aus, daß es sich um Individuen handelt, die von vornherein auf Grund allgemeiner Keimschädigung minder veranlagt sind. Bemerkenswert ist in dieser Hinsicht, daß C. und O. Vogt den Status marmoratus, der zuweilen als anatomische Grundlage für die Entstehung der Athétose double in Betracht kommen soll, als Mißbildung auffassen.

Die noch recht unklare Ätiologie ergibt keine Gesichtspunkte für eine kausale Therapie, der Vollständigkeit halber sei erwähnt, daß Maß und Katzenstein nach Durchschneidung der peripheren motorischen Nerven in der befallenen Extremität und des Fazialis einen symptomatischen Erfolg insofern erzielen konnten, als die unwillkürlichen Bewegungen ausblieben. Gute Erfolge erzielte Foerster bei schweren Fällen mit partieller Resektion der vorderen lumbosakralen Wurzeln. Von einer Unterschneidung der motorischen Rinde, um durch eine komplette Hemiplegie die quälenden athetotischen Bewegungen zu unterdrücken, habe ich in einem Falle keinen Erfolg gesehen.

Auf psychischem Gebiet verhalten sich die Athetotiker recht verschieden. Es handelt sich nur zu einem Teil um mehr oder weniger tiefstehende Idioten. Man täuscht sich leicht über den Grad des vorhandenen Schwachsinnes, weil die Kranken vielfach nicht sprechen können, oder doch durch ihre Bewegungsstörung sehr an der Ausdrucksfähigkeit behindert sind. Fast ausnahmslos haben die Kranken sehr schwer, oft spät sprechen gelernt. Ein regelmäßiger Schulbesuch ist wegen des Sprachfehlers und auch wegen der Bewegungsstörung meist ausgeschlossen, dagegen kommen sie auf Hilfsschulen zuweilen gut vorwärts und pflegen hier ihre meist schwachsinnigen Schulkameraden weitaus zu überflügeln. So versicherte Fall 6 voll Stolz, daß er in der Schule »Primus« gewesen sei.

Wo die Sprache so gestört ist, daß die Ausdrucksfähigkeit vollkommen versagt, werden die Kranken natürlich bei oberflächlicher Betrachtung für Idioten gehalten. Bei näherer Beobachtung unterscheiden sie sich aber schon dadurch, wie sie sich mit ihrer Bewegungsstörung abfinden, vorteilhaft von den anderen Idioten der Anstalt. Sie können sich allein an- und ausziehen, essen allein, bringen es zu mancherlei Verrichtungen: alles Aufgaben, deren Erledigung bei den vorhandenen Bewegungsstörungen nicht zu unterschätzen ist.

Von einwandfrei hochgradiger Idiotie bei Athétose double habe ich unter meinen Fällen nur drei beobachtet, bei denen epileptische Krämpfe mit zum Krankheitsbild gehörten, wo also offenbar keine ganz reine Form von Athetose vorlag (Fall 1, 7, 11). Typische Zeichen spezifisch epileptischer Demenz waren jedoch hier nicht nachweisbar. Intelligenzdefekte können aber bei den Athetotikern so gut wie vollkommen fehlen. Bei Fall 3, 4, 6 und 8 z. B. waren wesentliche Intelligenzdefekte nicht nachweisbar. Fall 3 steht hinsichtlich seiner geistigen Fähigkeiten bei der systematischen Prüfung nach Binet und Simon noch über seiner Altersstufe, dabei leidet gerade er an einer schweren Form der Athetose, während bei Fall 6 nur eine inkomplette Form des Leidens vorliegt.

Außerdem zeigt das affektive Leben bei fast allen Fällen von idiopathischer Athetose unserer Beobachtung eine gewisse Eigentümlichkeit, die ich bis jetzt nirgends erwähnt gefunden habe: Auch die tiefstehenden Idioten unter ihnen sind fast nie stumpf oder apathisch. Sie unterscheiden sich aber auf der anderen Seite auch von den erregten Idioten wesentlich, und zwar schon äußerlich durch das Fehlen der für die erethischen Kranken charakteristischen zwecklosen motorischen und sprachlichen Unruhe. Was diese Kranken aber fast alle auszeichnet, ist ihr ausgesprochen heiteres Temperament und ihre verhältnismäßig leichte Ansprechbarkeit auf psychische Reize. Jede Untersuchung scheint ihnen Spaß zu machen, sie äußern lebhafte Freude, wenn sie Arzt oder Pfleger erblicken, haben meist gern Gesellschaft anderer Kranker und sind häufig imstande Zu- und Abneigung zu zeigen. Meist fügen sie sich willig und ohne wesentliche Schwierigkeiten in das Anstaltsleben ein, sind zufrieden, leicht lenkbar, anspruchslos. Fast immer besteht eine euphorische Stimmung, die unter Umständen mit einem gehobenen Selbstgefühl (Fall 5 und 6) verknüpft ist. Einher geht damit eine gewisse Eitelkeit, sie wollen gern beachtet sein.

Auch der normal-intelligente Sp, (Fall 3) läßt sich durch sein Leiden, dessen Schwere ihm wohl bewußt ist, nicht tiefer in seiner euphorischen Stimmung beeinflussen. Nur bei zärtlicher Bemitleidung kann er auch weinerlich und gerührt werden. Besonders auffallend ist aber das heitere, gleichmäßig freundliche Wesen bei der Patientin M. (Fall 9), die trotz der starken, ungemein qualvoll anmutenden, zahlreichen unwillkürlichen Bewegungen mit keuchender Atmung, Zähneknirschen usw. stets geduldig, heiter entgegenkommend ist, auch die ärztliche Untersuchung bereitwillig über sich ergehen läßt, trotzdem dadurch die Störungen immer heftiger werden. Natürlich darf man sich nicht durch das als Lachen anmutende Grimassieren eine heitere Stimmung vortäuschen lassen. Auch das so häufig auftretende Zwangslachen ist selbstverständlich nicht als Ausdruck einer heiteren Stimmung anzusehen. Aber die Beobachtung auf der Station bestätigt die Auffassung der durchweg euphorischen Stimmungslage der Kranken immer wieder. Sie sind daher meist recht beliebte Patienten auf den Abteilungen.

Das Fehlen der affektiven Stumpfheit hat auf der anderen Seite in sozialer Beziehung auch gewisse Nachteile, insofern als bei gegebener Veranlassung viele dieser Kranken leicht gereizt und ärgerlich werden können. Ihre Unbehilflichkeit und ihr mangelndes Ausdrucksvermögen läßt sie dabei noch hilfloser erscheinen und steigert sie oft in eine schwere Erregung hinein.

Diese erhöhte affektive Ansprechbarkeit auf gemütliche Reize steht in Parallele zu einem neurologischen Symptom der idiopathischen Athetose der abnorm gesteigerten Ansprechbarkeit des Motoriums; genügt doch schon das bloße Gefühl des Beobachtetwerdens sowie eine harmlose Anrede, um starke Mitbewegungen auszulösen.

Zusammenfassend läßt sich über den psychischen Zustand der an idiopathischer Athetose Leidenden sagen, daß ein hochgradiger Schwachsinn keineswegs zu den wesentlichen Symptomen gehört, daß vielmehr die Athetotiker unter Umständen auch intelligente Persönlichkeiten sein können. Dagegen scheint eine heiter euphorische Grundstimmung dem Bilde der Athétose double eigen zu sein, sowie eine besonders leichte affektive Ansprechbarkeit auf dem Gebiet der Psyche und der Motilität.

3. Symptomatische Athetosen.
(Hemiathetose, athetotische Dauerhaltung, Pseudoathetose.)

Neben der idiopathischen Athetose, die wir als Krankheit sui generis aufzufassen haben, finden wir athetotische Erscheinungen noch als Symptom von Herderkrankungen oder Enzephalitiden. Das durch solche Schädigungen ausgelöste Symptomenbild der Athetose unterscheidet sich nach Lewandowsky symptomatologisch insofern von den Bewegungsstörungen der Athétose double, als hier die athetotischen Bewegungen spontan und nicht nur als Mitbewegung auftreten; ob dieser Unterschied in ganzer Schärfe aufrecht erhalten werden kann, soll nach Besprechung der Krankengeschichten erörtert werden. Nahe Beziehungen zu beiden Formen von Athetose scheinen mir die gleich zu besprechenden athetotischen Dauerhaltungen aufzuweisen.

Zunächst seien auch hier einige Krankengeschichten mitgeteilt:

Fall 14. Paul B. (Leipzig.) 44 Jahre alt.

Keine Belastung, in der Schule schlecht gelernt, mit 25 Jahren angeblich Nervenschlag, seitdem soll die jetzige Lähmung bestehen. Befund: Kräftig gebaut, innere Organe gesund, zeitweise zwangsartiges Lachen. Im Fazialisgebiet leichte Differenz zuungunsten der linken Seite. Bisweilen tickartige Zuckungen von etwas langsamem Charakter im linken Fazialisgebiet. Lidspalte links etwas enger als rechts. Pupillenreaktion auf Licht links Ø, rechts Spur. Reaktion auf Konvergenz +. Zunge weicht eine Spur nach links ab. Sprache undeutlich, aber ohne charakteristisches Silbenstolpern. Reflexe an den Armen beiderseits gleich stark. Patellar- und Achillessehnenreflexe links lebhafter als rechts. Bauchdeckenreflexe Ø.

Der linke Arm ist von der Schulter bis zum Processus styloideus ulnae gemessen 6 cm kürzer als der rechte. Arm und Bein sind links magerer als rechts. Hand und Finger sind willkürlich nicht zu bewegen. Sonst die Kraft des Armes gut. Handgelenk ist rechtwinklig gebeugt, die Finger eingeschlagen und in bizarrer Weise überstreckt. Spontan keine Bewegungen, auch nicht wenn der Kranke irgendwie psychisch beteiligt ist. Bei Bewegungen der rechten Hand, beginnen links ausgesprochene athetotische Bewegungen von langsamem Charakter mit Überdehnung und Überstrekung der Finger. Der Fuß steht in Spitzfußstellung fixiert, hier keine athetotischen Bewegungen, auch nicht in der Form von Mitbewegungen.

Aktive Bewegungen von Fuß und Zehen ∅, sonst keine Lähmung an den Beinen.

Wassermannsche Reaktion im Blut und Liquor + + + +. Keine Zell- und Eiweißvermehrung.

Diagnose: Typische Hemiathetose. Die athetotischen Bewegungen kommen nur an der Hand vor und nur in der Form von athetotischen Mitbewegungen. Hand und Fuß in athetotischer Dauerhaltung. Pyramidenzeichen unsicher. Die Lues hat mit der Entstehung der Erkankung offenbar nichts zu tun, da die Infektion wesentlich jüngeren Datums ist.

Auffallend ist, daß die Athetose erst auf Grund eines im 25. Lebensjahre aufgetretenen Schlaganfalles begonnen haben soll; da Patient jedoch von jeher etwas schwachsinnig gewesen ist, sind seine Angaben nicht ganz zuverlässig; da auch der linke Arm im Wachstum wesentlich zurückgeblieben ist, besteht die Lähmung doch wohl schon seit frühester Kindheit.

Fall 15. Arthur St. (Leipzig.) 30 Jahre alt.

Keine erbliche Belastung; mit $^3/_4$ Jahren »Zahnkrämpfe«, seitdem besteht das jetzige Leiden. In der Schule schlecht gelernt, kam nicht mit. Hat Stuhlflechten gelernt. Befund: Normal groß. Innere Organe und Urin in Ordnung. Pupillen, Augenbewegungen, Augenhintergrund o. B., das linke Auge kann er nicht isoliert schließen, isolierter Lidschluß rechts ohne Schwierigkeit.

Fazialis willkürlich gleichmäßig innerviert; beim Lachen, bei Erregung, manchmal auch anscheinend ohne äußere Ursache verstärkte Innervation des linken Fazialis einschließlich Stirn und Platysma, die dann einen Augenblick verharrt und in seltenen Fällen das physiologische Ausmaß überschreitet. Die Innervation geht langsam vor sich. Motilität: Der linke Oberarm ist in allen Muskelgruppen geschwächt. Willkürbewegungen der Hand links unmöglich (Handgelenk in rechtwinkliger Beugehaltung fixiert). Am Bein sind die Beuger am Oberschenkel etwas, die Dorsalflexoren des Fußes in erheblichem Grade geschwächt. Der Fuß steht in Spitz- und Hohlfußstellung, mit gesenktem äußeren Fußrand. Reflexe: Patellarreflexe links Spur lebhafter als rechts. Achillessehnenreflexe ebenso wie die Armreflexe beiderseits gleich. Bauchdeckenreflexe links 0, rechts +. Kremasterreflexe links schwächer als rechts. Babinski: Dorsalflexion der großen Zehe links beim Bestreichen der Fußsohle auch bei entspannter Muskulatur, jedoch ist dieses Phänomen nicht mit Sicherheit von den unwillkürlichen Spontanbewegungen zu trennen. Rossolimo usw. 0.

Unwillkürliche Bewegungen von ziehendem, wurmartigem, langsamem Charakter finden statt an den Fingern und etwas weniger häufig an den Zehen links, zuweilen, namentlich wenn der Kranke aufgeregt ist, auch am Oberarm und in der Schultermuskulatur. Besonderes an den Fingern übersteigen diese Bewegungen das physiologische Ausmaß; die Finger werden überstreckt und dann wieder extrem durchgebogen. Zuweilen betrifft diese Bewegung nur einen Finger, während die anderen eine entgegengesetzte Bewegung annehmen; bevorzugt sind die Bewegungen des Streckens bzw. Überstreckens und Spreizens bei opponiertem Daumen und leicht gebeugten Grundphalangen. Das Handgelenk bleibt dauernd in Beugefixation stehen. Die entsprechenden Bewegungen an den Zehen beschränken sich auf Dorsalflexion der großen Zehe und Spreizbewegungen. Am Oberarm treten die Bewegungen selten auf; sie vollziehen sich in gleichem langsamen Tempo und nicht immer synchron mit den Fingerbewegungen. Muskeltonus: Dauernd erhöht ist der Tonus in den Beugern des Handgelenks, meist auch in den Wadenmuskeln, wodurch die oben beschriebene Dauerhaltung hervorgerufen wird. An den übrigen Muskeln der befallenen Seite ist der Tonus, wenn man ihn in den Intervallen prüft, herabgesetzt; namentlich an den Fingern besteht eine ausgesprochene Hypotonie. Während der athetotischen Bewegungen ist der Muskeltonus verstärkt, hat eine eigentümlich teigige unelastische Beschaffenheit.

Ausgelöst werden die Bewegungen vor allen Dingen durch jede psychische Erregung, wenn man den Kranken anredet, überhaupt durch jede gemütliche Beteiligung. Durch plötzliche Umstände wird auch die Intensität der Bewegungen verstärkt, und die Bewegungen verbreiten sich auf die linke Schulter und das Gesicht. Läßt man den Kranken ganz in Ruhe, so bestehen nach seinen Angaben die Bewegungen dauernd weiter, und er kann sie bloß durch bestimmte Handgriffe, z. B. dadurch, daß er das Handgelenk mit Gewalt streckt und die Faust auf die Unterlage anpreßt, unterdrücken. Jedoch scheinen die Angaben, daß auch in der Ruhe Bewegungen stattfinden, nicht ganz zuverlässig zu sein, denn selbst in Gegenwart des Arztes beobachtet man durch Minuten hindurch ein völliges Stillstehen der Finger. Der Kranke gibt an, daß früher diese Bewegungen noch zahlreicher und unaufhörlicher stattgefunden hätten. Der Einfluß von Körperbewegungen ist ein recht geringer. Athetotische Mitbewegungen treten nur in geringem Maße und bei heftiger Anstrengung auf.

Diagnose: Es handelt sich um Hemiathetose auf Grund einer in frühester Kindheit erworbenen Hirnschädigung. Die Bewegungen sind zum Teil auch spontan, vorzugsweise jedoch werden sie durch Erregungen psychischer Art ausgelöst.

Fall 16. Johanna H. (Leipzig.) 22 Jahre.

Bald nach der Geburt Krämpfe mit »Gehirnschlag«, seitdem rechtsseitig gelähmt. Häufig epileptische Anfälle. Patientin gibt an, daß sie außer den Anfällen bis zu ihrem 10. Lebensjahre im rechten Arm und im rechten Fuß Krämpfe gehabt. (Als Krämpfe bezeichnet die Patientin im Gegensatz zu den »Anfällen« die athetotischen unwillkürlichen Bewegungen.) Allmählich habe sich der Arm krumm gezogen, so daß der Ellenbogen spitzwinklich gebeugt war, während die Hand etwa rechtwinklig nach unten gebogen wurde, die Füße seien nicht so steif gewesen. Nachdem der Arm so fixiert war, hatten diese »Krämpfe« aufgehört. Auch die Bewegungen im Fuß bestehen seit dem 10. Jahre nicht mehr. Vor einigen Jahren Sehnendurchschneidung zum Ausgleich der Beugekontraktur im Ellenbogen. Befund: Normal groß und gut entwickelt. Der rechte Arm und das rechte Bein sind im Wachstum zurückgeblieben, auch die rechte Schulter ist schmäler als die linke. Geringe Fazialisschwäche rechts. Spastische Hemiplegie rechts mit Steigerung der Sehnenreflexe und positivem Babinski. Bauchdeckenreflexe beiderseits gleich. Am Bein entspricht die Lähmung dem Prädilektionstyp. Der rechte Arm ist im Ellbogen stumpfwinklig gebeugt (ursprünglich spitzwinklig, Verbesserung durch Sehnendurchschneidung), der Oberarm adduziert, die Hand ist rechtwinklig gebeugt. Diese Stellungen sind durch spastische Kontrakturen fixiert. Eine passive Bewegung der Hand ist fast nicht möglich (sekundäre Schrumpfung!) Die Finger stehen in halber Beugestellung mit Überstreckung des Mittelgelenks, sie sind trotz dieser bizarren Stellung nicht fixiert, sondern vollkommen schlaff und passiv nach allen Richtungen hin abnorm leicht beweglich. Starke Hypotonie der Fingergelenke. Aktive Bewegungen der Finger unmöglich. Beim Gehen, Sichaufrichten oder bei anstrengenden Bewegungen finden Mitbewegungen in Gestalt von leichtem Heben des rechten Oberarmes statt. Sonst keine abnormen Mitbewegungen. Sprache intakt.

Ohne Luminal treten häufig schwere epileptische Anfälle auf, die nicht halbseitig lokalisiert sind. Psychisch leicht gereizt, affektlabil, ohne schwere Demenz, macht geschickt Handarbeiten.

Diagnose: Zerebrale Kinderlähmung mit Pyramidenzeichen. Athetotische Dauerhaltung der Hand, die sich aus einer Hemiathetose entwickelt hat. Epileptische Anfälle.

Fall 17. Ella E. (Gehlsheim.) 34 Jahre.

Mit einem viertel Jahr Krämpfe, seitdem Lähmung beider Beine und des linken Armes. Befund: Spastische Paraplegie beider Beine mit gesteigerten Reflexen und positivem Babinski. Füße in Spitzfußstellung. Lähmung des Mundfazialis links. Linker Arm im Ellenbogen gebeugt und durch spastische Kontrakturen in dieser Haltung fixiert. Armreflexe links gesteigert. Hand rechtwinklig gebeugt. Finger in die Faust geschlagen und

in den Endgelenken überstreckt. Daumen ebenfalls überdehnt in Streckhaltung. Die
Beugehaltung der Hand ist durch leicht überwindbare Beugespasmen fixiert. Fingerbeugung
jedoch mühelos ausgleichbar. Muskeln sehr schlaff. Finger leicht zu überstrecken bis
zu einem rechten Winkel mit dem Handrücken. Keine spontanen Bewegungen der Hand.
Beim Versuch die Hand aktiv zu strecken werden die Finger gespreizt und in den Grundgelenken überstreckt. Bei kräftiger Innervation der gesunden Hand treten in der gelähmten Extremität angedeutete korrespondierende Bewegungen auf. Sonst keine Mitbewegungen.

Diagnose: Athetotische Dauerhaltung bei zerebraler Kinderlähmung, athetotische Mitbewegungen.

Fall 18. Hans Z. (Leipzig.) 22 Jahre.

Vater an Paralyse gestorben, die jetzt bestehende Lähmung soll mit 1 1/2 Jahren entstanden sein. In der Schule nie mitgekommen, auch nicht in der Hilfsschule. Im 12. Lebensjahre will er ein Jahr lang Krämpfe gehabt haben, die mehrmals am Tage auftraten,
nähere Angaben darüber fehlen. Die Lähmung besteht, so lange er sich erinnern kann,
nur soll anfangs die Hand zur Faust geballt gewesen sein, derart, daß der Daumen zwischen
Zeige- und Mittelfinger steckte. Vor 6 Jahren habe der Vater den Daumen herausgebunden,
seitdem bestehen die Bewegungen, die unwillkürlich auftreten, aber sich vor allem bei
jeder beabsichtigten Bewegung der gleichen und der anderen Hand einstellen.

Befund: Pupillen lichtstaar. Augenhintergrund zeigt Reste einer spezifischen Re-
tinitis.

Haltung in der Ruhe: Rechte Schulter hochgezogen, rechter Arm im Ellenbogen und
Handgelenk rechtwinklig gebeugt. Die Grundphalangen der Finger stehen mit der Mittel-
hand in einer Ebene, Mittelgelenk überstreckt, Endgelenk stumpfwinklig gebeugt. Daumen
im Grundgelenk eingebogen, Endglied rechtwinklig überstreckt. Rechtes Bein im Knie
gestreckt, ausgesprochener Spitz- und Hohlfuß. Zehen überstreckt, äußerer Fußrand ge-
senkt. Rechtes Bein etwas verkürzt und ebenso wie der rechte Arm deutlich abgemagert.

Wenn man den Kranken in Ruhe läßt, treten keine Spontanbewegungen auf, auch
wenn man ihn anspricht, werden nicht regelmäßig athetotische Bewegungen ausgelöst.
Dagegen bei jeder Bewegung auf der gleichen oder auf der anderen Seite kommt es rechts
zu Mitbewegungen von ausgesprochen athetotischem Charakter. Sie bestehen im Fuß in
Streckbewegungen der kleinen Zehen; in der Hand beobachtet man vorzugsweise Überstreckungen der Finger, verbunden mit Spreizungen unter starker Überdehnung der
Gelenke. Die Bewegungen halten, einmal ausgelöst, längere Zeit an. Eigentümlich ist,
daß die Strecksehnen der Finger, die das Mittelgelenk überstreckt halten, von der Unterlage abgehoben sind und so den stumpfen Winkel, den das Gelenk bildet, gewissermaßen
überbrücken, wodurch eine besondere Deformierung der Finger zustande kommt. Auch
bei statischen Innervationen der rechten Hand kommt es zu athetotischen Mitbewegungen;
ein bestimmter Rhythmus der Bewegungen ist nie zu beobachten. Aktive Bewegungen
rechts: Heben des Oberarmes +. Beuger am Oberarm +, Strecker am Oberarm: leicht
geschwächt. Hand und Finger aktiv nicht beweglich. Ileopsoas schwach, Strecker am
Oberschenkel +, Beuger geschwächt. Fuß und Zehen aktiv nicht beweglich.

Reflexe: Periostreflexe an den Armen rechts lebhafter als links. Trizepsreflexe
beiderseits gleich, Patellarreflexe rechts schwach, links +. Bauchdeckenreflexe beiderseits gleich. Babinski: Am rechten Fuß ist bei jeder Berührung der Sohle oder des
Fußes überhaupt eine Dorsalflexion der großen Zehe auszulösen. Es läßt sich trotz verschiedener Versuche in diesem Falle nicht mit Sicherheit entscheiden, ob es sich um das
Babinskische Phänomen handelt oder nicht.

Handgelenk rechts in Beugekontrakturstellung, die aber ohne besonderen Kraftaufwand überwunden werden kann, gleichzeitig gehen die Finger dabei in Beugehaltung;
es handelt sich dabei aber nicht um eine mechanische Folge von Sehnenverkürzungen,
sondern offenbar um eine Art Mitbewegung; denn, wenn man die Finger passiv gestreckt
hält, läßt sich das Handgelenk ebenfalls ohne Schwierigkeiten strecken. Die Finger sind
in den Handgelenken passiv abnorm leicht beweglich nach allen Richtungen. Der Fuß
ist aus seiner Spitzfußstellung nicht zu entfernen, ohne daß man durch Beugung der

Knie eine Verlängerung der Sehne herbeiführt; hier liegt offenbar eine sekundäre Verkürzung der Wadenmuskeln bzw. der Sehnen vor.

Das rechte Auge kann nicht isoliert geschlossen werden, auch der rechte Mundwinkel ist nicht isoliert zu bewegen. Links macht beides keine großen Schwierigkeiten.

Gang mit typischer Zirkumduktation unter Mitbewegung von Fuß und Zehen. Arm wird abgespreizt gehalten.

Psychisch: hochgradiger Schwachsinn.

Diagnose: Hemiathetotische Bewegungen, die meist in der Form der Mitbewegungen auftreten. Keine sicheren Pyramidenbahnsymptome.

Fall 19. Elise K. (Gehlsheim.) 18 Jahre.

Mit 1½ Jahren »Gehirnschlag«, seitdem besteht das jetzige Leiden. Keine Krämpfe, in der Schule gut.

Befund: Normal groß. Rechter Arm und rechtes Bein im Wachstum zurückgeblieben. In völliger Ruhe sind keine Spontanbewegungen zu beobachten. Bei Anrede und bei gewollten Bewegungen beginnen ganz langsame bizarre Überstreckungen und Spreizbewegungen in den Fingern der rechten Hand, die langsam auch auf den ganzen Arm übergehen und zu ausgedehnten Bewegungen führen. Kein Rhythmus wahrnehmbar. Während der Bewegung hochgradige Muskelspannungen, die nach Aufhören derselben einer ausgesprochenen Hypotonie Platz machen. Fuß in Spitzfußstellung fixiert. Hier läßt der Spasmus mobilis nur sehr selten so weit nach, daß man den Fuß dorsalflektieren könnte. Gang auf der Fußspitze rechts sehr mühsam. Sprache intakt. Isoliertes Schließen eines Auges unmöglich. Gelähmt sind Hand und Fuß. Keine Lähmnng vom Typus Wernicke-Mann. Armreflexe rechts Spur lebhafter als links. Patellarsehnenreflexe und Achillessehnenreflexe beiderseits gleich lebhaft. Bauchdeckenreflexe beiderseits gleich +. Babinski links = ∅. Rechts beim Bestreichen der Fußsohle Dorsalflexion der großen Zehe (Pseudobabinski). Oppenheim ∅. Rosolimo ∅. ∅ Sensibilitätsstörung, Psyche intakt.

Diagnose: Hemiathetotische Bewegungen, meist als Mitbewegungen auftretend. Pyramidensymptome fehlen.

Fall 20. Hermann M. (Lewenberg.) 21 Jahre.

Beginn im ersten Lebensjahre mit Unruhe. Im zweiten Jahre Krämpfe, seitdem halbseitige Lähmung.

Befund: Mikrozephal. Rechts spastische Parese, vom Prädilektionstyp mit Reflexsteigerung und Babinski. Fazialis intakt. Rechter Arm im Ellenbogen in Beugekontraktur. Athetotische Haltung der rechten Hand: Handgelenk gebeugt, Zeigefinger gestreckt, die übrigen Finger in die Faust geschlagen und überdehnt. Hand ohne Mühe aufzubiegen. Keine Hypertonie der die athetotische Haltung bewirkenden Muskeln.

Psychisch: tiefstehender Idiot.

Diagnose: Infantile Hemiplegie mit athetotischer Dauerhaltung der gelähmten Hand.

Fall 21. Ernst W. (Lewenberg.) 30 Jahre.

Mutter geisteskrank. Pat. von Geburt an rechtsseitig gelähmt. Mikrozephal. Als kleines Kind schon Krämpfe. Strabismus divergens. Rechts spastische Lähmung von Arm und Bein vom Prädilektionstyp mit gesteigerten Sehnenreflexen und positivem Babinski. Kein paradoxes Phänomen. Rechte Hand in athetotischer Dauerhaltung: Handgelenk spitzwinklig gebeugt, Finger eingeschlagen, die Gelenke überdehnt, Haltung nicht bedingt durch Muskel- oder Sehnenverkürzung. Beim Versuch die Hand zu öffnen kein Widerstand, nirgends Mitbewegungen.

Psychisch: schwachsinnig, aber arbeitsfähig.

Diagnose: Spastische Hemiplegie mit athetotischer Dauerhaltung der gelähmten Hand.

Ein typisches Beispiel einer Hemiathetose im Lewandowskyschen Sinne, d. h. mit athetotischen Bewegungen in der Form von Spontanbewegungen, fehlt unter meinen Krankengeschichten. In Betracht kämen vielleicht Fall 15, 18 und 19.

Aber auch hier sieht man, wenn jeder äußere Reiz von den Kranken ferngehalten wird, die Bewegungen zur Ruhe kommen. Sind die Kranken sich selbst überlassen und können sie eine ihnen bequeme Lage einnehmen, so sind sie frei von jeder Bewegung. Die kleinste Störung allerdings, ein Ansprechen allein genügt schon, um die heftigsten athetotischen Bewegungen auszulösen. Die gleiche Wirkung hat jeder Versuch eine Bewegung auszuführen; schon der Reiz einer unbequemen Lage setzt das Bewegungsspiel wieder in Gang. Da schon die Gegenwart eines Beobachters als Reiz auf die Athetotiker einwirkt, ist es schwer, im Einzelfall zu sagen, ob eine Bewegung rein spontan oder ausgelöst aufgetreten ist. Ich halte es daher für richtiger, von dieser strengen Trennung zwischen athetotischen Bewegungen spontaner Art und solchen, die in der Form von Mitbewegungen auftreten, abzusehen; denn offenbar läßt sich hier die Existenz einer rein spontanen unwillkürlichen Bewegung nicht sicher erweisen, vielmehr hat man fast immer den Eindruck, daß es sich um pathologische Bewegungen handelt, die ausgelöst werden durch psychische Reize oder durch Bewegungsversuche bzw. durch Bewegungen selbst. Wir würden also hierin einen grundsätzlichen Unterschied in den Bewegungen bei idiopathischer und symptomatischer Athetose nicht zu erblicken haben. Eine andere, wenn auch unbedeutendere Ähnlichkeit mit der Athétose double liegt ferner darin, daß bei einigen dieser Kranken ebenfalls der isolierte Augenschluß (Fall 19 nur auf der kranken Seite), nicht möglich ist.

Bemerkenswert ist ferner, daß bei Fall 18 und 19 eine Beteiligung des Pyramidensystems zweifelhaft ist. Der Wernicke-Mannsche Prädilektionstyp ist bei 18 am Bein zwar angedeutet, es überwiegt aber doch der distale Lähmungstyp. Babinski ist nicht sicher, auch Reflexdifferenzen können keine bestimmteren Anhaltspunkte geben. Fall 19 zeigt noch weniger Symptome einer Pyramidenschädigung, insofern als hier der Lähmungstyp ganz distal ist und Reflexdifferenzen gar nicht bestehen.

Interessant ist die Vorgeschichte von Fall 18. Zuerst bestanden hier zahlreiche Athetosebewegungen, später nahm die Hand eine athetotische Dauerhaltung an; nachdem der Vater des Patienten die Hand gewaltsam geöffnet hatte, begannen wieder athetotische Bewegungen, die zur Zeit der Untersuchung nur in der Form von Mitbewegungen auftreten.

Ein sehr ausgesprochener Spasmus mobilis ist bei Patient 19 namentlich am Arm wahrzunehmen. Sehr deutlich ist in beiden Fällen auch das Übermäßige der Bewegungen. Ein bestimmter Rhythmus fehlt den Bewegungen durchaus.

Die Spitzfuß-Hohlfußstellung ist bei beiden Kranken sehr schwer auszugleichen, der Spamus mobilis ist hier schon fast dauernd geworden, und offenbar bereitet sich hier im Fußgelenk eine athetotische Dauerhaltung oder eine myogene Kontraktur vor, während die Zehen noch an dem athetotischen Bewegungsspiel teilnehmen.

Als relativ sicherer Fall einer »abgelaufenen« Hemiathetose ist Fall 16 aufzufassen. Sehr typisch werden hier die athetotischen Bewegungen in der spastisch paretischen Extremität als »Krämpfe« beschrieben, die nach Jahren zur Ruhe kommen und den Arm nur in einer eigentümlichen Haltung fixiert lassen, die von der Kontraktur bei Pyramidenlähmungen recht verschieden ist. Ähnliche Haltungen finden wir auch bei Fall 17, 20 und 21 und, wie eben hervorgehoben, vielleicht in der Entstehung begriffen bei Fall 18 und 19 an den Füßen.

Offenbar führen die oben erwähnten Gelenküberdehnungen und der fortwährend wiederholte Muskelzug schließlich zu diesen athetotischen Gelenkstellungen, die ich als athetotische Dauerhaltung (Abb. 2) bezeichnen möchte. Diese athetotische Dauerhaltung ist keine für die Hemiathetose allein charakteristische Erscheinung, sie wird auch bei der idiopathischen Athetose (Fall 9, 10 und 13) gefunden. Sie ist vorzugsweise lokalisiert an Hand und Fingern und besteht meist in einer extremen recht- oder spitzwinkligen Beugung im Handgelenk, die Finger sind dabei oft in die Handfläche eingeschlagen, im Grundgelenk unter Umständen spitzwinklig gebeugt, die übrigen Gelenke sind beide, oder wenigstens das vorderste, gestreckt, bzw. überstreckt, so daß das

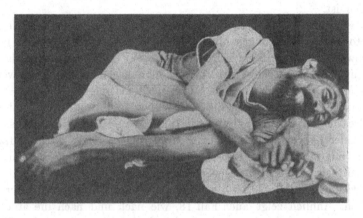

Abb. 2. Idiopathische Athetose mit sekundären Muskelkontrakturen und athetotischen Dauerhaltungen.
(Aus der II. med. Abteilung d. Univers.-Krankenhauses Hamburg-Eppendorf, überlassen von Prof. Dr. Nonne.)

Mittelgelenk bzw. das Vordergelenk den tiefsten Punkt eines nach oben geöffneten flachen Bogens bildet. Der Daumen ist häufig eingeschlagen, mitunter zwischen den 2. und 3. Finger gesteckt. Die Finger stehen zuweilen nicht parallel nebeneinander, sondern sind gekreuzt. Man glaubt diese gezwungene Handhaltung durch starke Muskelspannungen bedingt, und ist deshalb überrascht, wenn man bei dem Versuch, die Hand aufzubiegen, so gut wie nie auch nur den geringsten Widerstand findet, es sei denn, daß eine sekundäre Muskelkontraktur sich im Laufe der Zeit entwickelt hat (Fall 16). Wenn diese Haltung sich auch fast immer mühelos passiv ausgleichen läßt, so nehmen doch die Finger, wenn sie dann wieder sich selbst überlassen sind, spontan die gewohnte groteske Stellung ein. Wie hat man sich bei dem Fehlen von Muskelspannungen das Zustandekommen dieser bizarren Haltungen zu erklären? Offenbar waren diese Glieder früher sehr lebhaften athetotischen Bewegungen bzw. Mitbewegungen ausgesetzt, durch welche diese gezwungene Haltung immer wieder hervorgerufen wurde, bis schließlich die Schlaffheit der Gelenkbänder, vielleicht auch eine durch Überdehnung entstandene Schwäche der Antagonisten, das Zustandekommen der athetotischen Dauerhaltung zuwege gebracht hatte. Eine aktive Innervation zum Ausgleich dieser Haltungsanomalie ist in seltenen Fällen möglich, sie ist aber fast nie von einem lokomotorischen Effekt begleitet. Meist sind die Finger für Willkürbewegungen vollkommen gelähmt. Wohl aber treten athetotische Mitbewegungen häufig noch in ihnen auf.

Von echt spastischen Kontrakturen unterscheidet man diese athetotischen Haltungen mühelos dadurch, daß sie nicht durch eine erhöhte Muskelspannung fixiert sind, daß sie immer von Gelenkveränderungen im Sinne einer Überstreckung oder übermäßiger Beugung begleitet sind. Auch bei den athetotischen Haltungen Spastisch-Hemiplegischer, wie Fall 17, 20 und 21, pflegt, soweit meine Erfahrung reicht, die Haltung keineswegs immer durch Muskelspannung bedingt zu sein; selbst dann nicht, wenn gleichzeitig an einem anderen Teile der Extremitäten, z. B. am Ellenbogen, eine Kontraktur mit echtem Spasmus vorhanden ist.

Wie sich aus den mitgeteilten Krankengeschichten ergibt, läßt die Neigung zu athetotischen Bewegungen allmählich nach. Sie bilden sich im Laufe der Jahre soweit zurück, daß sie bei leichten Reizen (z. B. rein psychischen), nicht oder weniger leicht ausgelöst werden, daß sie dagegen bei Bewegungsversuchen, also als Mitbewegung im engeren Sinne, noch auftreten.

In anderen Fällen sistieren die Bewegungen total, und es entsteht das Bild der athetotischen Dauerhaltung (Fall 20 und 21). Übergangsfälle zwischen beiden Formen kommen vor insofern, als eine große Anzahl von Patienten mit athetotischer Dauerhaltung in ihrer gelähmten Hand noch athetotische Mitbewegungen bei gegebener Veranlassung aufweisen (Fall 16, 17, 18). Die Entwicklung einer solchen athetotischen Dauerhaltung demonstriert Fall 16 sehr schön. Ähnlich zeigt auch Fall 18, wie nach und nach die athetotischen Bewegungen seltener werden, und wie sich dann, entsprechend dem Muskelzug der ehemaligen athetotischen Bewegungen, die Dauerhaltung ausbildet.

Aus den gleichen Gründen können diese Haltungen auch in den späteren Stadien der idiopathischen Athetose vorkommen.

Nicht zu verwechseln mit der athetotischen Dauerhaltung sind muskuläre Kontrakturen, die bei der symptomatischen und der idiopathischen Athetose vorkommen können; auch bei einer athetotischen Dauerhaltung können sie sich entwickeln. Besonders deutlich zeigt dies Symptom Fall 9; hier handelt es sich weder um einen echten Spasmus (keine Reflexsteigerungen), noch um einen Spasmus mobilis (dauerndes Bestehenbleiben), sondern die spitzwinklige Beugung im Ellenbogen ist nicht auszugleichen, weil die Muskeln verkürzt sind, so daß man bei einem Gegenzug die Muskeln und Sehnen wie Stricke anspannt, sie aber wegen mangelnder Dehnbarkeit nicht zum Nachgeben bringen kann. Die Annahme, daß solche Kontrakturen rein muskulärer Art sind, erhält eine Stütze durch eine (hier nicht wiedergegebene) Beobachtung, wo diese Kontrakturen nach dem Tode in gleicher Weise bestehen blieben. Daß es sich dabei nicht um einen Übergang in Leichenstarre handelt, geht daraus hervor, daß zur gleichen Zeit andere Gelenke nicht nur normal, sondern sogar abnorm leicht beweglich waren.

Auch Foerster hat solche Schrumpfungskontrakturen beobachtet; er führt sie darauf zurück, daß der tonische Krampf unter Umständen so anhaltend sein könne, daß es zur Dauerkontraktur kommt. Meines Erachtens genügt das nicht allein zur Erklärung des Zustandekommens, sondern infolge besonderer äußerer Verhältnisse, z. B. Lagerung, müssen die Insertionspunkte der entsprechenden Muskeln einander dauernd, also auch unabhängig von dem Auftreten des Spasmus mobilis, genähert sein.

Überblicken wir die Fälle 14—21, so ist der grundlegende Unterschied, den Lewandowsky gegenüber der Athétose double hervorhebt, nämlich der, daß die charakteristischen Bewegungen s p o n t a n auftreten und nicht in der Form von Mitbewegungen, nicht aufrecht zu erhalten, zum mindesten ist er nicht so konstant und dementsprechend auch nicht so bedeutungsvoll, als daß hierauf eine strenge symptomatologische Unterscheidung gegründet werden könnte.

Ein weiterer Unterschied gegenüber der Lewandowskyschen Hemiathetose liegt darin, daß bei Fall 19 sicher, bei Fall 18 sehr wahrscheinlich, keine Pyramidenbahnschädigung vorliegt, wie Lewandowsky sie fordert. Wir müssen also auch mit symptomatischen Athetosen bzw. Hemiathetosen ohne spastisch hemiplegische Erscheinungen vom Pyramidentypus rechnen, wenngleich es sich dabei wohl um sehr seltene Fälle handelt.

Sensibilitätsstörungen konnte ich bei der Hemiathetose nie beobachten. Es muß zugegeben werden, daß diese Kranken auf kompliziertere Sensibilitätsfunktionen aus naheliegenden Gründen schwer zu untersuchen sind. Aus der Literatur ist mir kein sicherer Fall von Athetose mit Sensibilitätsstörungen bekannt geworden.

Näher als die Hemiathetose und die athetotischen Dauerhaltungen steht nach Lewandowsky die sogenannte Pseudoathetose der Athétose double. Sie kommt vor bei Hemiplegien des frühkindlichen Alters, die dafür charakteristischen Bewegungen bestehen darin, daß bei Intentionen sich die gelähmte Extremität langsam mitbewegt und dann in einer meist extremen bizarren Haltung verharrt. Ich habe nur einen Fall gesehen, den man als Pseudoathetose in diesem Sinne bezeichnen könnte, es handelte sich um folgenden:

Fall 22. Elisabeth L. 24 Jahre.

Beginn des Leidens im 3. Lebensjahre mit Krämpfen. Seitdem Schwäche der rechten Seite.

Befund: Leichte Hemiparese rechts. Sehnenreflexe rechts lebhafter als links. Kein Babinski. Bauchdeckenreflexe rechts schwächer als links. Beim Gehen wird das rechte Bein zirkumduziert. Der rechte Arm liegt im Ellenbogen gebeugt. Die Hand hängt im Handgelenk. Die Finger sind gestreckt. Geringe Hypertonie in den Muskeln am Oberarm. Strecker mehr betroffen als Beuger. Pat. gebraucht die rechte Hand sehr wenig. Aktive Bewegungen auf Aufforderung ungeschickt. Reim Versuch die Hand zu öffnen Spreizbewegungen der Finger. Streckung der Hand im Handgelenk spontan nicht möglich, aber als Mitbewegung ausführbar. Alle Hantierungen ungeschickt, kann aber den Löffel notdürftig rechts halten und damit essen. Beim Gehen und allen anderen Körperbewegungen wird der rechte Arm steif nach rechts hinten gestreckt, die Finger spreizen sich und nehmen eine überstreckte Haltung an, die während der ganzen Bewegungsdauer beibehalten wird; die beim Gehen sonst üblichen pendelnden Mitbewegungen der Arme fehlen rechts.

Fast täglich epileptische Anfälle. Epileptische Demenz.

Diagnose: Spastische Hemiparese rechts, mit Pseudoathetose.

Das Krankheitsbild der Pseudoathetose hat sich, soweit ich sehen kann, in der Literatur nicht eingebürgert, und es erscheint mir auch fraglich, ob ihm eine Existenzberechtigung zukommt. Wenn man, wie es mir nötig erscheint, auch bei der Hemiathetose das Vorhandensein von spontan auftretenden athetotischen Bewegungen nicht zur Bedingung macht, so wird die Pseudoathetose kaum von einer im Abklingen begriffenen — forme fruste — der Hemiatheatose zu unterscheiden sein.

Weiter wäre noch des Vorkommens athetotischer Bewegungen und Haltungen bei anderen Erkrankungen zu gedenken. Beschrieben sind derartige Erscheinungen z. B. bei der Paralyse. Strümpell erwähnt es von zwei Fällen eines mit der Wilsonschen Krankheit verwandten Leidens, bei denen teils am Fuß, teils an der Hand athetotische Bewegungen auftreten, teilweise gleichzeitig mit Zittererscheinungen. Ob es sich in diesen und anderen Fällen um athetotische Bewegungen im eigentlichen Sinne des Wortes handelt, ist mir nicht sicher. Wilson z. B. hebt selbst hervor, daß bei seinen Kranken nie athetotische oder choreatische Bewegungen vorgekommen seien.

Die bizarren und grotesken athetotischen Haltungen haben eine gewisse Ähnlichkeit mit Haltungsanomalien, wie sie bei der Paralysis agitans an den Fingern gefunden werden. Bei beiden Erkrankungen handelt es sich um Überdehnungen und Überstreckungen der Fingergelenke. An dieser Stelle möchte ich gleich auf einen Unterschied der athetotischen Dauerhaltung von der gleichfalls mit Überstreckungen einhergehenden Fingerhaltung bei Paralysis agitans hinweisen. Die Anomalien bei der letzten Erkrankung zeichnen sich gegenüber der oben beschriebenen Dauerhaltung dadurch aus, daß die im Grundgelenk leicht gebeugten Finger nur im Mittelgelenk leicht überstreckt zu sein pflegen, daß dagegen das Vordergelenk eine leichte Beugung aufweist. Meist ist nur der Zeigefinger, zuweilen auch noch der Mittelfinger, von dieser Deformität, die übrigens auch keineswegs von einer Starre begleitet ist, betroffen. Erwähnen möchte ich noch, daß ich derselben Deformität auch einmal bei einer tuberösen Sklerose begegnet bin.

Diese Ähnlichkeiten sind jedoch nur äußerlich, pathogenetisch haben beide Haltungsanomalien wohl nichts miteinander zu tun.

4. Zusammenfassendes über die athetotische Bewegungsstörung überhaupt, einschließlich der Differentialdiagnose.

Die Besprechung der Differentialdiagnose sowie die Erörterung der Pathogenese der Athetose und ihres ursächlichen Zusammenhangs mit Hirnherden setzt voraus eine genaue klinische Umgrenzung des Krankheitsbildes bzw. der einzelnen Symptome. Ein großer Teil der bis jetzt erhobenen anatomischen Befunde ist z. B. deshalb meines Erachtens wertlos, weil dabei Chorea und Athetose nicht oder nicht genügend auseinandergehalten sind. In manchen Fällen wird direkt von choreatisch-athetotischen Bewegungen gesprochen. Bevor auf die bis jetzt in der Literatur veröffentlichten Fälle mit Sektionsbefund eingegangen wird, soll kurz das für die Athetose und ihre Unterformen Wesentliche hervorgehoben werden. Dabei wird auch die Differentialdiagnose gegenüber ähnlichen Erkrankungen berücksichtigt werden.

Als Krankheitsbild sui generis kommt nur die Athétose double oder idiopathische Athetose (»Athetosis duplex« Stertz) in Betracht. Wie wir gesehen haben, äußert sich dieses Leiden in 2 Formen:

1. als reine idiopathische Athetose ohne Pyramidensymptome;

2. als idiopathische Athetose, verbunden mit spastisch paretischen Erscheinungen.

Charakteristisch für beide Formen ist, daß die unwillkürlichen Bewegungen in der Ruhe meist fehlen, daß sie vielmehr fast nur als Mitbewegungen auftreten, ausgelöst durch Innervationen oder durch psychische Eindrücke; sie gehen langsam, träge, wurmförmig vor sich, und während der Dauer des Bewegungsvorganges besteht eine Hypertonie des betreffenden Gliedes, die sowohl die bei der Bewegung beteiligten Muskeln als auch deren Synergisten und Antagonisten betrifft. Bald nach Aufhören der Bewegung macht diese Hypertonie einer Muskelschlaffheit Platz (Spasmus mobilis). Die Bewegungen erfolgen in nahe beieinander liegenden Gliedabschnitten, oft in ganz entgegengesetztem Sinne, und gehen meist mit bizarren Bewegungsformen einher.

Eine weitere Komplikation, die aber das neurologische Bild nicht wesentlich zu beeinflussen pflegt, ist das nicht seltene Vorkommen epileptischer Krämpfe.

Als Form symptomatischer Athetose haben eine gewisse Bedeutung erlangt die Hemiathetose, die sehr oft mit spastischen Erscheinungen der befallenen Extremitäten einhergeht, und die athetotische Dauerhaltung, letztere ist als Endzustand einer Hemiathetose aufzufassen, kommt aber auch in ähnlicher Weise bei der Athetosis duplex vor. Die von Lewandowsky angegebene Unterscheidung zwischen Athétose double und Hemiathetose nach dem Auftreten der Mitbewegungen ist nicht aufrecht zu erhalten, da die Unterscheidung ob es sich im Einzelfalle um spontane oder als Mitbewegung auftretende Innervationen handelt, praktisch unmöglich ist, und da bei beiden Krankheitsformen zuweilen athetotische Bewegungen nur in der Form von Mitbewegungen vorkommen.

Unter Umständen können auch Hemiathetosen ohne Pyramidenerscheinungen vorkommen, wenn auch selten. Von der Lewandowskyschen Definition abweichend, muß ferner festgestellt werden, daß das Rhythmische keineswegs zu den notwendigen Eigenschaften einer athetotischen Bewegung gehört.

Die Stellung der Pseudoathetose ist unklar, eine Existenzberechtigung hat dieser Sonderbegriff wohl kaum.

Als eine abortive Form der Athetose ist vielleicht die Hemitonie anzusehen, bei der es zu wechselnden Muskelanspannungen vom Typus des Spasmus mobilis kommt, ohne daß athetotische Bewegungen auftreten (Bechterew).

Mit diesem Leiden steht in Beziehung die Hemihypertonia apoplectica (Boettiger), die jedoch andererseits wieder symptomatologisch verwandte Züge mit der Wilsonschen Krankheit aufweist.

Differentialdiagnostisch zu trennen sind alle Formen streng von der choreatischen Bewegungsstörung, was im allgemeinen keine besonderen Schwierigkeiten machen wird; denn die Chorea ist charakterisiert durch schnelle zuckende Bewegungen gegenüber den langsamen, wurmförmigen athetotischen Bewegungen. Ferner zeichnet sich die Chorea aus durch eine eigentümliche

Koordinationsstörung, das Fehlen von auch nur passageren Muskelhypertonien, sowie durch die sehr bezeichnende flüchtige Innervation bei gewollten Bewegungen, die im Gegensatz zu der langsamen und nur schwer nachlassenden Innervation bei der Athetose steht. Es fehlt hier ferner der bunte Wechsel der choreatischen Zuckungen. Die Bewegungen gruppieren sich vielmehr um einen ruhenden Punkt für eine gewisse, wenn auch nur kurze Zeit, und wandern allmählich dann zu Nachbargelenken über. Bei der Chorea kommen ferner Gelenküberdehnungen und bizarre Haltungen nicht vor. Beiden Erkrankungen gemeinsam ist die Neigung zu Mitbewegungen, die allerdings bei der Chorea lange nicht so ausgesprochen ist wie bei der Athetose.

Das was immer wieder zu Verwechslungen der beiden Bewegungsstörungen führt, ist wohl der Umstand, daß beide Erkrankungen mit unwillkürlichen Bewegungen einhergehen, die aber immer durch ihre klinischen Eigentümlichkeiten zu unterscheiden sind. Ich halte es daher nicht für richtig, einfach von »choreatisch-athetotischen« Bewegungen zu sprechen. Es besteht rein theoretisch vielleicht die Möglichkeit, daß beide Bewegungsstörungen bei einer Person vorkommen, dann müßte man aber beide nebeneinander oder nacheinander herlaufen sehen und in der Lage sein, wenigstens die einzelnen Bewegungsformen als solche zu diagnostizieren. Ist dies auch bei eingehender Beschäftigung mit dem Gegenstande nicht möglich, so handelt es sich meines Erachtens weder um choreatische noch um athetotische Bewegungen, sondern es liegt eine ganz andere Bewegungsstörung vor, auf die später noch einzugehen sein wird.

Große Schwierigkeiten kann die Abgrenzung der Athétose double von dem Torsionsspasmus oder der Torsionsdystonie machen. Die differentialdignostischen Merkmale, die Mendel zusammengestellt hat, lassen sich meines Erachtens nicht alle aufrecht erhalten. Namentlich gehören, wie die hier aufgeführten Krankengeschichten beweisen, spastische Diplegie, Paresen, Pyramidensymptome usw. keineswegs unbedingt zum Bilde der Athétose double. Auch die Hypotonie ist wenigstens in der Ruhe ein für die Athétose double sehr bezeichnendes Symptom. Ich muß sogar sagen, daß der von Mendel als charakteristisch für die Torsionsdystonie hervorgehobene Wechsel von Hypertonie und Hypotonie ebenso bei der Athétose double, nämlich in der Form des Spasmus mobilis, vorkommt. Dagegen konnte ich nicht feststellen, daß bei der Athetose durch Ausführung passiver Bewegungen eine Hypertonie auftrat, es sei denn, daß durch diese passiven Bewegungen Mitbewegungen ausgelöst werden. Im Schlafe hören auch die athetotischen Bewegungen auf, ebenso wie die Bewegungen der Dystonie. Dagegen gestattet die Lordose der Wirbelsäule, das Fehlen einer Beteiligung der Gesichtsmuskeln, die intakte Sprache und oft die Lokalisation der Bewegungsstörung (kreuzweises Befallensein) die Diagnose auf Dystonie zu stellen. Ferner sollen die charakteristischen Bewegungen bei der Dystonie stoßweise und ruckartig vor sich gehen. Auffallend ist, daß auch bei der Dystonie meist gute, heitere, euphorische Stimmung und eine gewisse Affektlabilität beobachtet werden.

Sicher gibt es Fälle, bei denen eine Differentialdiagnose sehr schwer, unter Umständen unmöglich ist. Ich erwähne hier besonders eine Beobachtung von Thomalla. Ausschlaggebend kann unter Umständen die Vorgeschichte sein, insofern als die Athetose so gut wie immer in der allerfrühesten Kindheit auftritt, während die Torsionsdystonie nie vor dem 5. Lebensjahr beobachtet ist, meist erst zwischen dem 10. und 12. Jahre beginnt.

Bei den differentialdiagnostischen Betrachtungen taucht auch noch die Frage auf nach der Einheitlichkeit der athetotischen Störungen. Vor allem ist zu erwägen, ob es bei den in frühester Kindheit aufgetretenen Fällen von Athetose sich nicht um eine besondere Reaktionsform des kindlichen Gehirns handelt, die von den Gehirnschädigungen des höheren Alters streng zu trennen ist. Athetose in höherem Alter ist nur sehr selten beobachtet worden. Einen Fall von doppelseitiger Athetose beschreibt A. Westphal. In diesem Fall erkrankte Patient im 43. Lebensjahr; daß es sich hier um eine typische Athétose double handelt, nimmt auch der Verfasser nicht an. Für Athetose spricht das Grimassieren, die als typisch beschriebene Bewegungsstörung, die aber vorzugsweise in den proximalen Partien der Extremitäten stattfindet, sowie der Spasmus mobilis. Störungen des Pyramidensystems sind nur in geringem Maße vorhanden. Athetotische Bewegungen ließen sich auch beobachten, ohne daß psychische Ursachen oder auslösende Bewegungen vorhanden waren. Nicht in das Bild der Athetose paßt die Retropulsion, sowie die ausgesprochene Bewegungsarmut und mimische Starre, ebensowenig das mehrfach beobachtete Verharren in Haltungen, eine Erscheinung, die offenbar der Strümpellschen Fixationsrigidität entspricht. Nach allem scheint es sich dabei nicht nur um einen Spasmus mobilis, sondern um langdauernden Rigor zu handeln, der es mir geboten erscheinen läßt, das Krankheitsbild mehr dem Wilsonschen Typ anzugliedern, zumal noch eine Schluckstörung beobachtet wurde, die der Athetose sonst fremd zu sein pflegt. Auch das Sektionsergebnis, bei dem sich eine bilateral-symmetrische Erkrankung des Linsenkerns fand, zeigt, daß es sich hier nicht um eine akute Athetose gehandelt hat.

Einen Fall von Hemiathetose, die erst in höherem Lebenalter entstanden ist, schildert Monakow. Hier handelt es sich um eine typische Hemiathetose nach Apoplexie. Die Athetose stellte sich nach Rückkehr der willkürlichen Beweglichkeit allmählich ein. Der Sektionsbefund wurde kürzlich von Steck veröffentlicht, es fanden sich Cysten und Degenerationen im Bereich des einen Striatums und anliegender Gebiete. Der Herd im Striatum wird von dem Verfasser für die Entstehung der Athetose in Anspruch genommen. Weitere Fälle beschreiben Lukasc und andere. Wie vorsichtig man übrigens die anamnestischen Angaben dieser Kranken verwerten muß, zeigt Fall 14. Patient B. war der Meinung, daß er erst als Erwachsener seine Motilitätsstörung erworben habe. Da aber der gelähmte Arm wesentlich im Wachstum zurückgeblieben war, konnte man ohne weiteres auf eine Schädigung des Cerebrums im Kindesalter schließen. Jedenfalls sind die einwandfreien Spätfälle recht selten, immerhin lassen auch diese wenigen beobachteten die Theorie, daß es sich bei der symptomatischen Athetose lediglich um eine spezifische Reaktion des kindlichen Gehirns handle, als nicht in vollem Umfange zutreffend erscheinen. Eine einwandfreie Erklärung dafür, warum es bei kindlichen Hirnschädigungen relativ häufig zu Athetose kommt, bei Erwachsenen so selten, läßt sich heute noch nicht geben. Die idiopathische Athetose ist in klinisch

einwandfreier Form, soviel ich sehen kann, bis jetzt ausschließlich als eine
Erkrankung des frühesten Kindesalters beobachtet worden.

Dadurch, daß athetotische Bewegungsstörungen vorzugsweise in frühester
Kindheit entstehen, wird naturgemäß das Vorkommen symptomatischer Athetose bei Gehirnerkrankungen sehr eingeschränkt. Daher kommt es auch, daß
athetotische Bewegungen als Symptom der Enzephalitis epidemica bisher nicht
beobachtet sind, obwohl diese Erkrankung alle möglichen anderen Bewegungsstörungen in außerordentlicher Mannigfaltigkeit hervorgerufen hat. Ich weiß,
daß diese Behauptung, Athetose komme nicht als Encephalitisfolge vor, von
vielen Seiten Widerspruch erfahren wird. Bis jetzt sind einwandfreie
Athetosen aber in der Tat nicht nach Enzephalitis beschrieben worden, wohl
aber zahlreiche ähnliche Bewegungsstörungen, deren Klassifizierung außerordentliche Schwierigkeiten macht.

Economo erwähnt in seiner ersten großen Arbeit über Enzephalitis lethargica zwei Fälle, die mit athetotischen Bewegungen einhergehen. Offenbar ist
die Beschaffenheit der hier geschilderten athetotischen Bewegungen nicht ganz
charakteristisch. Economo spricht von bald »langsamen, bald raschen Bewegungen, die den Charakter Athetose tragen«. Gleichzeitig bestand Rigor
(Fall 12). Bei Fall 13 werden die Bewegungen bald als choreatisch, bald als athetotisch bezeichnet, hervorgehoben werden langsame, wurmförmige Kontraktionen
im Gesicht. Auch hier war gleichzeitig Starre der Mimik festzustellen.

Ich glaube, daß wir es hier nicht mit echt athetotischen Bewegungen zu
tun haben, sondern daß, ähnlich wie es später bei der Chorea chronica noch
zu besprechen sein wird, choreatische Bewegungen durch gleichzeitig vorhandenen
Rigor oder Starre in ihrem Ablauf verlangsamt worden sind. Hierdurch wird
eine gewisse äußere Ähnlichkeit mit athetotischen Bewegungen hervorgerufen.

Von Gerstmann und Schilder ist vor kurzem eine Bewegungsstörung veröffentlicht worden, die ebenfalls anscheinend eine gewisse Übereinstimmung mit
Athetose zeigt, ohne daß man meines Erachtens berechtigt wäre, sie dazu zu
rechnen. Wir müssen uns mit dem Gedanken abfinden, daß durch die Rubriken
Chorea — evtl. auch Myoklonie — und Athetose keineswegs die Typen derartiger Bewegungsstörungen erschöpft sind. Ich werde auf diese Frage in
einer demnächst erscheinenden Arbeit[1] etwas näher eingehen und dabei Fälle
beschreiben, die trotz gewisser Ähnlichkeiten weder unter die Chorea noch
unter die Athetose zu rechnen sind. Ob es sich freilich bei diesen Bildern
um eine einheitliche Form der Bewegungsstörung handelt, wie es z. B. die
Chorea ist, läßt sich nicht entscheiden. Ob die Unterschiede anatomisch begründet sind, ist ebenfalls keineswegs sicher. Worauf ich dabei Wert lege,
ist zu betonen, daß hier klinische Unterschiede vorliegen, die eine Einreihung
in die bis jetzt gegebenen Formen meines Erachtens nicht gestatten. Es
handelt sich zum Teil um Enzephalitisfolgen; motorisch sind die Störungen
zu charakterisieren als rhythmisch iterierende komplexe Hyperkinesen. Sie
unterscheiden sich von der Athetose dadurch, daß sie das physiologische Ausmaß nicht überschreiten, daß ungewöhnliche Bewegungskombinationen fehlen,
daß sie ungeheuer einförmig sind. Dabei handelt es sich nicht um die Inner-

---

[1] Zeitschrift für die gesamte Neurologie und Psychiatrie.

vation eines Muskels, sondern es bewegen sich stets gleichzeitig eine ganze Reihe, so daß eine Bewegungskombination, eine komplexe Bewegung entsteht, die zwar kein Ziel verfolgt, in ihrer Zusammensetzung aber für den Gesunden möglich und nachahmbar erscheint. Äußere Einwirkungen, insbesondere auch gewollte Bewegungen, verursachen keine oder nur eine ganz geringfügige Abänderung des Bewegungsablaufs.

Der Bewegungscharakter war teilweise langsam, mithin athetoseähnlich, teilweise handelte es sich um schnellende, zuckende Bewegungen, die mehr an Chorea erinnern. Aber auch bei diesem letzten Fall waren die Bewegungen keineswegs mit den Choreatischen zu identifizieren, da auch die einförmige Wiederkehr stets derselben Bewegungen dagegen sprach. Ferner schloß der Umstand eine Chorea aus, daß nie ein Muskel isoliert zuckte, sondern daß stets eine ganze Anzahl von Muskeln zusammen innerviert werden; aber nicht so wie bei schwerer Chorea, daß es bald hier bald dort gleichzeitig zuckte, sondern stets handelte es sich um dieselben Muskeln, deren immer wiederholte Kontraktion einen stets wiederkehrenden Bewegungseffekt zur Folge hatte. Auch fehlte die Hypotonie der gewöhnlichen Chorea.

Es mag übertrieben erscheinen, auf Grund dieser klinischen Besonderheiten, eine dritte, vielleicht gar nicht einmal einheitliche Bewegungsform aufzustellen. Ich glaube aber, daß Klarheit in das Chaos extrapyramidaler Bewegungsstörungen nur dann kommen kann, wenn durch eine genaue klinische Analyse der für den einzelnen Fall konstanten Bewegungsstörung dem Anatomen eine exakte klinische Grundlage gegeben wird, denn alle Erfolge und Resultate einer pathologischen Anatomie, bzw. Hirnpathologie, die nicht eine reine Scheidung der klinischen Bilder zur Voraussetzung hat, sind für das pathophysiologische Verständnis klinischer Symptome sowie für lokalisatorische Fragen ohne Bedeutung.

Die klinische Verwertung besonders der älteren anatomischen Untersuchungen leidet unter dem erwähnten Mangel; zuweilen ist schon klinisch nicht sicher zwischen Athetose und Chorea unterschieden.

Man hat nun bei der Athetose bzw. bei einer als solche gedeuteten Bewegungsstörung, Degenerationen, Blutungen, Atrophien, Narben in den verschiedensten Teilen des Großhirns und Kleinhirns gefunden; teils handelte es sich um isolierte, teils um doppelseitige, teils um multiple Herde (Zusammenstellung der älteren Befunde bei Berger). Recht häufig sind als Sitz von Erkrankungen von jeher schon die zentralen Ganglien erwähnt: z. B. Linsenkern, und zwar Putamen (Anton und Berger), Globus pallidus (Fischer und Rothmann). Herde im Thalamus beschreiben Herz, Muratow. Auch bei Herden im roten Kern und Kleinhirn sind athetotische Bewegungen beobachtet. Marburg beschrieb athetotische Bewegungen bei Läsion der Endstätten rubrofrontaler Bahnen im Großhirn. Ob man die experimentellen Untersuchungen von Economo und Karplus, die bei Läsionen der lateral vom Nucleus ruber gelegenen Fasern der Haube »choreatisch-athetotische« Bewegungen hervorrufen konnten, für die Lokalisation verwerten kann, erscheint mir sehr zweifelhaft; da die klinische Feststellung der Art der Bewegungsstörung schon beim Menschen Schwierigkeiten macht, kann ich mir nicht vorstellen, wie man beim Tier eine Bewegungsstörung analysieren und

unter eine der uns beim Menschen bekannten Bewegungsstörungen unter-
ordnen will. Es wird meist unmöglich sein, diese Bewegungen von gewöhnlichen
krampfartigen Zuckungen zu trennen. Haenel fand als anatomische Grundlage einer Hemiathetose einen Herd im Beginn des gekreuzten Hirnschenkelfußes
unterhalb der Linsenkernschlinge bei intaktem Linsenkern und Thalamus.
Aus einem Überblick, den Schilder gibt, geht hervor, daß wenigstens nach
der damaligen Kenntnis kein lokalisatorischer Unterschied zwischen Chorea
und Athetose besteht. Besonders bei Athétose double gibt es auch Fälle, in
denen man trotz genauer Untersuchung mit modernen Methoden keinen besonderen Befund erheben kann.

Soweit es sich dabei um Hemiathetose, also um die symptomatische
Form, handelt, wäre es vielleicht doch möglich, die Fälle verschiedener Lokali-
sation miteinander in Übereinstimmung zu bringen mit Rücksicht auf einen
Berührungspunkt, der für alle vielleicht zutrifft:

Bielschowsky hat nämlich nachgewiesen, daß bei Fällen infantiler zerebraler Herderkrankung verschiedener Lokalisation wenig auffallende Veränderungen (Status fibrosus) offenbar sekundärer Art auch im Striatum vorkommen
können. C. und O. Vogt, die diese Auffassung aufgegriffen und erweitert
haben, sehen dies als Ausdruck einer besonderen Vulnerabilität dieses Hirn-
teils an.

Nehmen wir an, daß bestimmte Herderkrankungen des Großhirns sekundär
eine Erkrankung des Striatums zur Folge hätten, die ihrerseits wieder mit der
Hemiathetose zusammenhängt, so würden durch die gemeinsame sekundäre
Striatumveränderung die verschieden lokalisierten Herde ein gemeinsames
Symptom, die Hemiathetose hervorrufen können, das je nach dem Sitz der
primären Erkrankung, auch durch Krämpfe, spastische Lähmungen usw. kom-
pliziert sein könnte.

Es erscheint mir durchaus begreiflich (Vogt und Oppenheim teilen diese
Ansicht), daß solche feineren Veränderungen im Striatum bis jetzt übersehen wurden, um so eher, als die gröberen Herderkrankungen zunächst
dem Bedürfnis nach einer Klärung der hirnpathologischen Grundlagen zu
genügen schienen. Der Befund von Bielschowsky müßte sich jedoch an
weiteren Untersuchungen bestätigt finden. Betont werden muß allerdings dabei, daß schon die jetzigen Befunde nicht ganz gleichmäßig sind, insofern als
bald mehr das Putamen, bald mehr das Caudatum von dem Prozeß betroffen
zu sein scheint.

Das Bestreben nach anatomischer Klärung von Krankheitsbildern und der
Versuch, die Erkrankung nach der Lokalisation und Art der krankhaften
Prozesse einzuteilen, ist auch für die klinische Betrachtung das höchste Ziel.
Die genauesten anatomischen Untersuchungen sind jedoch nur von beschränktem Nutzen, wenn nicht exakte klinische Beobachtungen den Ver-
gleich zwischen klinischen Symptomen und anatomischen Befunden ermöglichen. Es sind dies Forderungen, die bei Beginn der Forschungen natürlich
noch nicht in weitgehendem Maße Berücksichtigung finden können, weil erst
die pathologischen Untersuchungen viele klinische Gesichtspunkte und Fragestellungen bringen. Leider gilt diese Beschränkung auch von den klinischen
Untersuchungen, die den von O. und C. Vogt anatomisch verarbeiteten Fällen

zugrunde liegen. (Zur Lehre von den Erkrankungen des striären Systems.) Für unsere Fälle von idiopathischer Athetose kommt in erster Linie Gruppe I der Vogtschen Einteilung in Frage, die klinisch jedoch verschieden zu beurteilen is. Ich kann wenigstens in den wiedergegebenen Krankengeschichten, soweit überhaupt eine genauere Beschreibung vorliegt, keineswegs einheitliche Krankheitsbilder erblicken.

Anatomisch findet sich in allen diesen Fällen der Status marmoratus, der darin besteht, daß in Teilen des verkleinerten Striatums an Stelle der üblichen Ganglienzellen ein Markfaserfilz getreten ist. Durch den Zellenschwund kommt es zu sekundären Degenerationen der striopallidären Fasern. Die Verfasser nehmen an, daß es sich bei diesem Prozeß seiner pathologisch-anatomischen Natur nach um eine Mißbildung handelt. Dementsprechend bestehen auch alle klinischen Erscheinungen seit der Geburt ein Umstand, der an sich gut zum Krankheitsbild der idiopathischen Athetose passen würde.

Der erste Fall Jacquell (von Barré klinisch beobachtet), soll nach den kurzen Angaben der Krankengeschichte eine typische Athétose double gewesen sein. Der Umstand aber, daß der Patient relativ gut sprechen konnte, und eine fast normale Beweglichkeit der Zunge hatte, spricht gegen die Diagnose, findet aber nach Vogt dadurch seine Erklärung, daß die oralen Partien des Striatums, in denen u. a. die Sprachfunktionen ihre striäre Lokalisation haben, relativ weniger von dem Prozeß ergriffen waren als die kaudalen Teile. Wenn auf diese Weise auch die somatotopische Gliederung C. Vogts eine Bestätigung erfährt, so wird man doch dadurch in der Diagnose Athétose double irre, denn für sie ist es gerade charakteristisch, daß bei jeder Bewegung, besonders aber bei Sprechversuchen, starke Mitbewegungen im Gesicht auftreten, die ihrerseits die Zungenbewegungen und damit die Sprache sehr erschweren.

In dem zweiten Falle fehlen sämtliche Einzelheiten der Krankengeschichte. Es soll sich auch hier um eine Athétose double gehandelt haben, und die besondere Lokalisation des Status marmoratus veranlaßt die Verfasser, rückläufig auf schwere Störungen in der Artikulation sowie im Schluck- und Kauakt zu schließen.

Eine ausführlichere Krankengeschichte existiert von dem dritten Fall: Massat: (Gallus). Hier handelt es sich um ein seit frühester Kindheit bestehendes Leiden, das sich anfangs in epileptischen Krämpfen äußerte, außerdem fanden sich spastische Paresen beider Beine mit gesteigerten Reflexen, Klonus und Babinski. Auch im Triceps bestand spastische Starre mäßigen Grades, in den Armen Intentionszittern. Erwähnt wird ferner die Langsamkeit der Bewegungen, »unnütze Bewegungen« (choreatische), namentlich an den Fingern, choreatische Unruhe auch beim Kniehackenversuch, Athetose der Zehen und des Vorderfußes, Sprache intakt. Die rechte Körperhälfte war mehr ergriffen als die linke. Im Laufe der Zeit leichte Besserung der motorischen Erscheinungen. Um was für eine Erkrankung es sich klinisch hier handelt, ist nicht ohne weiteres ersichtlich, jedenfalls aber sicher nicht um eine Athétose double, wahrscheinlich liegt eine Form der Littleschen Krankheit vor mit spastischen Erscheinungen. Die Athetose hat offenbar eine sehr geringe Rolle gespielt und scheint mir überhaupt nicht sicher zu sein.

Auch hier findet sich ein Statuts marmoratus in ähnlicher Verteilung wie bei Fall 1, außerdem noch eine gewisse Unentwickeltheit der dritten Schicht der vorderen Zentralwindung.

Bei dem Pat. Scholz (Fall 4) hat die Erkrankung nach Angabe der Mutter erst mit $2^{1}/_{2}$ Jahren nach einem Unfall begonnen. Verfasser glauben jedoch, diese Angaben in Zweifel ziehen zu müssen, weil ein Status marmoratus gefunden wurde, der ja als eine angeborene Anomalie aufgefaßt wird. Im übrigen handelt es sich hier um einen epileptischen Idioten mit Strabismus convergens, spastischer Parese beider Beine, Strümpellschem Zeichen und positivem Babinski. Athetotische Bewegungen wurden von Herrn Geheimrat Freund, der den Kranken auf seiner Abteilung hatte, nie beobachtet. Vogt nimmt jedoch an, daß es sich bei dem nachgewiesenen Babinskischen Phänomen um unwillkürliche Dorsalflexionen der großen Zehen d. h. um Bewegungen gehandelt habe, die in das Gebiet der Athetose zu rechnen seien. Auf sprachlichem Gebiet scheint der Kranke nur wenig produziert zu haben, meist Schimpfworte. Eine Sprachbehinderung athetotischer Art wird nicht beschrieben, auch ist von Mitbewegungen nie die Rede. Klinisch wird man diesen Fall wohl mit Verf. als eine Littlesche Erkrankung auffassen, jedoch halte ich es für unwahrscheinlich, daß athetotische Symptome bestanden haben. Auf Grund des von Vogt so bezeichneten »Pseudobabinski« allein ist die Diagnose Athetose nicht zu stellen. Anatomisch fand sich Status marmoratus, und zwar waren auch hier die oralen Partien stärker befallen (striäre Lokalisation sprachlicher Funktionen). Bemerkt werden muß jedoch, daß hier eine ganz andere Sprachstörung vorgelegen hat als in dem zweiten Falle, auch hier vorausgesetzt, daß es sich in dem zweiten Falle wirklich um eine Athétose double gehandelt hat.

Von wesentlicher Bedeutung erscheint mir der Befund, daß trotz gleichmäßigen Betroffenseins der Arm- und Beinregionen im Striatum klinisch nur die Beine eigentliche Lähmungen zeigten. Es wird dies durch die Annahme erklärt, daß die Großhirnkompensation für die oberen Extremitäten eine intensivere sei.

Bezüglich der hier besonders stark ausgesprochenen klinischen Störungen kommt die Tatsache als Begründung in Betracht, daß ebenso wie zerebellare auch striäre Erkrankungen um so stärker klinisch hervortreten, je unausgebildeter das übrige Gehirn ist.

Fall 5 (Steinberg) ist von C. Vogt und Freund besonders beschrieben. Freund hat das Krankheitsbild als eine Littlesche Diplegie aufgefaßt; athetotische Bewegungen seien vorhanden gewesen, sie waren aber so geringfügig, daß die Bezeichnung Athétose double nicht zu rechtfertigen war. Neben den Spasmen waren auch sicher noch Muskelparesen vorhanden, rechts bestand Babinski, den Frau Vogt jedoch als Pseudobabinski bezw. als athetotische Bewegungen aufzufassen geneigt ist, ebenso wie sie das Vorhandensein einer echten Lähmung im Gegensatz zu dem klinischen Untersucher ablehnt.

Fall 6 ging nach der Beschreibung Oppenheims mit athetotischen Bewegungen einher, kann aber nach dem ganzen klinischen Bilde keineswegs als Athétose double aufgefaßt werden.

Fall 8 (Gallus) Marie S. offenbar angeborenes Leiden, epileptische Anfälle, links Strabismus, spastische Parese beider Beine mit Steigerung der Patellarreflexe, zeitweise Fußklonus, beiderseits Babinski, fast vollständige motorische Aphasie bei leidlichem Wortverständnis. Als striär bedingt faßt Vogt den Strabismus, die Spannung der Extremitätenmuskeln und die fast vollständige Stummheit auf. Da aber neben dem Status marmoratus im Putamen noch ein hochgradiger Hydrozephalus bestand, der offenbar noch durch Druck die Pyramidensymptome veranlaßt hatte, halte ich diesen Fall für wenig geeignet zu lokalisatorischen Betrachtungen.

Wie aus der Zusammenstellung hervorgeht, handelt es sich in den Fällen von C. und O. Vogt keineswegs um einheitliche Erkrankungen, sondern mindestens um zwei recht verschiedene Symptomenbilder, nämlich vielleicht um eine Athétose double, deren Diagnose sich allerdings aus den mitgeteilten klinischen Notizen nicht mit Sicherheit nachprüfen läßt, und dann um bestimmte Formen Littlescher Erkrankung. Ich kann diese letzteren Zustände von Hypertonie keineswegs für rein striäre halten, da fast überall einwandfreie Pyramidensymptome vorliegen. Auch der Umstand, daß die Spasmen nicht den Prädilektionstyp einhalten, spricht an sich noch nicht für die rein striäre Natur des Leidens, da es sich um Schädigungen im frühesten Kindesalter handel,t bei denen, wie Lewandowsky klargestellt hat, auch eine andersartige Anordnung der Lähmungen und Spasmen vorkommen kann. Meines Erachtens kann die Verteilung einer Lähmung nach dem Prädilektionstyp nur im positiven Sinne als ein Charakteristikum für eine Pyramidenbahnerkrankung angesehen werden; d. h. entspricht sie ihm, so liegt sicher eine Pyramidenschädigung vor. Richtet sich eine Lähmung jedoch nicht nach dem Typus, Wernicke-Mann, so schließt dies eine Affektion des Pyramidensystems keineswegs aus.

Als striär bedingte Hyperkinesen faßt Vogt bei seinen Fällen die unwillkürlichen Bewegungen choreatischer und vornehmlich athetotischer Art auf; sie sollen aber in leichten Fällen von Status marmoratus gegenüber den spastischen Erscheinungen zurücktreten. Es ist in der Tat bekannt und anerkannt, daß die unwillkürlichen Bewewegungen, sowohl der Chorea wie der Athetose durch Störungen im Pyramidensystem zurückgehalten bezw. unterdrückt werden können. Diese Erklärung erscheint durchaus annehmbar für die vorliegenden Fälle; es wird aber damit von Vogt das Vorhandensein von Pyramidensymptomen vorausgesetzt und unter diesen Umständen erscheint es uns gesucht, die erwähnte Hypertonie nicht als Pyramidenspasmen, sondern als striäre Rigidität aufzufassen.

Für die vorliegende Betrachtung interessiert uns vor allem der Zusammenhang der athetotischen Bewegung mit dem Status marmoratus. Als reine Athétose double kommen offenbar die beiden ersten Fälle in Betracht. Die klinische Beschreibung ist dritten Falle keineswegs charakteristisch für Athetose. Gleichzeitig werden Intentionstremor und choreatische Bewegungen erwähnt, so daß auch hier offenbar nicht präzise zwischen Chorea und Athetose unterschieden ist. Bei Fall 4 schließt C. Vogt aus dem Vorhandensein des »Pseudobabinski« auf athetotische Bewegungen, die nach dem klinischen Befund in Abrede gestellt werden. Auch bei Fall 5 besteht ein Widerspruch in der Auffassung zwischen Kliniker und Anatom. Bei Fall 8 wurde Athetose nicht beobachtet.

Nach allem kann man sagen, daß die Athétose double jedenfalls nicht zu den unbedingt vorauszusetzenden klinischen Symptomen des Status marmoratus

im Striatum gehört. Nur die Möglichkeit, daß athetotische Bewegungen bei
Status marmoratus vorkommen, ist vorhanden. Die Fälle 1 und 2 lassen es
eventuell als möglich erscheinen, die idiopathische Athetose auf diese anatomischen
Veränderungen zurückzuführen. Zu einer Entscheidung müßte jedoch erst die
auch von Vogt selbstgestellte Forderung erfüllt werden, daß sicher klinisch
diagnostizierte Fälle anatomisch untersucht werden.

Ein weiterer Fall von Gallus, Fritz G., der seit dem zweiten Lebensjahr
an epileptischen Anfällen leidet, zeigt in der linken Hand athetotische Bewegungen, die eventuell als zum Krankheitsbild der Hemiathetose im Sinne
Lewandowskys gehörend aufgefaßt werden können. Anatomisch findet sich
ein enzephalitischer Herd in der ersten Temporalwindung, eine starke Atrophie
des Thalamus, sowie eine Zellnekrose des äußeren Teils des Nucleus caudatus,
wo dann infolge des Zusammenrückens der erhalten gebliebenen Markfasern
ein Status fibrosus entstanden ist. Auf letzteren Befund wollen die Autoren
die athetotischen Bewegungen zurückführen, ohne dabei der Funktionsvermin-
derung des atrophischen rechten Thalamus jede Bedeutung abzusprechen. In
zwei anderen Fällen gleicher Lokalisation des Status fibrosus, aber ohne athetotische Bewegungen (Bielschowsky), führen die Verfasser das Ausbleiben
der Athetose und überhaupt striärer Symptome darauf zurück, daß diese
durch zu stark hervortretende Pyramidensymptome verdeckt waren.

Einen gewissen Zusammenhang mit Athetose zeigen von den Vogt'schen
Fällen vielleicht noch die beiden Erkrankungen mit Status dysmyelinisatus;
dieser ist durch einen pathologischen Prozeß bedingt, der unter gleichzeitiger
Volumenverminderung zu einer Verarmung der striären Markfaserung führt,
und zwar besonders im Gebiet des Globus pallidus. In beiden Fällen
handelt es sich um Kinder, die eine schwere Geburt durchgemacht haben und
an Krämpfen leiden; anfangs traten dauernde athetotische Bewegungen auf,
die allmählich zu stärker werdenden Muskelhypertonien und schließlich zur Versteifung des ganzen Körpers führen.

In beiden Fällen bestanden auch echt spastische Erscheinungen. Der stärkste
Ausfall fand sich beide Male im Globus pallidus. Dadurch, sowie auch durch
den klinischen Verlauf gewinnen die Fälle Ähnlichkeit mit den Beobachtungen
von O. Fischer und Rothmann.

Vogt ist daher geneigt, in dieser Erkrankung ein Pallidum-Syndrom
zu erblicken, und zwar soll es sich um den Ausfall der Pallidumfunktion
dabei handeln. Die Anfälle von spastischen Zuständen und athetotischen Bewegungen, die der Dauerkontraktur vorangehen, wären entweder als Reizhyper-
kinesen aufzufassen, d. h. als eine Hyperkinese, die durch mechanische Reize
des Prozesses im Pallidum ausgelöst werden; oder es könnte sich um eine
»Stauung neurodynamischer Reizenergie« infolge herabgesetzter Ableitungs-
möglichkeit handeln. Jedenfalls kommen diese Fälle klinisch schon wegen
ihres ganz andersartigen Verlaufs nicht als Athetosis duplex in Betracht.

Unter Gruppe 6 beschreiben C. und O. Vogt noch den oben schon erwähnten Fall von A. Westphal. Anatomisch findet sich hier neben gewissen,
teilweise auch in anderen Hirnpartien vorhandenen, aber auch vornehmlich auf das
Striatum und Pallidum konzentrierten präsenilen Erscheinungen ein ausgesprochener Parenchymausfall nur im Striatum und Pallidum, und auch hier vor-

nehmlich im ersteren. Bei dem Kranken waren nicht nur Athetose, sondern auch die Symptome der Paralysis agitans sine agitatione (Bewegungsarmut, mimische Starre, Retro- und Latero-Pulsion) vorhanden. Da die Athetose sich durch einen Bewegungsreichtum und zahlreiche Mitbewegungen auszeichnet, während bei der Paralysis agitans Bewegungsarmut und Mangel an Mitbewegungen vorherrscht, ist es schwer, sich die so sehr entgegenstehenden Symptome klinisch vereinigt zu denken und ihr Auftreten lokalisatorisch zu erklären. Man müßte für die verschiedenen Teile der betroffenen Zentralganglien nicht nur somatotopische, sondern auch funktionelle Differenzen voraussetzen.

Überblickt man die hier besprochenen und in der Literatur erwähnten pathologisch-anatomischen Befunde, so kommt man zu dem Resultat, daß striäre Erkrankungen grundverschiedene Symptomenbilder bzw. Erkrankungen hervorrufen können, z. B. Athetose, Paralysis agitans, Wilsonsche Krankheit. In wieweit eine gleichzeitige Affektion benachbarte Hirnteile (z. B. Linsenkernschlinge usw.) das Symptomenbild klinisch umgestalten kann, ist noch nicht mit überzeugender Sicherheit klargestellt. Um zunächst bei der hier behandelten Athetose zu bleiben, so sehen wir, daß diese Krankheitsform bei mannigfacher Herdlokalisation auftreten kann; sie ist z. B. bei Schädigungen im Putamen, ebenso wie bei solchen im Globus pallidus beobachtet worden, Auch Herde anderer Lokalisation (Thalamus usw.) werden erwähnt. Kleist ist geneigt, gerade die tonische Komponente bei der athetotischen Bewegung auf eine Beteiligung des Globus pallidus zurückzuführen und so auch lokalisatorisch den Unterschied von der choreatischen Bewegungsstörung zu erklären. Es ähnelt dieser Versuch dem Bestreben Schilders, der daran dachte, nicht für jede Bewegungsstörung als ganze einen Herd, sondern für jede besondere Eigenschaft jeder Bewegung eine bestimmte, feiner lokalisierte Erkrankung verantwortlich zu machen. Hier kämen dann nicht nur umschriebene Herde in Betracht, sondern es wäre daneben auch auf eine mehr oder weniger systematische Erkrankung besonderer Zellen und Fasern zu achten. Sollten sich die oben erwähnten Bielschowskyschen Untersuchungen an weiterem Material bestätigen, so wäre wenigstens für die Hemiathetose die Möglichkeit gegeben, unter den bis jetzt festgestellten verschiedenartig lokalisierten Herden einen gemeinsamen Prozeß, nämlich die sekundäre Striatumveränderung vielleicht in Verbindung mit einem anderen primären Hirnherd als Ursache für die Bewegungsstörung anzusehen.

Weitere Forschungen müssen uns ferner noch darüber aufklären, wann wir es mit Reiz-, wann mit Ausfallserscheinungen bei pathologischen Prozessen zu tun haben, ferner ob eine bestimmte krankhafte Funktion auf einer Enthemmung beruht, oder ob wir es mit Fehlen von Anregungsimpulsen zu tun haben, bezw. ob sich ein Symptom aus beiden Grundelementen zusammensetzt. Für die Chorea und Athetose wird jetzt meist eine Enthemmung als kausales Moment angenommen. Für die Athetose kommt im besonderen noch der Umstand in Betracht, daß diese Erkrankung eine vorzugsweise dem kindlichen Gehirn angehörende Funktionsanomalie ist. Darauf hat schon Lewandowsky hingewiesen, und O. und C. Vogt haben auf Grund ihrer anatomischen Untersuchungen ähnliche Resultate gewonnen, die sie in folgendem Schlußsatz zusammenfassen: »Eine rein striäre Erkrankung muß im embryonalen oder im ersten Kindesalter auftreten, um sicher als Ausfallserscheinung zur Athetose zu rechnende Spontanbewegungen hervorzurufen. Später einsetzende, das Striatum allein betreffende pathologische Veränderungen, bedingen als Ausfallserscheinungen meist nur andere unwillkürliche Bewegungen. Das Fehlen athetotischer Bewegungen im größten Teile dieser Fälle möchten wir darauf zurückführen, daß das übrige Nervensystem nach Vollendung des ersten Lebensjahres auf eine Striatumerkrankung anders reagiert als in der Fötalzeit und frühesten Kindheit.«

Die Frage, gibt es Herde bestimmter Lokalisation, die immer und in jedem Falle eine Athetose hervorrufen, kann wohl in dieser Form verneint werden. Selbst wenn man nur das kindliche Gehirn für diese Frage in Betracht zieht, wird man den Wert der Athetose als Herdsymptom vorläufig nur gering einschätzen dürfen. Möglich wäre es, daß die idiopathische Athetose sich auch anatomisch wesentlich von der symptomatischen Athetose unterscheidet, und zwar hinsichtlich ihrer Lokalisation als auch bezüglich der histologischen Veränderungen.

Ein weiteres Problem liegt darin, ob es sich bei der idiopathischen Athetose, die mit spastischen Paraplegien einhergeht, um eine andersartige anatomische Grundlage handelt, oder ob lediglich eine Komplikation vorliegt. Die gleiche Frage wäre für die mit Epilepsie einhergehenden Fälle zu lösen.

Nach allem erscheint es mir zweifelhaft, ob eine rein hirnpathologisch fundierte Theorie über die Pathogenese dem Wesen der Athetose gerecht wird. Der Umstand, daß nur Kinder eine Athetose neu erwerben können, ließe sich übrigens nicht nur auf besondere funktionelle Eigenschaften des kindlichen Gehirns zurückführen, sondern es besteht auch die Möglichkeit, daß eine besondere Schädigung dafür verantwortlich gemacht werden könnte, die nur in den ersten Lebensmonaten möglich ist (Asphyxie der Neugeborenen!).

Sehr wohl möglich ist es ferner, daß mehr als ein Faktor bei der Entstehung der Athetose mitspielt.

Es mag überflüssig erscheinen, sich bei den meist unsicheren anatomischen Grundlagen für die Athetose, auf patho-physiologische Theorien über das Zustandekommen der Bewegungsstörung einzulassen. Ich will daher kurz nur einen Punkt erwähnen, der meines Erachtens eine gewisse Bedeutung hat. Es handelt sich darum, die Bewegungsanomalie vom Gesichtspunkt des Sherringtonschen Gesetzes der reziproken Innervation aus zu betrachten, eine Notwendigkeit, auf die Stertz in diesem Zusammenhang schon hingewiesen hat.

Nach diesem Gesetz soll bei der Innervation eines Muskels sein Antagonist reflektorisch erschlaffen, er wird »denerviert«. Zu dieser Denervation kommt es bei der Athetose offenbar nicht. Eine Entspannung erfolgt vielmehr erst ganz allmählich und zwar offenbar nicht von selbst, sondern unter dem Zuge der Agonisten wird der Antagonist allmählich passiv gedehnt und so sein Kontraktionszustand nur langsam aufgehoben. Es ist klar, daß unter diesen Umständen die Kontraktion des Agonisten nicht flott, blitzartig vor sich gehen kann, sondern langsam und mühsam erfolgt, weil gegen den Widerstand der Antagonisten anzukämpfen ist.

Um der Lösung all dieser Fragen näher zu kommen, ist es jedenfalls notwendig, sich in der Diagnose Athetose genau an die Definition der Bewegungsstörungen zu halten und alle anderen ähnlichen Motilitätsstörungen streng davon abzutrennen.

II. Chorea.

1. Definition und Überblick über die verschiedenen Formen der Chorea.

Bei der Besprechung der Athetose mußte schon mehrfach die choreatische Bewegungsstörung erwähnt werden, namentlich galt es die beiden oft miteinander zusammengeworfenen krankhaften Bewegungen symptomatologisch scharf voneinander zu trennen.

Aus der oben geschilderten Differentialdiagnose ergibt sich schon das Charakteristische der choreatischen Bewegungsstörungen wenigstens in groben Zügen. Was das klinische Bild der Chorea in seinen Einzelheiten anlangt, so hat die klassische Schilderung und Analyse Foersters von 1904 noch heute ihre Gültigkeit und ist bis jetzt nur in Kleinigkeiten ergänzt worden. Auf dieser Beschreibung fußend, wurde schon oben eine Unterscheidung von der Athetose ermöglicht, und ich halte es für notwendig, daß man sich, solange uns nicht sichere Ergebnisse der pathologischen Anatomie ein großzügigeres Verfahren gestatten, pedantisch und streng an die für die Chorea charakteristischen Symptome hält, und alle anderen ähnlichen Bewegungsstörungen, deren uns namentlich die Enzephalitisepidemie eine ganze Reihe beschert hat, von der echten Chorea abtrennt.

Die wesentlichen Punkte der Foersterschen Definition seien zunächst kurz wiedergegeben:

Die choreatische Bewegungsstörung setzt sich zusammen aus den unwillkürlich choreatischen Spontanbewegungen und aus der choreatischen Koordinationsstörung. Für die choreatische Spontanbewegung ist folgendes kennzeichnend:

Rascher Ablauf, relativ großes Ausmaß, ein ausfahrender Charakter der Bewegung, Verbreitung über proximale und distale Gliedabschnitte (bei leichteren Fällen nur über letztere). Befallen ist im gleichen Augenblick nur ein Muskel oder eine gleichsinnig wirkende Muskelgruppe. Die Antagonisten sind bei der Spontanbewegung nie beteiligt, ebenso rasch wie die Bewegung gekommen ist, klingt sie wieder ab. Die Bewegungen finden in buntem Wechsel statt, d. h. weit voneinander entfernte Muskeln können unmittelbar hintereinander in Zuckungen geraten. Die Bewegungen sind nachahmbar, sie haben aber trotzdem keine Ähnlichkeit mit willkürlichen Bewegungen, weil die Beteiligung synergisch wirkender Muskeln fehlt, und dadurch erhält die Bewegung etwas unnatürliches. Für diese choreatische Spontanbewegung kommt die Frage, ob sie koordiniert ist, gar nicht in Betracht, weil eine derartige unwillkürliche Bewegung an sich keinen Zweck zu erfüllen hat (Foerster). Eine Störung im Zusammenarbeiten mehrerer synergisch wirkender Muskeln bei dem Versuch ein Ziel zu erreichen, was ja den Begriff der Koordination ausmacht, ist auch schon aus dem Grunde unmöglich, weil die choreatische Spontanbewegung im allgemeinen nur von einem Muskel ausgeführt wird.

Die choreatische Koordinationsstörung kommt dagegen zur Geltung bei Zielbewegungen oder bei Versuchen bestimmte Haltungen einzunehmen. Man findet bei beiden Vorgängen eine ausgesprochene Ataxie fast in allen Fällen mit Ausnahme der ganz leichten. Zu bemerken ist dabei, daß es oft schwer zu unterscheiden ist, ob eine beabsichtigte Bewegung infolge einer Ataxie, oder infolge einer dazwischenkommenden choreatischen Spontanbewegung mißglückt.

Charakteristisch für die Chorea ist weiter eine Hypotonie der Muskeln, die nach Foerster auf einem Versagen der antagonistischen Funktion beruhen soll. In Ausnahmefällen kann diese Hypotonie mit Erlöschen der Sehnenreflexe einhergehen. Störungen seitens der Pyramidenbahnen fehlen, Lähmungen im eigentlichen Sinne sind nicht vorhanden, dagegen entsteht oft, in schweren Fällen wohl regelmäßig, eine gewisse Erschwerung der Kraftleistungen dadurch, daß eine beabsichtigte Innervation zwar in normaler Stärke ausgeführt werden kann, daß sie aber rasch nachläßt; zu einem länger dauernden Kraftaufwand sind daher immer wiederholte Willensimpulse erforderlich. Die früher beschriebenen »Pseudoparesen« bei Chorea lassen sich meines Erachtens fast immer auf akinetische Zustände zurückführen, wie man sie im Verlauf bzw. nach Ablauf der Chorea nicht selten sieht. Die Kranken benutzen oft lange Zeit nach Abklingen der choreatischen Erscheinungen einzelne Extremitäten spontan gar nicht, und dadurch wird unter Umständen eine Parese vorgetäuscht. Bruns ist jedoch geneigt, den Mutismus und die Dysphagie der Choreatiker als echte Paresen zu deuten. Er spricht direkt von einem bulbärparalytischen Symptomenkomplex bei Chorea. Gerade hier wird in der Tat schwer die Grenze zu ziehen sein zwischen einer echten Bewegungsschwäche und einem akinetischen Verhalten. In den entsprechenden Fällen meiner Beobachtung schien mir die Auffassung als Akinese näher zu liegen.

Eine oft zu beobachtende Verzögerung der Innervation beruht auf einer gewissen Schwierigkeit die Bewegungsimpulse an die richtige Stelle zu senden, sie richtig zu steuern. Offenbar handelt es sich hierbei um dieselbe Erscheinung, die Schilder neuerdings bei Chorea chronica und Paralysis agitans als subkortikal bedingte Erschwerung des Bewegungsbeginns hervorgehoben hat. Er weist dabei auf eine enge Verwandtschaft dieses Symptoms mit subkortikaler Akinese hin.

Die Hypotonie und der Mangel an Stetigkeit auch bei länger dauernder statischer Innervation bringt es mit sich, daß, namentlich in fortgeschritteneren Fällen, die Körperhaltung leidet, die Wirbelsäule nimmt eine kyphotische Haltung ein, der Kopf fällt schlaff hin und her, sogar im Liegen folgen die Glieder vollkommen dem Gesetze der Schwere, die Füße sinken nach außen, so daß der äußere Fußrand die Unterlage berührt.

Die Neigung zu unzweckmäßigen Mitbewegungen ist gesteigert, charakteristisch für die Mitbewegung gegenüber der choreatischen Spontanbewegung ist der etwas langsamere Ablauf, es ist aber oft schwer, diese Mitbewegungen von choreatischen Spontanbewegungen zu unterscheiden. Physiologische Mitbewegungen, z. B. das Pendeln der Hände beim Gehen, fehlen oft, bzw. sie

werden entweder dadurch unterdrückt, daß die Patienten krampfhafte Anstrengungen machen, ihre Spontanzuckungen zu beherrschen, oder sie nehmen
infolge choreatischer Spontanbewegungen einen verzerrten Charakter an.

Die Verbreitung der Bewegungen am Körper hängt ab von der Schwere
des Krankheitsbildes, das Gesicht ist fast immer mitbetroffen. Außer den Extremitäten können auch die Stammmuskeln von den Zuckungen befallen sein.
Im Schlaf verschwinden die Bewegungen, durch geistige bzw. affektive Inanspruch-
nahme lassen sie sich steigern. Bei leichten Fällen, die bei Bettruhe wenig
oder gar keine Zuckungen aufweisen, können sie durch gemütliche Erregungen
hervorgerufen werden. Insofern besteht eine gewisse Ähnlichkeit mit der Auslösbarkeit der athetotischen Bewegungen, namentlich bei der idiopathischen Athetose.
Kleist ergänzt die Foerstersche Beschreibung durch einige Beobachtungen:

So sah er die rasch beginnende Spontanbewegung auf der Höhe des Be-
wegungsaffektes tonisch verharren, um dann schnell wieder abzusinken; damit
zusammen hängt offenbar auch die von Gordon beobachtete und von Kleist
wieder hervorgehobene tonische Reflexverlängerung. Man findet dabei, daß
nach Beklopfen der Patellarsehne die Streckung des Unterschenkels eine Zeitlang andauert. Ob das Symptom so zu erklären ist, daß zufällig der Reflex
mit einer Spontanzuckung zusammenfällt, oder ob es sich um eine Veränderung des Reflexes handelt, ist nicht bekannt. Bei schweren Fällen ist das
Symptom sehr oft vorhanden, aber keineswegs bei jeder Reflexauslösung, auch
bei symptomatischer Chorea (Enzephalitis) habe ich es beobachtet. Hinsichtlich
der Reflexe fand Kleist, daß die Lebhaftigkeit der Sehnenreflexe vielfach unabhängig ist von dem Grade der Hypotonie.

Auf eine strenge Trennung choreatischer und athetotischer Bewegungen ist
meines Erachtens großer Wert zu legen, deswegen seien die Unterschiede
zwischen beiden besonders hervorgehoben:

Die choreatische Spontanbewegung ist eine kurze Zuckung, die athetotische
eine langsame Kontraktion. Erstere erfolgen in buntem Wechsel, bald hier,
bald dort, die athetotische Bewegung kriecht an den Extremitäten weiter. Es
zuckt bei der Chorea meist nur ein Muskel gleichzeitig oder eine gleichsinnig
wirkende Muskelgruppe, bei der Athetose werden gleichzeitig mehrere, nur
räumlich zusammengehörende Muskelgruppen oft in entgegengesetztem Sinne
innerviert; zudem kommt es dabei zu ganz sonderbaren Bewegungskombinationen und das Ausmaß der Bewegungen ist ein ungewöhnliches, oft verzerrtes.
Die Chorea geht einher mit starker Hypotonie, an der auch die Zuckungen
nichts ändern, während für die Athetose ein wechselnder Spannungszustand,
der Spasmus mobilis, charakteristisch ist. Mitbewegungen kommen bei beiden
Erkrankungen vor, sie sind bei der Chorea nicht von solcher Bedeutung wie
bei der Athetose.

Daß die Chorea zu den extrapyramidalen Bewegungsstörungen gehört, ist
heute allgemein anerkannt; ist sie jedoch auch unter den Begriff des amyostatischen Symptomenkomplexes zu subsumieren? Hinsichtlich der choreatischen Koordinationsstörungen kann man diese Frage ohne weiteres bejahen,
aber auch die choreatische Spontanbewegung gehört zu den Myastasien, da sie
störend in die Ruhelage des Körpers eingreift, bestimmte Haltungen unmöglich macht und dadurch auch aktive Bewegungen behindert.

Wir finden die choreatische Bewegungsstörung als Ausdruck einer Krankheit sui generis und als Symptomenkomplex bei Erkrankungen verschiedener Art. In letzterem Falle ist auch ein halbseitiges Auftreten möglich. Als Krankheitseinheiten sind zu betrachten die Sydenhamsche Chorea (Charcots »Chorea minor«[1]) und die chronische progressive Chorea.

Eine Anzahl von Choreaformen hat man z. T. nach ganz äußeren Gesichtspunkten abgegrenzt und benannt. So läßt sich meines Erachtens die Chorea senilis ohne jeden Zwang in die chronisch progressive Chorea einreihen. Einige andere der so abgegrenzten Choreafälle umfassen nicht einmal einheitliche Begriffe. So versteht man z. B. unter Chorea electrica einmal eine von Dubini zuerst beschriebene, meist tödlich endende und mit Schmerzen einhergehende Choreaerkrankung, die offenbar in das Gebiet der Enzephalitis gehört; die gleiche Bezeichnung Chorea electrica dient aber auch zur Bezeichnung von hysterischen Zuständen mit choreaähnlichen Erscheinungen.

Ein zum wenigsten ätiologisch einheitliches Krankheitsbild ist dagegen die Chorea gravidarum, sie ist sehr wahrscheinlich toxischen Ursprungs; da sie so gut wie immer nach Unterbrechung oder nach Beendigung der Schwangerschaft abheilt, kann man als sicher annehmen, daß toxische Produkte, die bei der Gravidität auftreten, die Störung veranlassen. Sie gehört somit zu den symptomatischen Choreaformen, ebenso wie die auf infektiöser Basis entstandene Chorea bei Enzephalitis. Charakteristisch für beide ist, daß die choreatische Bewegungsstörung hier nur ein mehr oder weniger zufälliger Ausdruck der Vergiftung bzw. Infektion ist, die sich auch in anderen Symptomen äußern kann, wie wir es namentlich bei der Enzephalitis häufig sehen.

Außer diesen symptomatischen Choreaformen, bei mehr diffusen Hirnerkrankungen gibt es choreatische Symptome, die auf Grund einer groben Herderkrankung im Gehirn entstehen; hier kann es sich handeln um Tumoren, Blutungen usw. Je nach dem Sitz finden wir auch unter Umständen einseitiges Auftreten der Störung. Diese Formen sind für die Lokalisation der choreatischen Bewegungsstörung von größter Bedeutung gewesen, auf Einzelheiten ist dabei später noch einzugehen.

2. Sydenhamsche Chorea und Chorea chronica.

Foersters Untersuchungen über die choreatische Bewegungsstörung beziehen sich auf die Sydenhamsche Chorea; daß diese Erkrankung als Infektionskrankheit aufzufassen ist, ist allgemein anerkannt, ebenso ihre nahen Beziehungen zur Endokarditis und zum Gelenkrheumatismus. Hervorgehoben sei hier aber, daß die Fälle, in denen diese drei Erkrankungsformen alle im Verlaufe des Leidens beobachtet werden, außerordentlich selten sind; häufiger kommt es vor, daß im Laufe einer Sydenhamschen Chorea ebenso wie beim Gelenkrheumatismus Endokarditis auftreten kann; ob es sich hier um den gleichen Erreger handelt wie beim Gelenkrheumatismus ist fraglich und klinisch keineswegs sichergestellt. Auch die Annahme, die Chorea beruhe auf

---

[1] Die Krankheitsbezeichnung »Chorea minor« erscheint mir wenig glücklich; sie setzt eine »Chorea major« voraus. Als solche wurden von Charcot seinerzeit die hysterischen Konvulsionen bezeichnet, die mit Chorea natürlich nichts zu tun haben.

einer Embolie endokarditischer Auflagerungen, ist nicht bewiesen, da die Endokarditis sich oft erst im Laufe der choreatischen Erkrankung entwickelt, also nicht schon den primären Herd für eine embolisch entstandene Chorea bilden kann.

Im allgemeinen ist die Prognose der Chorea minor günstig, nur in seltenen Fällen kann das Leiden einmal chronisch werden. Andererseits hat sie die Eigenschaft zu rezidivieren und gerade das Rezidiv neigt besonders leicht zu Herzaffektionen.

Es ist allgemein anerkannt, daß die Sydenhamsche und chronische Chorea verschiedene Erkrankungen sind, daß nicht etwa die chronische Chorea nur eine Abart der Sydenhamschen Chorea bildet, wie es Charcot, F. Joly und Zinn noch annehmen.

Nosologisch wenig streng begrenzt ist die Spätform der Chorea, sie gilt mit Recht als ein unheilbares Leiden. Gewöhnlich wird diese Form als Chorea Huntington bezeichnet. Versteht man aber unter dieser letzteren entsprechend der Definition von Huntington 1872 ein exquisit familiäres, bzw. hereditäres Leiden, so ist man genötigt, die übrigen Spätformen der Chorea von diesen als Chorea chronica abzutrennen. Diese rein familiäre Form ist selten. Ob es notwendig ist, nur mit Rücksicht auf die Heredität eine besondere Choreaform zu unterscheiden, möchte ich bezweifeln, zumal da sich diese Fälle weder klinisch noch, soweit bis jetzt Untersuchungen darüber vorliegen, pathologisch-anatomisch voneinander wesentlich unterscheiden. Auch die Verbindung der Huntingtonschen Chorea mit geistigen Störungen gibt kein entscheidendes Kriterium für eine strenge Trennung der beiden Formen, da auch bei der chronischen Chorea ohne Familiarität dieselben Demenzerscheinungen und affektiven Veränderungen vorkommen können. Ich würde also vorschlagen, sämtliche Spätformen als „Chorea chronica progressiva" zu bezeichnen und darunter die wenigen Fälle, in denen dieses Leiden familiär auftritt, als Untergruppe Huntington einzubegreifen.

Abgesehen von den Unterschieden, die durch die zweifellos infektiöse Ätiologie der Chorea Sydenham und durch das Lebensalter der befallenen Individuen gegeben sind, lassen sich auch klinisch symptomatologisch einige Unterscheidungsmerkmale zwischen der Sydenhamsche und chronischen Chorea feststellen, und zwar kommen dabei vor allem zwei Punkte in Betracht, einerseits das Verhalten der Psyche bei den Erkrankungen und zweitens die Art der Bewegungsstörung selbst. Da die vergleichende Analyse der Bewegungsstörung uns Veranlassung geben wird, auch auf die symptomatische Chorea einzugehen, so seien zuerst die psychischen Eigentümlichkeiten der beiden Erkrankungen besprochen.

Bei der chronischen Chorea, speziell der Chorea Huntington, gehören psychische Symptome mit zu den Hauptsymptomen der Erkrankung; aber auch bei der Chorea Sydenham trifft man in den meisten Fällen, wenn man darauf achtet, mehr oder weniger deutliche psychische Störungen, allerdings ganz anderer Art (Kleist), sie bauen sich im wesentlichen auf gemütliche Verstimmungen auf. Hinzu kommt noch nach Kleist oft ein Ausfall von Spontaneität und gewisse Denkstörungen, wie Unaufmerksamkeit, Langsamkeit, Versagen bei komplizierten Leistungen; die Störungen sind keineswegs einheitliche, wie Moebius annahm, der Halluzinationen, Verwirrtheit, als charakteristisch ansah; sie gleichen auch nicht irgendeiner umschriebenen Psychose, sondern bieten oft recht verschiedene Zustandsbilder, die Kleist in Beziehung zu den Erscheinungen seiner Motilitätspsychosen setzt. Die psychischen Erscheinungen sind jedoch nicht nur der Art, sondern auch dem Grade nach recht verschieden.

Von anderer Seite werden psychische Störungen beschrieben, die an das Bild einer Infektionspsychose erinnern, mit Delirium, Verwirrtheit einhergehen (Kraepelin), also ganz dem exogenen Reaktionstypus entsprechen.

Bei Fällen mit wenig hervortretenden psychischen Störungen läßt sich fast immer wenigstens eine sehr gesteigerte Empfindlichkeit für gemütliche Eindrücke feststellen; dazu kommt dann noch eine sehr erhebliche Affektlabilität und zuweilen auch eine affektive Inkontinenz. Es handelt sich aber so gut wie immer um vorübergehende psychische Störungen. Eigentümlich ist auch die Erschwerung jeder sprachlichen Äußerung noch in Zeiten, in denen die Zuckungen das Sprechen nicht mehr behindern.

Dazu im Gegensatz stehen die psychischen Erscheinungen bei der chronischen Chorea. Hier findet man ausgesprochen fortschreitende Demenzformen und Charakterveränderungen. Die Demenz ist sicher nicht nur eine scheinbare, durch die Herabminderung der Aufmerksamkeit vorgetäuschte, wie Kattwinkel meint, sondern es sind durchaus echte organische Defekte, und zwar auf intellektuellem, wie auf gemütlichem Gebiet, einhergehend mit Abnahme der Merkfähigkeit, Verminderung von Auffassung und Aufmerksamkeit. Die Neigung zu Selbstmord, die Huntington hervorhebt, mag für einige Fälle zutreffen, bei denen namentlich im Anfang noch Einsicht für die Schwere der Erkrankung und infolgedessen eine Depression besteht, sie gehört aber nicht zu den wesentlichen Symptomen. Bei der Seelenstörung der chronischen Chorea in den weiter vorgeschrittenen Stadien ist die Stimmung zuweilen mehr euphorisch, heiter, oft beobachtet man aber bei unbedeutenden Anlässen heftige Zornausbrüche, wobei sich die Kranken wohl infolge ihrer Hilflosigkeit rasch in eine große Wut hineinsteigern können. Auffallend ist, daß schon früh die Orientierung leidet. Von Levin und Naef wird auch noch ein paranoisches Zustandsbild mit langsamem geistigen Verfall beschrieben. Ich halte auch dies nicht irgendwie für eine wesentliche Abart der für die Chorea charakteristischen psychischen Veränderungen, sondern offenbar handelt es sich hier nur um die infolge oder während der choreatischen Erkrankung sich vollziehende Fortentwicklung einer an sich paranoisch veranlagten Persönlichkeit.

Die fortschreitenden Demenzerscheinungen bei der chronischen Chorea hängen offenbar zusammen mit der Verbreitung des Krankheitsprozesses über die ganze Hirnrinde, woran namentlich das Stirnhirn in besonderem Maße beteiligt zu sein pflegt.

Neben den Demenzerscheinungen machen sich bei der chronischen Chorea häufig Charakterveränderungen bemerkbar, die naturgemäß in den ersten Stadien der Erkrankung am meisten auffallen. Es handelt sich dabei um eine gesteigerte Reizbarkeit, die Kranken werden vor allem unverträglich, zornig, zanksüchtig, unzufrieden, zuweilen verlieren sie auch das Schamgefühl, benehmen sich ungeniert. Ob diese Besonderheit der psychischen Veränderung lediglich der hereditären also der eigentlichen Huntingtonschen Chorea oder auch anderen chronischen Formen zukommt, wäre an größerem Material noch nachzuprüfen.

Handelt es sich bei der Chorea Sydenham und bei der chronischen Chorea um die gleiche Bewegungsstörung oder lassen sich Differenzen dabei nachweisen?

Schilder hat vor Kurzem gewisse Unterschiede in den bei beiden Erkrankungen auftretenden unwillkürlichen Bewegungen herauszuheben versucht. Nach seinen Beobachtungen sind die Zuckungen bei der Chorea chronica etwas langsamer als bei der Chorea minor; ferner soll die Koordinationsstörung, die Unstetigkeit und die Flüchtigkeit der Innervation bei der chronischen Form mehr in den Vordergrund treten. In einem Falle sah Schilder außerdem noch eine Bradyteleokinese ohne diesem Symptom eine besondere Bedeutung im Krankheitsbilde zunächst einzuräumen.

Stertz macht ebenfalls einen klinischen Unterschied zwischen der Bewegungsstörung der Chorea minor mit ihren schleudernden Spontanbewegungen und der Chorea chronica, deren Bewegungen einen mehr tonischen, langsamen Charakter tragen. Stertz führt diese Unterschiede darauf zurück, daß die chronische Chorea sehr oft ohne Hypotonie einhergeht. Daß derartige Unterschiede vorhanden sind, zeigt die vergleichende Beobachtung der beiden verschiedenen Choreaformen. Die von Schilder jetzt betonte Beobachtung, daß die Bewegungen der Chorea chronica langsamer sind, als bei der juvenilen Form, ist nicht neu. Wir finden diese Angaben in der älteren Literatur schon verzeichnet u. a. von Facklam 1896. Meiner Ansicht nach liegen diese Unterschiede aber nicht so einfach, denn wir können auch bei manchen Fällen von Chorea chronica rasch zuckende Bewegungen der Extremitäten finden, die sich oft in nichts von den Zuckungen der Chorea minor unterscheiden. Nach meiner Beobachtung sind aber immer die unwillkürlichen Bewegungen in der Gesichtsmuskulatur verlangsamt und zwar derart, daß sie fast völlig den choreatischen Charakter entbehren; sehr charakteristisch sind wälzende Bewegungen der Mundmuskulatur, begleitet von einem Hin- und Hermahlen mit den Unterkiefern, ferner ein schraubenartiges langsames Hin- und Herbewegen der Lippen beim Sprechen. Ähnlich langsame Bewegungen finden wir auch oft in der Muskulatur des Stammes und des Halses.

An Hand einer Krankengeschichte will ich versuchen die Symptome der chronischen Chorea zu schildern:

Fall 23. Frau Pauline Sch. (Gehlsheim.)

Vater geisteskrank — keine choreatischen Erkrankungen in der Familie. Patientin war früher gesund, erst im 56. Lebensjahre begann das Leiden mit Zuckungen und allmählich zunehmender Demenz.

Befund: Mittelgroß, zart gebaut, mäßig ernährt, innere Organe gesund, Blutdruck normal.

Pupillen, Augenhintergrund in Ordnung, Reflexe von normaler Stärke, beiderseits gleich, Sensibilität ungestört; jedoch ist es unmöglich, feinere Untersuchungen auf Druckempfindung, Lagegefühl usw. auszuführen, da die Kranke zu dement ist.

Wassermann: In Blut und Liquor negativ.

In der Ruhe treten zahlreiche unwillkürliche spontane Bewegungen auf, meist an den Extremitäten, besonders an Händen und Fingern lokalisiert. Die Bewegungen erfolgen rasch, die Glieder verharren in der Endstellung zuweilen für kurze Zeit, um dann wieder rasch abzusinken. Zuweilen treten mehrere Bewegungen gleichzeitig an verschie-

denen und recht entfernten Teilen des Körpers auf. Die Bewegungen im Fazialisgebiete
erfolgen wesentlich langsamer. Die Mundmuskulatur macht ausgesprochen wurmartige
Bewegungen, die Lippen werden vorgestülpt, dann wieder eingezogen und zusammen-
gepreßt. Gleichzeitig windet sich der Kopf in langsam drehenden Bewegungen nach der
Seite, das Kinn wird, namentlich beim Versuch zu sprechen, in die Höhe gestreckt und
zuweilen macht auch der Oberkörper schraubenartige Drehungen. Die Sprache ist sehr
langsam, klingt hohl, etwas nasal, oft kreischend, beim Sprechen beobachtet man schnal-
zende, ab und zu glucksende Laute. Das Sprechen ist von zahlreichen Mitbewegungen
des Kopfes und der Extremitäten begleitet, es klingt kloßig, die Lautbildung ist durch
dazwischen auftretende unwillkürliche Bewegungen gestört. Bei jeder Erregung nehmen
die Bewegungen an Zahl und Intensität zu. Es kommt zu zahlreichen Mitbewegungen
sowohl auf der gleichen wie auf der gegenüberliegenden Seite. Prüfung auf Adiadochokinese ist unmöglich, weil immer unwillkürliche Bewegungen dazwischen kommen. Aktive
Bewegungen flüchtig und unstet. Bei der Aufforderung fest die Hand zu drücken, preßt
die Patientin die Hand drei- bis viermal unmittelbar hintereinander, dann läßt die Innervation rasch nach und schließlich versagt sie ganz.

Hochgradige Hypotonie der Rumpf-, Arm- und Rückenmuskeln, sowie der Extremitäten. Bei Zielbewegungen deutliches Ausfahren, Gang unsicher, schwankend, breitbeinig,
beim Versuch sich aus dem Liegen aufzurichten, fliegen die Beine in die Höhe (»Flexion
combiné«). Vestibularapparate in Ordnung.

Im Laufe des Krankenhausaufenthaltes nimmt die Hypotonie in hohem Maße zu.
Der Kopf fällt kraftlos hin und her, der Oberkörper sinkt nach vorn zusammen, die
Oberschenkel liegen nach außen rotiert, so daß der äußere Fußrand die Unterlage berührt.
Auch die Ataxie steigert sich, so daß das Gehen ganz unmöglich wird; merklich zunehmende Demenz, zeitlich ist Patientin völlig unorientiert, Aufmerksamkeit ist sehr herabgesetzt, die Kranke ermüdet leicht, meist euphorische Stimmung, heiter, jedoch sehr
affektlabil, zuweilen zornig erregt, zänkisch, gerät bei geringer Veranlassung in eine hilf-
lose Wut. Die charakteristischen Bewegungen an den Extremitäten behalten im allgemeinen einen rasch zuckenden Charakter bei, nur vereinzelt werden langsam drehende
Bewegungen neben den raschen an der rechten Hand wahrgenommen; die Gesichtsmuskulatur zeigt nach wie vor in den unwillkürlichen Bewegungen eine ausgesprochen
langsame Beschaffenheit.

Tod an interkurrenter Pneumonie. Bei der Sektion findet sich makroskopisch eine
allgemeine Atrophie des Gehirns einschließlich der zentralen Ganglien, die mikroskopische Untersuchung steht noch aus.

Zusammenfassung.

Chronische Chorea ohne Heredität mit rasch zunehmender Demenz. Die
Bewegungen der Extremitäten zeigen deutlich choreatischen Charakter, sowohl
was Verteilung, Schnelligkeit und Zuckungen von schleudernder Beschaffenheit
anlangt, als auch hinsichtlich der Begleitsymptome Ataxie, Hypotonie und
Mitbewegungen. Im Gesicht und später an der Muskulatur des Stammes, sowie
vereinzelt an den oberen Extremitäten sind jedoch die Bewegungen von lang-
samerem Charakter.

Fall 24. Frau Ne. (Leipzig.) 65 Jahre.

Schwester hat das gleiche Leiden in einem ähnlichen Stadium. Erkrankung begann
vor etwa zwei Jahren mit Zuckungen, Taumeln und Wackeln, nähere Angaben unmöglich.
Befund: Herabgesetzter Ernährungszustand, blasse Gesichtsfarbe. Innere Organe o. B.
Mund zahnlos. Neurol: Pupillen i. O. Augenbewegungen frei, Hirnnerven in Ordnung.
Reflexe: Hautreflexe +. Patellarsehnenreflexe lebhaft. Achillessehnenreflexe +. Kein
Babinski. Armreflexe +. Keine Sensibilitätsstörung. Lagegefühl intakt. Motilität:
Starke Bewegungsunruhe des ganzen Körpers, die sich beim Anreden noch steigert: Pat.
ist sehr schwer dazu zu veranlassen, sich ruhig ins Bett zu legen; abgesehen von den
unwillkürlich auftretenden Bewegungen äußert Pat. lebhaften Bewegungsdrang, spricht

viel, gestikuliert dabei reichlich. In Bettruhe werden vor allem die Streck- und Beuge-muskeln der Finger einzeln und zusammen von unwillkürlichen Innervationen befallen, dazwischen auch vereinzelte Kontraktionen der Interossei. Ebenso häufig beobachtet man Beuge- und Streckbewegungen der Zehen. Dorsalflexionen der Füße, seltener werden die Streckbewegungen der Zehen von Spreizen derselben begleitet. Die Zuckungen sind nicht gerade blitzartig aber auch keineswegs langsam, in ihrem Tempo jedenfalls rascher als es Willkürbewegungen zu sein pflegen. Die sehr viel seltener auftretenden unwill-kürlichen Bewegungen in mehr proximal gelegenen Gliedabschnitten sind etwas langsamer, wohl entsprechend der größeren Arbeitsleistung, sie erscheinen aber zum Teil dadurch noch langsamer, weil die Bewegung auf ihrem Höhepunkt einen Augenblick verharrt, ehe sie wieder absinkt.

Die Bewegungen finden nicht vereinzelt statt, sondern im gleichen Augenblick zuckt es an mehreren räumlich recht weit auseinander gelegenen Teilen des Körpers.

In fast unaufhörlicher Bewegung ist die Gesichtsmuskulatur, namentlich die Lippen. Diese werden meist stark eingezogen und aufeinander gepreßt, dann werden die Lippen vorgestülpt und zurückgewälzt, zuweilen der Mund langsam zur Seite verzogen. Der Unterkiefer macht ebenfalls langsam mahlende Bewegung, das Kinn wird vorgestreckt. Die Zunge kann nur für einen kurzen Augenblick vorgestülpt werden, sie wird nie ruhig gehalten, sondern auch im Munde herumgewälzt. Die Sprache ist nicht artikulatorisch gestört, sie klingt hohl, schrill. Die Worte werden langsam ausgesprochen, schwere Worte sind wegen der immer wieder dazwischen kommenden Mundbewegungen nur mühsam auszusprechen und kaum zu verstehen.

Zum Sitzen aufgefordert, richtet sich die Pat. ohne Schwierigkeit auf, neigt dabei Oberkörper und Kopf vornüber. Neben den nun etwas häufiger werdenden oben be-schriebenen Bewegungen beobachtet man jetzt eine ziemlich lebhafte Beteiligung des Rumpfes und der Schultern an den unwillkürlichen Bewegungen. Der Oberkörper pen-delt in sagittaler Richtung etwas hin und her, die Schultern zucken zuweilen. Der Kopf wird bald nach rechts, bald nach links gedreht.

Gang: kleinschrittig, breitbeinig. Beim Umdrehen leichtes Schwanken. Beide Arme werden nach vorn etwas abgespreizt, sie werden nicht mitbewegt, sondern gespannt gehalten. Bei Willkürbewegungen jeder Art werden die unwillkürlichen Bewegungen nur wenig vermehrt, durch Aufregung werden sie sowohl an Zahl wie auch in ihrem Ausmaß gesteigert. Einfache Zielbewegungen wie Finger, Nasen- und Kniehackenversuch lassen keine besondere Ataxie erkennen, dagegen besteht eine Koordinationserschwerung bei der Ausführung feinerer Bewegungen, wie Knöpfen, Sicherheitsnadelöffnen usw. Diese Be-wegungen erscheinen zum Teil vertrakt, massiv, plump. Die grobe Kraft bei aktiven Innervationen ist gut, jedoch von geringer Ausdauer, nur der Händedruck kann, nach-dem Pat. mehrmals dazu angesetzt hat, längere Zeit ununterbrochen ausgeübt werden. Der Gang ist taumelnd, breitbeinig, deutlich ataktisch.

Bewegungsfolgen wie Beugen und Strecken der Finger o. B. dagegen bei fortgesetzter Pro- und Supination rasches Erlahmen — Andeutung von Adiadochokinese.

An den Beinen und Armen deutliche Hypotonie, auch die Nacken- und Halsmuskeln sind schlaff. Sie unterstützt mit der linken Hand häufig den Hinterkopf, als ob sie ihn vor einem Übersinken nach hinten bewahren wolle.

Stewart Holmessches Symptom negativ.

Mitbewegungen sowohl homo- wie kontralaterale selten, auch durch starken Kraft-aufwand kaum auslösbar. Die physiologischen Mitbewegungen beim Gehen z. B. fehlen. Nur beim Sprechen kommt es zu Mitbewegungen der Mundmuskulatur.

Psychisch: Orientierung leidlich erhalten, Merkfähigkeit ohne wesentliche Störung. Schulkenntnisse dem Bildungsgrad entsprechend. Die Urteilsfähigkeit geprüft mittels Bildbeschreibung, Sprichworterklärung, Kombinationsfragen usw. erweist sich als recht herabgesetzt. In ihrem Affektleben ist sie sehr labil, weint leicht. Erregungszustände oder gesteigerte Reizbarkeit sind bis jetzt noch nicht beobachtet.

Zusammenfassung.

Bei einer 54jährigen Frau entwickelt sich ziemlich rasch das Bild einer Chorea, gekennzeichnet durch zahlreiche unwillkürliche Bewegungen nament-

lich an den distalen Extremitätenenden. Zahlreiche grimassierende Bewegungen
im Gesicht, meist von langsameren Ablauf als an den Extremitäten. Deutliche Hypotonie der Extremitäten, geringe Ataxie, keine Lähmungen, Gang
etwas unsicher, Sprache hohl klingend ohne stärkere artikulatorische Ver-
waschenheit.

Psychisch affektlabil, urteilsschwach.

Da die Schwester das gleiche Leiden hat, so handelt es sich hier wohl um
die familiäre Form.

Wir finden bei diesen Fällen die Beobachtungen, die Schilder und Stertz
hinsichtlich des langsamen Charakters der Bewegungen bei der Chorea chronica
gemacht haben, für das Gebiet der Gesichtsmuskulatur bestätigt, während die
unwillkürlichen Bewegungen der Extremitäten sich meist rasch und zuckungsartig
abspielen. Frühere Beobachtungen, die mir nur in kurzen Notizen zur Verfügung stehen, zeigen zum Teil das gleiche Bild, namentlich fielen mir immer
die langsamen, drehenden Bewegungen der Mundmuskulatur, das Wälzen der
Lippen gegeneinander und die dadurch bedingte Sprachstörung auf, deren Langsamkeit zum Bilde der rasch ablaufenden choreatischen Bewegungen nicht paßt.
In einem Falle von Kleist und Kieselbach ist auch ein relativ langsamer
Ablauf sämtlicher choreatischer Spontanbewegungen verzeichnet. (Nicht blitzartig!) Hier ist auch keine Schlaffheit der Muskeln nachweisbar. Offenbar sind
ähnliche langsam ablaufende Bewegungen gemeint, wenn in einem Falle von
chronischer Chorea geschrieben wird: »die Zuckungen sind choreatisch mit Übergang in Athetose« (Hammerstein) oder »sie sind unregelmäßig erfolgende
Stöße in raschem Wechsel von schleuderndem Charakter, die rechts eine spastische
Komponente haben.«

Die übrigen von Schilder angegebenen Unterschiede zwischen dem Symptomenbild der chronischen Chorea und der Sydenhamschen kann ich nicht
bestätigen; namentlich das Unstete, Flüchtige der Innervation, sowie das stärkere
Hervortreten der Koordinationsstörung ist nach meiner Erfahrung ebenso bei
der Chorea Sydenham zu beobachten und lediglich abhängig von der Schwere
der Choreaerkrankung.

Ich halte aber den langsamen Ablauf der unwillkürlichen Bewegungen bei
der chronischen Chorea, den ich bei meinen Fällen namentlich an der Gesichtsmuskulatur beobachten konnte, der aber offenbar auch nicht selten die unwillkürlichen Bewegungen der Extremitäten charakterisiert, für so wesentlich,
daß mir die Frage berechtigt erscheint, ob die Bewegungsstörung unter diesen
Umständen überhaupt noch die Bezeichnung einer echten Chorea verdient, bei
der ja gerade das blitzartige der Zuckungen ein wichtiges Moment bildet.

Vom klinischen Standpunkt aus ist im übrigen zweifellos eine große
Ähnlichkeit mit den von Foerster analysierten Symptomen der Chorea
minor vorhanden; es fragt sich daher, können diese Unterschiede nicht etwa
sekundär bedingt sein durch besondere Nebeneigenschaften der chronischen
Chorea. Stertz weist darauf hin, daß die Wirkung der choreatischen Impulse
verschieden ausfallen muß, je nach dem Widerstand, den sie finden; d. h. an-
gewendet auf die in Rede stehenden Symptome: je nach dem Grade der Hypotonie.
In dieser Beziehung ist vielleicht der vorher beschriebene Fall chronischer
Chorea lehrreich; hier zeigten die Zuckungen an den Extremitäten nicht den

langsamen Charakter, sondern sie erfolgten blitzartig und rasch, es bestand
aber auch eine beträchtliche Hypotonie, die bei anderen Fällen chronischer
Chorea offenbar vermißt wird. (Stertz usw.) Ist nun das Fehlen der Hypotonie
an den Extremitäten schuld an der Veränderung der choreatischen Bewegung,
so wäre zu erwägen, ob man sich die Verlangsamung der unwillkürlichen Gesichtsbewegungen bei der chronischen Chorea nicht etwa durch eine gleichzeitig
vorhandene Erschwerung der mimischen Bewegungen erklären kann, die ihrerseits eine anatomische Ursache haben müßte. Zu denken gibt in dieser Hinsicht der Befund von C. und O. Vogt, der bei progressiver Chorea bilateralis
eines Status fibrosus, d. h. eine elektive Nekrose der Ganglienzellen des Striatum
bei weitgehendem Erhaltensein der Markfasern gefunden hat. Wir wissen nun von
anderen Erkrankungen, daß Schädigungen des Striatum unter Umständen eine
Hypertonie hervorrufen können, und daß dadurch oft eine Erschwerung, Verarmung und Verlangsamung der Bewegungen, darunter auch der mimischen, erzeugt wird; sollte die so entstandene Hypertonie nicht geeignet sein, den Ablauf
der choreatischen Spontanbewegungen zu beeinflussen? Es ist ohne weiteres einzu-
sehen, daß eine choreatische Zuckung, die sich in einem rigiden, schwer ansprech-
baren Muskel abspielt, langsamer ausfallen muß, als wenn sie in einem Muskel von
normalem oder subnormalem Tonus vor sich geht. Sie muß ihren Zuckungscharakter verlieren, denn nicht nur die Innervation sondern auch die Entspannung des befallenen Muskels erfolgt langsamer, träger. Hierzu passen auch
sehr gut die anatomischen Befunde eines Falles von Huntington'scher Chorea
durch Kleist und Kieselbach, in dem u. a. Putamen und Schwanzkern von
den krankhaften Veränderungen befallen waren und zwar waren hier diese
Veränderungen stärker als im Globus pallidus. Ähnliche Ergebnisse hatten
die anatomischen Untersuchungen einschlägiger Fälle von Alzheimer, Jelgersma, Marie und L'Hermitte, Pfeiffer, Kalthoff und Ranke. In all
diesen Arbeiten sind die verschiedenen Teile des Linsenkernes jedoch nicht
immer auseinander gehalten.

Meiner Ansicht nach sind die im Linsenkern lokalisierten krankhaften Veränderungen nicht unbedingt für die Entstehung der charakteristischen
Spontanbewegungen verantwortlich zu machen, sondern dafür, daß die choreatische Bewegung in ihrer Art und Weise modifiziert, d. h. in ihrem
Zuckungscharakter verlangsamt wird.

Für die Entstehung der choreatischen Bewegung selbst würden dagegen
anders lokalisierte, in den daraufhin untersuchten Fällen oft gefundene anatomische Veränderungen in Betracht zu ziehen sein, und zwar kommen dabei
in erster Linie Herde in Frage, die der Bahn: Kleinhirn—Bindearm—roter
Kern angehören. Bei den Vogtschen Fällen fehlen Veränderungen in den
Bindearmen, dafür fand sich regelmäßig eine Affektion (Verkleinerung) des
Corpus Luys, ein Befund der angesichts eines Falles von choreatischer Bewegungsstörung bei einer Blutung im Corpus Luys (Fischer) vielleicht von
Bedeutung für die Chorea sein könnte. Wie wir aus anderen Fällen sympto-
matischer Chorea wissen[1]), sind Herde im Bindearmsystem bei Chorea ge-

---

[1]) Um diese Frage hier besprechen zu können, müssen einige Resultate aus dem
Abschnitt über symptomatische Chorea hier vorweggenommen werden.

funden worden, und daher besteht die Möglichkeit, auch bei der chronischen
Chorea die eigentlichen choreatischen Bewegungen auf Veränderungen in diesen
Gebieten zu beziehen; dagegen wären die Veränderungen im Bereiche des
Corpus striatum (Putamen + Nucleus caudatus) nur für die Modifikation der
choreatischen Bewegungen verantwortlich zu machen.

Pierre Marie und L'Hermitte erkennen die Bindearmtheorie ebenso
wie C. und O. Vogt nicht an, auf Grund ihrer anatomischen Untersuchungen
von 4 Fällen chronischer Chorea; sie suchen die charakteristischen Veränderungen dieser Erkrankung in einer Kombination von Degenerationen in der
Rinde und im Corpus striatum. Im besonderen führen sie die choreatische
Bewegungsstörung auf die Striatumläsion zurück, sich hier Kölpin, Als-
heimer und Kleist anschließend. (In zwei Fällen waren übrigens auch
Kleinhirnveränderungen vorhanden, wenn auch geringen Grades; ob bei den
für den 3. Fall beschriebenen Thalamusveränderungen Stellen betroffen sind,
die ähnlich wie bei Lewandowsky und Stadelmann als Endigungen der
Bindearmbahn angesehen werden könnten, geht aus der Arbeit nicht hervor.)

Die Verfasser suchen ihre Ansicht zu stützen durch Vergleiche mit der
Wilsonschen Krankheit und dem Vogtschen Status marmoratus. Dagegen
ist zu bemerken, daß Wilson ausdrücklich betont, daß bei seinen Fällen von
Linsenkernerkrankungen nie choreatische und athetotische Bewegungen vorgekommen seien. Bei dem Vogtschen Status marmoratus sind allerdings
athetotische Bewegungen beobachtet worden; dies erscheint mir jedoch keineswegs für alle Fälle gesichert (s. oben). Pierre Marie und L'Hermitte
machen sich selbst den Einwand, daß bei dem Vogtschen Falle nur athetotische Bewegungen beobachtet sind, erledigen ihn aber damit, daß sie keinen
Gegensatz zwischen der Bewegungsstörung der Chorea und der Athetose annehmen. Sie betonen dabei, daß viele Kliniker nicht imstande seien, die
Bewegungen der Chorea Huntington von den athetotischen zu unterscheiden, weil die Bewegungen in bezug auf ihre Langsamkeit und ihre
Amplitude den athetotischen ähnlich seien. Man sieht auch hier, daß die
Langsamkeit choreatischer Bewegungen der chronischen Chorea zu Verwechslungen mit der Athetose geführt hat. Ich halte es aber nicht für richtig,
aus dem Umstand, daß bei der chronischen Chorea die Bewegungsstörung in
der Tat durch die Langsamkeit eine gewisse Ähnlichkeit mit der Athetose
bekommt, schließen zu wollen, choreatische und athetotische Bewegungen
seien nicht zu unterscheiden. Namentlich darf man nicht, zum Beweis für
eine derartige Annahme, Formen von Chorea heranziehen, bei denen die
choreatische Bewegungsstörung nicht rein und nicht ganz charakteristisch ist.
Die von Pierre Marie und L'Hermitte hervorgehobenen Befunde stehen
jedenfalls nicht im Gegensatz zu meiner Erklärung, daß es sich bei der
chronischen Chorea um modifizierte choreatische Bewegungen handelt, die
ihren ursprünglichen Charakter unter dem Einfluß Hypertonie verursachender
Schädigungen des Striatums eingebüßt haben.

Es wird bei künftigen, klinischen und anatomischen Untersuchungen darauf zu achten sein, ob einer solchen Modifikation der choreatischen Bewegung bei der chronischen Chorea auch Unterschiede anatomischer Befunde
zugrunde liegen. Insbesondere müßte man dann erwarten, daß in Fällen

chronischer Chorea mit raschen Zuckungen an den Extremitäten und lang-
samem Ablauf der unwillkürlichen Bewegungen im mimischen Gebiet, die
Teile des Striatums in erster Linie befallen sind, welche mit den motorischen
Funktionen dieses letzteren Gebietes zu tun haben, also die oralen Partien
(C. und O. Vogt).

Man wird bei genauer klinischer Untersuchung die Bewegungen der
chronischen Chorea nicht immer einheitlich finden. So gibt es Fälle mit
ganz langsamen Spontanbewegungen, bei denen die Hypotonie nicht in die
Erscheinung tritt, Fälle, bei denen nur die unwillkürlichen Bewegungen der
Gesichtsmuskulatur langsameren Charakter tragen, während die Körpermuskulatur rasche Zuckungen aufweist und ausgesprochen hypotonisch ist, auch
gibt es Fälle, die neben den raschen Gliederzuckungen langsam schraubende
Bewegungen im Gebiet der Stammmuskeln zeigen. Nach meiner Ansicht
sind in diesen Fällen Erkrankungen im Gebiet des Striatum eventuell auch im
Pallidum zu erwarten, die für sich allein Rigor hervorrufen würden. Bei der
gleichzeitig vorhandenen Chorea kommt der Rigor bzw. die Bewegungserschwerung aber nicht voll zur Geltung, sondern ist nur imstande, den Ablauf der choreatischen Bewegungen zu beeinflussen, d. h. sie langsamer zu
gestalten und gleichzeitig die eigentlich zu erwartende choreatische Hypotonie
zu kompensieren.

Auf Grund dieser Betrachtung komme ich zu dem Schluß, daß sich die
Bewegung der chronischen Chorea von der echten choreatischen Bewegung
nicht in ihrem Wesen unterscheidet, sondern nur durch die Beimengung eines
offenbar — striären — Symptoms ein verändertes Aussehen erhält; diese Veränderungen sind aber rein sekundärer Natur und treffen nicht das Wesen
der choreatischen Störung[1].

Ähnliche »unreine« choreatische Bewegungen konnte ich bei Enzephalitisfällen beschreiben; auch hier handelt es sich pathologisch-anatomisch wahrscheinlich um Herde in verschiedenen Hirnteilen, deren jeweilige Ausfallserscheinungen sich gegenseitig beeinflußten. Inwieweit man derartige Misch-
formen noch als choreatische bezeichnen darf, muß von Fall zu Fall entschieden werden.

3. Symptomatische Choreaformen.

Wenn die choreatische Bewegungsstörung nicht das Wesen einer Erkrankung ausmacht, wie z. B. bei der Chorea Sydenham, sondern als Symptom
andersartiger Erkrankungen auftritt, so spricht man von symptomatischer
Chorea. Wir haben hier zu unterscheiden die bei groben Hirnherden auftretenden choreatischen Bewegungsstörungen, die Chorea als »Herdsymptom«
und die bei mehr diffusen Hirnerkrankungen (Enzephalitis usw.) beobachteten
Fälle choreatischer Bewegungsstörung.

Bedauerlicherweise sind ein großer Teil der als symptomatische Chorea
beschriebenen Erkrankungen nicht oder nur mit Einschränkungen verwendbar,
weil sie nicht immer genügend oder mehrmals überhaupt nicht von der Athe-

---

[1] Ob derartige sekundäre Veränderungen, wie sie die Verlangsamung der ursprünglich
rasch ablaufeneen choreatischen Spontanbewegung bedeutet, auch auf andere Weise zustande kommen könne, bleibe dahingestellt.

tose unterschieden sind, ein Mangel, auf den Bonhoeffer schon 1897 hin-
wies und der leider alle Theorien, die sich auf Fälle der Literatur stützen,
in ihren Resultaten beeinflussen muß.

Die bei groben Hirnherden beobachteten choreatischen Erkrankungen
lassen hinsichtlich ihrer Lokalisation zwei Untergruppen unterscheiden: Bei
der ersten handelt es sich um Herde im Linsenkern und im Thalamus opticus,
und bei der zweiten um Läsionen im engeren Bereich der Bahn Kleinhirn—
Bindearm—roter Kern.

I. Untergruppe:

Ein Fall von Anton zeigte eine symmetrische Erkrankung des Putamens
beiderseits, die Linsenkernschlinge links war stark reduziert. Klinisch hatte
eine allgemeine Chorea bestanden, die besonders bei Bewegungsversuchen in
die Erscheinung trat.

Ich glaube, daß die Diagnose »Chorea« nach dem heutigen Stand nicht
mit Sicherheit aufrecht erhalten werden kann: Nicht choreatisch ist es, wenn
Anton von »spasmodischen« Bewegungen spricht; er gibt selbst zu, daß
neben choreatischen auch athetotische Bewegungen vorhanden gewesen sind.
Es ist meines Erachtens leicht möglich, daß dieser Fall überhaupt als eine
Athetose aufzufassen ist, zumal da die Erkrankung schon im 9. Lebens-
monat begonnen hat. Ganz besonders spricht dafür das Grimassieren, die
Überstreckbarkeit der Gelenke und die zahlreichen Mitbewegungen.
Der Fall besitzt dabei Ähnlichkeit mit den von Vogt beschriebenen Erkran-
kungen. Über das Verhalten der Reflexe ist in der Krankengeschichte nichts
Näheres mitgeteilt.

Bei zwei Fällen posthemiplegischer Chorea von Greif fand man verschiedene Herde im Gehirn. Im ersten Falle im Kleinhirn an der Basis
des Occipitallappens am Thalamus opticus (einhergehend mit Schmerzen). Im
zweiten Falle wurden Herde in der Hirnrinde und in der Brücke festgestellt.
Es läßt sich in diesem Falle schwer sagen, was die Ursache für die choreatische Bewegung gewesen ist.

Bei Fällen von Gowers und Raymond zeigte Bonhoeffer, daß hier
der Sehhügel nicht allein ergriffen war, sondern das immer die Rotekern-
strahlung mit betroffen zu sein schien.

Ein Fall von Chorea paralytica Kastans läßt sich für die Lokalisation
der Chorea nicht verwenden, da außer einem Erweichungsherde, der die
innere Kapsel, den Linsenkern und die graue Substanz des Hypothalamus
einnahm, noch diffuse enzephalitische Veränderungen vorhanden waren.

Isolierte Herde im Thalamus bei Chorea oder Hemichorea sind nur wenige
bekannt; jedoch erwähnt Oppenheim in seinem Lehrbuch einen Fall von
Solitärtuberkel des Thalamus mit gekreuzter Hemichorea, einen Fall bilateraler
Chorea bei einem großen Thalamustumor rechts, sowie einen linksseitigen
Thalamustumor mit rechtsseitigen Pyramidensymptomen und rechtsseitiger
Hemichorea. Da Oppenheim aber in diesem Zusammenhang Hemichorea
und Hemiathetose gemeinsam bespricht, geht nicht einwandfrei aus den
Fällen hervor, ob es sich um Chorea oder Athetose gehandelt hat (Vgl. auch
später die Bemerkung über das Thalamussyndrom).

In einem Falle von Lewandowsky und Stadelmann wurde bei klinisch einwandfreier Chorea ein Herd in der lateralen Kernmasse des Thalamus gefunden, einer Stelle, die von den Verfassern als Endigung der Bindearm-Bahn angenommen wird. Außerdem ist aber an dem Herde noch beteiligt die vom roten Kern ausgehende Haubenstrahlung und ein nicht unerheblicher Teil des hinteren Schenkels der inneren Kapsel. Lewandowsky ventiliert die Frage, ob nicht eine hier zur Rinde ziehende Fortsetzung der Bindearm-Thalamusbahn etwas mit der Chorea zu tun haben könne. Er berichtet weiter über einige Fälle aus der französischen Literatur, die mir im Original nicht zur Verfügung stehen, in welchen bei einer apoplektischen Chorea Herde im Thalamus gefunden worden waren. In einem Falle war auch ein Teil der inneren Kapsel mit betroffen, und Lewandowsky nimmt an, daß reine Thalamusherde nur insofern Chorea hervorrufen können, als sich dabei um Schädigungen in der Endigung der Bindearmbahn handelt.

Ein Fall von Fischer geht einher mit linksseitigem heftigem Hemiballismus, ein Erkrankung, die der Verfasser als eine Choreaform auffaßt. Nach 4 Tagen kam der Erkrankte zu Tode, und es fand sich neben alten oberflächlichen Rindendefekten an Stirn- und Kleinhirn, eine kleine Blutung, die das Corpus subthalamicum rechts umfaßte. Eine ganz ähnliche Erkrankung beschreibt Economo. Hier handelt es sich um eine apoplektiform aufgetretene linksseitige Hemiparese mit Hemichorea. Autoptisch fand sich eine Blutung, welche die Substantia nigra und das Corpus subthalamicum zerstört hatte. Ebenfalls affiziert war dabei noch der ventrale Thalamuskern. Fischer betrachtet diese beiden Fälle als Bestätigung der Bonhoefferschen Bindearmtheorie, obwohl das Corpus subthalamicum nicht eigentlich zum Bindearmsystem gehört. Immerhin sind nahe örtliche Beziehungen zwischen beiden Gebilden gegeben. Über Beziehungen des Corpus Luys zum Bindearmsystem ist meines Wissens bis jetzt nichts sicheres bekannt.

II. Untergruppe.

Die letzten Fällen weisen bereits Beziehungen auf den zu dem Bindearmsystem und fallen somit in die II. Untergruppe symptomatischer Chorea mit Herden im Bindearmsystem. Hierher gehören vor allem die Fälle von Bonhoeffer und Kleist-Bremme. Bei beiden handelt es sich um klinisch einwandfreie Fälle von choreatischer Bewegungsstörung. Es fanden sich bei der Sektion Karzinommetastasen an der Bindearmkreuzung bzw. im Bereich des einen Bindearmes. Erwähnt sei gleich, daß in dem Fall von Bremme auch das linksseitige Corpus subthalamicum zerstört war, ohne daß Bremme ihr für die Erklärung der Chorea eine Bedeutung zukommen läßt.

Der Einwand, daß Tumoren wegen der Verdrängungserscheinung sich zur exakten Feststellung von Lokalisationen wenig eignen, trifft für den Bonhoefferschen Fall in verhältnismäßig geringem Maße zu, da der Tumor sehr klein war und nicht selbst die Todesursache darstellte. Auch war es günstig, daß der Hauptherd ganz im Gebiet der Bindearme lag und nur an einer Stelle die Substantia nigra mit einbezog. Dagegen handelt es sich nicht nur um einen Herd, sondern um mehrere. Von den im Bereich der Bindearmbahn liegenden Herden berührte einer außerdem noch die Schleife, ferner fand sich einer im Stirnhirn.

In dem Bremmeschen Fall liegen die Verhältnisse weniger günstig. Erstens handelte es sich um einen weit größeren Tumor bzw. Tumormetastase, der ebenfalls nicht isoliert geblieben war, sondern es fand sich noch im Corpus subthalamicum und im Forelschen Haubenfelde H_2 eine erbsengroße Metastase, die auch Fasern der inneren Kapsel und einen Teil Linsenkernschlinge mit zerstörte; außerdem war auch ein Teil der Substantia nigra und eine nicht unerhebliche Partie der Substantia reticularis rechts mit beteiligt. Ferner war der rechte Fasciculus longitudinalis posterior in der Vierhügelgegend nach links und oben verdrängt. Endlich fand sich noch eine Metastase im Kleinhirnmark selbst. Ein großer Teil dieser Metastasen weist allerdings Beziehungen zum Bindearmsystem auf, nur läßt sich keine exakte Lokaldiagnose anstellen, immerhin fallen gerade diese beiden Fälle für eine eventuelle Lokalisation der choreatischen Bewegungsstörung mit am meisten ins Gewicht.

Ein Fall von Muratow (Zysten im Kleinhirn mit sekundärer Degeneration des Bindearms und des roten Kerns) scheint mir klinisch keine einwandfreie Chorea dargeboten zu haben.

Weniger beweisend für die Bonhoeffersche Bindearmtheorie ist der Fall von Halban und Infeld, weil auch hier Athetose und Chorea nicht einwandfrei unterschieden sind. Bei der Sektion fand sich eine Zerstörung des roten Kerns mit der ihn umgebenden Faserung.

Marie und Guillon fanden ebenfalls einen Herd in der Gegend des rechten roten Kernes, der linke Bindearm und das rechte hintere Längsbündel waren atrophisch; ebenso die rechte zentrale Haubenbahn und der linke Nucleus dentatus. Die Substantia reticularis fehlte fast völlig. Wegen der multiplen Herde bildet dieser Fall keinen Beweis für die Bindearmtheorie; jedenfalls spricht er aber nicht gegen sie, da eine starke Schädigung gerade auch in diesem Gebiet vorhanden war.

Überblicken wir die hier kurz erwähnten Fälle von Chorea bei groben Hirnherden, so scheinen mir die Fälle von Bonhoeffer, Bremme, sowie der von Lewandowsky und Stadelmann, klinisch einwandfreie Choreaformen zu sein. Dementsprechend haben auch die hier erhobenen anatomischen Befunde am meisten Anspruch darauf eventuell als anatomische Grundlage choreatischer Bewegungen angesehen zu werden. Leider sind sie nicht so einheitlich, wie man es wohl wünschte. Immerhin lassen sich Beziehungen zum Bindearmsystem auch bei dem Lewandowskyschen Falle nachweisen, so daß auch dieser Fall zum mindesten nicht gegen die Bindearmthorie spricht.

Ferner gibt es Fälle, wo nicht ein Herd im Bindearmsystem selbst, sondern einer in seiner Umgebung bei choreatischen Bewegungsstörungen gefunden worden ist. Hierher gehören vielleicht die bei Untergruppe I erwähnten Beobachtungen von Fischer und Economo.

Einwandfreie Fälle symptomatischer Chorea, bei denen choreatische Bewegungen auf Herde im Striatum allein zurückzuführen sind, habe ich nicht finden können. Die bei der chronisch-progressiven Chorea vorkommenden Striatumherde sind fast nie die einzigen nachgewiesenen anatomischen Veränderungen und brauchen daher auch nicht allein, oder unter Umständen überhaupt nicht für die Entstehung der choreatischen Bewegungsstörungen in Anspruch genommen zu werden, wohl aber mögen sie, wie oben ausgeführt wird, von Bedeutung sein für die Modifizierung der choreatischen Bewegungen, nämlich für das Langsamer- und Trägerwerden der choreatischen Zuckungen.

Daß immer wieder Verwechslungen zwischen Athetose und Chorea vorkommen, liegt sicher zum Teil an dem veränderten Charakter der choreatischen Bewegungsstörungen bei der chronischen Chorea, und die bei diesen und anderen unreinen Formen oft nachgewiesenen Veränderungen im Corpus striatum wurden daher als pathologisch-anatomische Grundlage für die choreatischen Bewegungen angesehen. Sie kommen jedoch, wie ich zu zeigen versucht habe nur für die Umgestaltung der choreatischen Spontanbewegung in Betracht, für ihre Auslösung muß man andere Herde, vielleicht solche in der Bindearmgegend, vielleicht in dem Gebiet des Corpus Luys annehmen, soweit überhaupt eine Herdlokalisation der Chorea möglich erscheint.

Zu besprechen ist in diesem Zusammenhang noch das von Dejerine aufgestellte und von Roussie erweiterte Thalamussyndrom, das vorwiegend auf Erkrankungen des äußeren Thalamuskernes beruhen soll. Das Syndrom setzt sich zusammen aus einer meist geringgradigen schlaffen, ohne Pyramidenzeichen einhergehenden Parese, einer Hemi-Anaesthesie mit heftigen Schmerzen derselben Seite, leichter Hemiataxie, sowie Hemichorea oder Hemiathetose, zuweilen werden auch Blasenstörungen beobachtet.

Uns interessiert in diesem Zusammenhang vor allem die Hemichorea und die Hemiathetose.

Schon der Umstand, daß die beiden Symptome hier als gleichbedeutend gebraucht werden, scheint mir dafür zu sprechen, daß die motorischen Erscheinungen in solchen Fällen nicht genau festgestellt wurden, eventuell daß es sich um keine von beiden Bewegungen gehandelt hat. Ich möchte auf Grund eigener Beobachtungen das Letztere als das Wahrscheinlichste annehmen; so sah ich bei zwei Fällen mit ausgesprochenem Thalamussyndrom (1 Tumor, 1 Paralyse), Bewegungen an den Händen, die weder als choreatische, noch als athetotische Bewegungen zu deuten waren, vielmehr eine gewisse Ähnlichkeit mit Zitterbewegungen, vielleicht etwas unregelmäßiger als solche aufwiesen.

Als II. Hauptgruppe symptomatischer Choreaformen kommen die bei der Encephalitis epidemica beobachteten choreatischen Bilder in Betracht. Was die klinische Erscheinung anlangt, so finden wir zweifellos große Ähnlichkeit mit der Chorea Sydenham; aber auch abgesehen von den bei der Enzephalitisepidemie so häufigen Augenmuskelstörungen und ähnlichen Begleiterscheinungen lassen eine Reihe kleiner Abweichungen dieser Choreaform klinisch eine gewisse Sonderstellung einräumen.

Wie ich in einer klinischen Mitteilung darzustellen versucht habe, mischen sich bei den Bildern der hyperkinetischen Enzephalitis mancherlei Symptome und Syndrome miteinander. Recht oft findet man neben echten choreatischen Zuckungen myoklonische, d. h. Zuckungen, die sich von den choreatischen in den meisten Fällen dadurch unterscheiden lassen, daß sie ohne Bewegungseffekt einhergehen, mit Vorliebe Muskeln befallen, die willkürlich nicht allein bewegt werden können, manchmal sich auf Teile von Muskeln beschränken. In einem anderen Falle sind die blitzartigen choreatischen Zuckungen kombiniert mit langsam drehenden Kontraktionen, die an Torsionsspasmus oder auch

Tetanus erinnern. Stertz beschreibt ähnliche Beobachtungen und vergleicht hier die Zuckungen wegen ihrer langsamen Art und wegen ihres wechselnden Charakters mit der Huntingtonschen Chorea. In einem Falle meiner Beobachtung entwickelten sich ziemlich typische Choreabewegungen, die zuerst mit psychomotorischen Parakinesen eine unverkennbare Ähnlichkeit hatten. Aber auch die schließlich zustande gekommene choreatische Bewegung änderte ihren zunächst typischen Charakter ziemlich rasch und kombinierte sich mit Erscheinungen anderer Motilitätsstörungen.

Bei genauer Beobachtung wird man leicht bei vielen dieser Enzephalitiden Abweichungen vom Bilde der echten Chorea finden können. Hinsichtlich ihrer Lokalisation bevorzugten die enzephalitischen Erscheinungen im wesentlichen den Hirnstamm. Es fanden sich jedoch auch Veränderungen in anderen Gebieten.

Für die Lokalisationen der choreatischen Bewegungsstörung läßt sich daher meines Erachtens aus dem Befunde der Enzephalitis nichts Wesentliches gewinnen. Die Lokalisation der von mir erhobenen histologischen Veränderungen spricht nicht gegen die Möglichkeit einer Bindearmchorea, bringt aber auch keinen sicheren Beweis dafür, d. h. wir finden wohl Schädigungen in der Bindearmgegend bei Enzephalitiden mit choreatischen Bildern, aber ebensolche auch bei Symptomenbildern, die mehr Ähnlichkeit mit Myoklonie aufweisen; es sind andererseits ähnliche lokalisierte Befunde erhoben worden bei Encephalitiden, die ohne derartige Bewegungsstörungen einhergegangen waren.

Klarfeld hat bei vier Fällen von enzephalitischer Chorea, über deren klinische Beschaffenheit keine nähere Beschreibung vorliegt, recht verschieden lokalisierte Veränderungen nachgewiesen, die zum Teil nur in entfernte örtliche Beziehungen mit dem Bindearmsystem zu setzen waren. Klarfeld hebt hervor, daß bei der gleichen Verteilung histologischer Veränderungen choreatische Erscheinungen auch vermißt werden können. In einem vierten Falle konnte Klarfeld überhaupt keine entzündlichen Veränderungen nachweisen, und gerade hier hatten besonders schwere klinische Erscheinungen choreatischer Art bestanden, so daß auch die Qualität des pathologischen Prozesses sicher nicht für die Entstehung des Symptombildes der Chorea verantwortlich gemacht werden kann.

Die in allen vier Fällen Klarfelds vorhandenen Degenerationsprozesse im Ammonshorn sind ebenfalls nicht für die Lokalisationsfrage zu verwerten, da dieses Gebilde auch sonst nicht selten bei infektiösen oder anderen Gehirnerkrankungen in gleicher oder ähnlicher Weise beteiligt ist.

Zu erwägen wäre noch die Frage, ob vielleicht gerade dem Nebeneinanderhergehen entzündlicher und degenerativer Prozesse im Gehirn eine Rolle für die Entstehung choreatischer Bewegungen zuzuschreiben ist. Erwähnenswert sind in dieser Hinsicht auch die Fälle von Kreutzfeld und Stern, die beide ebenfalls das Nebeneinanderhergehen dieser histologischen Veränderungen betonen; dieselbe Kombination kommt jedoch auch bei Fällen epidemischer Enzephalitis vor, die mit anderen klinischen Erscheinungen verknüpft sind.

Für die Chorea gravidarum fehlen mir ausgedehntere eigene Beobachtungen. Die Bewegungsstörung unterscheidet sich offenbar nicht von der der gewöhnlichen Choreaformen. Der Umstand, daß die Erkrankung in den meisten Fällen mit Beendigung der Schwangerschaft aufhört, läßt sie wohl als echt toxische erscheinen, die nach Beseitigung des schädlichen Agens abheilt. In einzelnen Fällen hat man bei jeder neuen Gravidität einen erneuten Schub des Leidens beobachtet (in einem mir bekannten Falle neunmal!). Ob hier eine besondere Disposition anzunehmen ist, bleibe dahingestellt.

4. Pathophysiologische Bemerkungen.

Besteht nun die Möglichkeit, die verschiedenen Formen der Chorea, sowohl die beiden Krankheitsbilder sui generis, als auch die drei verschiedenen Formen symptomatischer Chorea, und endlich die mehr rein toxisch bedingte Form der Chorea gravidarum, unter einem gemeinsamen Gesichtspunkt zu betrachten, dadurch, daß man das Wesen der vorhandenen Bewegungsstörung einer theoretischen Anschauung unterordnet. Daß die Bewegungsstörungen der Chorea Sydenham und der Chorea chronica trotz äußerer Verschiedenheit in ihren Grundzügen übereinstimmen, wurde oben schon zu zeigen versucht. Gewisse Ähnlichkeiten kehren bei allen übrigen symptomatologischen Formen wieder, wenngleich auch hier fremde Beimischungen und Kombinationen mit anderen Symptomen vorhanden sein können.

Von vornherein kann betont werden, daß offenbar die Art des Krankheitsprozesses nicht von ausschlaggebender Bedeutung für das Zustandekommen der Erkrankung sein kann, denn wir sehen den Symptomenkomplex auftreten bei Infektionen, bei Intoxikationen, ferner bei groben Herderkrankungen. Wir müssen also wohl der Lokalisation der Schädigungen für mindestens einen Teil der Fälle eine recht wesentliche Rolle beimessen. Ferner ist noch mit der Intensität des betreffenden Krankheitsprozesses zu rechnen, sowie mit der Möglichkeit, daß mehrere Komponenten zugleich zur Entstehung der Erkrankung notwendig sind. Weiter wäre mit in Betracht zu ziehen, ob nicht eine besondere Anlage der befallenen Persönlichkeiten eine gewisse Rolle spielt. Die meisten Theorien über das Zustandekommen der choreatischen Bewegungsstörungen sind mit der Lokalisationsfrage verknüpft. Die erste Theorie ist die von Kahler und Pick 1878 aufgestellte Lehre, die choreatische Bewegung sei als eine Reizerscheinung der Pyramidenbahn aufzufassen. Diese konnte sich aber vor allem deshalb nicht halten, weil eine Störung der Pyramidenbahn an anderer Stelle als in der Gegend des Mittelhirns nie zu Chorea führt. Von Charcot und anderen französischen Autoren wurde die Läsion eines bestimmten Faserzuges im Stabkranz und in der inneren Kapsel, der »faisceau hémichoréique« für die Entstehung der Chorea verantwortlich gemacht. Gowers nahm, wie schon erwähnt, eine Erkrankung des Sehhügels als Ursache für die Chorea an.

Als erster führt Anton die Chorea auf eine Enthemmung zurück und faßt sie als eine extrapyramidale, motorische Störung auf. Er gibt auf Grund seiner oben schon zitierten Beobachtung an, daß durch die Erkrankung der in seinem Falle schwer degenerierten Putamina, eine von diesen Organen normalerweise ausgeübte Hemmung auf die motorischen Haubenbahnen wegfalle, und so einer unwillkürlichen Bewegung freie Bahn geschaffen werde. Bonhoeffer nahm dagegen an, daß die choreatische Bewegung auf einer Regulationsstörung beruhe; diese Regulationsstörung sollte so zustande kommen, daß bewegungsregelnde, unbewußt ablaufende Impulse vom Kleinhirn zum Großhirn wegen

einer im Bindearmsystem erfolgten Schädigung nicht ihr Ziel in der Großhirnrinde erreichen, sondern entweder ganz verloren gehen oder kurzschlüssig in
die motorischen Haubenregionen überfließen.

Namentlich auch die auffallende Hypotonie bei der Chorea führt Bonhoeffer auf einen Ausfall des Kleinhirneinflusses zurück.

An diese Theorie Bonhoeffers knüpften die meisten Autoren an, und es
existiert eine ganze Reihe von Untersuchungen, die diese Annahme auch anatomisch zu stützen scheinen.

Etwas abweichend ist die Theorie Niessl v. Mayendorfs, der sich auf
Grund von Untersuchungen eines Falles chronischer Chorea zu der Annahme
bekennt, daß die Erkrankung einer von den Zentralwindungen ausgehenden
zentrifugalen Bahn, die Linsenkern und roten Kern berührt, choreatische Bewegungen veranlassen kann. In einer späteren Arbeit faßt er die choreatischen
Zuckungen ihrem Wesen nach als unzweckmäßige Mitbewegungen des Muskeltonus auf.

Foerster schließt sich im wesentlichen der Bindearmtheorie an und bezieht die choreatische Koordinationsstörung auf den Fortfall zerebellarer Funktionen und bewertet sie als Ausfallsymptom; dieselbe Störung wirke auch als
Reiz auf das Kleinhirn und löse dadurch die choreatische Spontanbewegung
aus. Foersters Auffassung der choreatischen Zuckung als „Krampf", und zwar
als klonischen Krampf im Gegensatz zu den tonischen, bzw. klonischtonischen
Krämpfen im epileptischen Anfall kann ich nicht beitreten. Zum mindesten
glaube ich, daß der Ausdruck nicht dem allgemeinen Sprachgebrauche entspricht, da wir unter Krampf immer etwas Zustandartiges verstehen, also entweder einen tonischen Krampfzustand oder eine Folge von klonischen Zuckungen,
während wir bei der Chorea immer nur eine Zuckung vor uns haben, die bald
hier bald dort auftritt.

Kleist modifiziert die Bindearmtheorie Bonhoeffers insofern, als er
außer der Bahn Nucleus dentatus-Bindearm-roter Kern-Thalamus auch noch
Globus pallidus und Striatum in das System einbezieht. Kleist nahm an,
daß Herde im Verlauf dieser Leitungsbahn und innerhalb des Striatums selbst
dadurch choreatische und ähnliche Bewegungen hervorrufen, daß sie zentripetale
Regulierungen der Automatismen auf dem Wege zum Linsen- und Schwanzkern,
oder in diesen selbst unterbinden und so eine Ataxie derselben bewirken. Um
das Zustandekommen der choreatischen Zuckungen selbst zu erklären, zieht
Kleist noch einen Wegfall von Hemmungen mit heran, und zwar nimmt er
an, daß eine solche Hemmung normalerweise vom Kleinhirn ausgehen muß;
er vertritt dabei die Anschauung, daß zwischen Regulierung und Hemmung
kein grundsätzlicher Unterschied besteht; die Kleinhirneinflüsse wirken je nach
den Einrichtungen und Funktionen der Hirnteile, zu denen sie gelangen, re-
gulierend oder hemmend oder beides zugleich. Wie Kleist selbst hervorhebt,
ist der Einwand bemerkenswert, daß bei reinen Kleinhirnerkrankungen choreatische Bewegungen selten oder nie auftreten. Ein ähnlicher Mangel haftet aber
auch den anderen Theorien an, denn es gibt auch Bindearmerkrankungen ohne
Chorea, ebenso wie Erkrankungen des Striatums ganz verschiedene Symptome
haben können.

Kleist, der, wie erwähnt, das Striatum mit zum Bindearmsystem rechnet, führt das Zustandekommen choreatischer Bewegungen namentlich auf Grund eines Falles von chronischer Chorea (Kieselbach) auch auf Striatumherde zurück, und zwar nimmt er an, daß diese Striatumchorea im Gegensatz zu der Bindearmchorea nicht mit Hypotonie verbunden sei. Gegen diese Möglichkeit einer Striatumchorea spricht meiner Ansicht nach der Umstand, daß reine Fälle von Striatumerkrankungen nicht mit Chorea einherzugehen brauchen, vielmehr unter Umständen ganz entgegengesetzte Störungen hervorrufen (Rigidität u. a.). Ich glaube daher nicht, daß die in dem Falle Kleist-Kieselbach gefundenen Striatumveränderungen die Entstehung der choreatischen Bewegungen erklären, daß vielmehr deren Ursache anderswo, vielleicht in den ebenfalls, wenn auch in geringerem Maße vorhandenen Schädigungen im engeren Bindearmsystem zu suchen ist (Roter Kern-Kleinhirn). Daß aber diese choreatischen Bewegungen nicht mit Hypotonie verknüpft waren, und daß sie langsamer abliefen als echte Choreabewegungen, wird bewirkt durch die gleichzeitige Erkrankung des Striatums, die für sich allein eine allgemeine Bewegungsarmut und Rigidität hervorgerufen hätte. Die beiden entgegengesetzten Symptome, die Bindearmhypotonie und die Striatumrigidität beeinflussen sich gegenseitig, kompensieren sich und bringen so ein Mischbild, nämlich die »langsamen Zuckungen« der chronischen Chorea zustande. Was speziell die chronische Chorea anlangt, so führen C. und O. Vogt hier die Bewegungsstörungen auf eine Erkrankung des Striatums (Stat. fibrosus) zurück, erwähnen aber bei den veröffentlichten Fällen immer noch Veränderungen am Pallidum und im Corpus Luys. Sie neigen dabei zu der Ansicht, daß derselbe Status fibrosus im Striatum des Neugeborenen nicht zur Chorea, sondern zur Athetose führe. Für die Chorea Huntington halten sie die Kombination von diesen Veränderungen mit Hirnrindenerkrankungen für charakteristisch. Auf die Bedeutung der Striatumveränderungen für die choreatischen Bewegungen habe ich oben und auf S. 53 ff. schon hingewiesen.

Ob die bei der Chorea chronica fast immer gefundenen Veränderungen in der Hirnrinde mit den motorischen Symptomen etwas zu tun haben, wie Stern annimmt, bleibe dahingestellt; wahrscheinlich sind sie nur für die psychischen Symptome verantwortlich zu machen.

Endlich noch ein Wort über die Bindearmtheorie; ist sie imstande allen Anforderungen, die man an sie stellen kann, gerecht zu werden? Direkt gegen sie spricht meiner Ansicht nach keiner der bis jetzt erhobenen Herdbefunde, insofern als man fast überall mehr oder weniger enge Beziehungen zur Bindearmbahn auffinden kann. Bei den Fällen von Vogt allerdings nur die Veränderungen im Corpus Luys, das Fischer auch in Beziehung zur Bindearmbahn bringt. Ein direkter Beweis für die Theorie ist aber auch nicht erbracht, und sehr zu denken gibt der Umstand, daß auch Veränderungen in der Bindearmgegend beobachtet wurden, ohne daß dabei choreatische Bewegungen aufgetreten sind. Es fragt sich daher, ob nicht etwa noch andere Komponenten angenommen werden müssen, um das Bild der Chorea zu erzeugen.

Bei der Encephalitis epidemica, ebenso wie bei der Chorea Sydenham, liegt es nahe, an toxische Einwirkungen zu denken, wie ich es in meiner Arbeit über Enzephalitis als wahrscheinlich angenommen habe. Der Umstand, daß bei der Enzephalitis neben entzündlichen Erscheinungen auch rein degenerative Veränderungen vorkommen, die vielleicht als toxisch bedingt anzusehen sind, würde gut zu dieser Vermutung passen. Schwieriger ist die Annahme einer solchen toxischen Komponente da, wo ein durch Tumor hervorgerufener symptomatischer Choreafall vorliegt, wenn man nicht ein „Karzinomgift" dafür verantwortlich machen will. Bei der chronischen Chorea kämen die im ganzen Gehirn festgestellten degenerativen Veränderungen vielleicht als Mitursache für die Entstehung der Chorea in Betracht. Es muß zugegeben werden, daß toxische und rein anatomische Schädigungen nicht immer auseinander gehalten werden können. Bei den toxischen Schädigungen braucht es sich keineswegs nur um diffuse toxische Einwirkungen zu handeln, sondern die Toxine können auch anatomische Veränderungen (Degenerationen) hervorrufen, die dann wieder auch als Lokalschädigungen wirken. Andererseits sind bei anatomischen Störungen nicht immer grobe Herde zu erwarten, wie Geschwulstmetastasen, sondern wir müssen auch mikroskopische Veränderungen, wie z. B. die entzündlichen Erscheinungen bei der Enzephalitis hierhin rechnen.

Außer der Annahme, daß neben den Herderscheinungen auch toxische Prozesse eine Rolle spielen, fragt es sich noch, ob die Intensität des jeweiligen Krankheitsvorganges nicht von Bedeutung sein kann, in dem Sinne, daß ein gewisser Grad der Erkrankung oder eine gewisse Summe von Schädigungen zum Zustandekommen einer Chorea gehört. Hierfür könnte der Umstand sprechen, daß bei posthemiplegischer Chorea die Bewegungsstörung nur zu gewissen Zeiten vorhanden ist, sie kann gleich nach dem Anfall auftreten und dann einer Lähmung Platz machen oder es kann zu einer anfangs bestehenden Lähmung eine Chorea hinzukommen.

Ferner kommt eventuell noch der Einfluß einer individuellen Veranlagung für Chorea in Frage. Bei der Athetose wurden wir zu der Annahme gedrängt, daß die Bewegungsform der Athetose eine Reaktionsform speziell des kindlichen Gehirnes sei. Könnten ähnliche Vorgänge nicht auch beim Zustandekommen der choreatischen Bewegung eine Rolle spielen, insofern als Personen mit bestimmter Anlage bei Gehirnschädigungen mit einer Chorea reagieren, während bei anders konstituierten Individuen durch die gleichen Schädigungen andersartige oder gar keine Bewegungsstörungen veranlaßt werden? Endlich muß auch noch die Möglichkeit bedacht werden, daß sich alle in Betracht kommenden Ursachen durchflechten, daß vielleicht verschiedene Komponenten zusammenkommen müssen, um eine choreatische Bewegungsstörung auszulösen.

Wie aus der gegebenen Übersicht hervorgeht, sind fast alle Theorien über das Zustandekommen der choreatischen Bewegungsstörung mit Lokalisationsproblemen verknüpft. Sie bewegen sich meist auf recht hypothetischem Gebiet, besonders deshalb, weil die anatomischen Befunde zu verschiedenartig sind und auch weil wir über die physiologische Bedeutung der in Betracht kommenden Hirnteile noch zu wenig wissen. Die meisten Anschauungen laufen darauf hinaus, den Wegfall zentripetaler Regulierungen und Hemmungen bei intakter Pyramidenbahn für die Entstehung der choreatischen Bewegungen verantwortlich zu machen. Durch diese Hypothese läßt sich das Zustandekommen der choreatischen Koordinationsstörung ohne Schwierigkeit erklären, das Auftreten spontaner, unwillkürlicher choreatischer Bewegungen ließe sich aber nur dann auf eine Enthemmung zurückführen, wenn man annehmen wollte, daß vom Zentralnervensystem dauernd Bewegungsimpulse ausgehen, die normalerweise unterdrückt oder gehemmt werden müssen. Darüber ist noch nichts Näheres bekannt, und es hat keinen Zweck, das Für und Wider solcher Anschauungen zu erörtern; ich möchte jedoch auch hier auf das Verhalten der reziproken Innervation aufmerksam machen: diese scheint bei der Chorea, im Gegensatz zur Athetose, erleichtert zu sein, d. h. die Innervationen finden beim Einsetzen gar keinen oder einen zu geringen Widerstand der Antagonisten vor, so daß die Zuckung blitzartig in die Höhe schnellen kann. Gerade auch dieser Umstand spricht für die klinische Verschiedenheit der Chorea und Athetose. Die klinische Einheitlichkeit der choreatischen Bewegungsstörung, die trotz kleiner Unterschiede im einzelnen als ein in sich abgeschlossenes Symptomenbild gelten kann, muß immer wieder betont werden. Damit ist noch nicht gesagt, daß auch ihre Genese derart einheitlich ist, daß man choreatische Bewegungen immer als Herdsymptom verwerten könnte. Daß dies in einigen Fällen möglich gewesen ist, beweist noch nicht die Allgemeingültigkeit dieser Beobachtungen; es bestehen vielmehr eine Reihe von Bedenken, die dagegen vorzubringen wären; so in erster Linie die Tatsache, daß choreatische Bewegungen bei Herden verschiedener Lokalisation vorkommen können. Die in der Literatur niedergelegten Beobachtungen von Chorea bei anatomisch faßbaren Hirnveränderungen haben weiter ergeben, daß nicht immer nur ein isolierter Herd im Gehirn Choreatischer zu finden ist. Es besteht also die Möglichkeit, unter Umständen mehrere Herde bzw. Veränderungen in mehreren Hirnteilen, die vielleicht in bestimmten räumlichen oder funktionellen Beziehungen zueinander oder zu gewissen Bahnen stehen müssen, für das Zustandekommen der choreatischen Bewegungsstörung verantwortlich zu machen. Es muß auch damit gerechnet werden, daß das gleichzeitige Vorhandensein mehrerer Herde eine Modifikation der choreatischen Bewegungsstörung zur Folge hat, dadurch, daß ein Herd den anderen in seinen Wirkungen beeinflußt.

Mit Rücksicht darauf, daß choreatische Bewegungen außer bei Hirnherden noch bei diffusen Hirnprozessen (Enzephalitis) und bei toxischen Einwirkungen (Gravidität) auftreten, wäre zu erwägen, ob neben den lokalisierbaren Veränderungen nicht noch eine andere Komponente zum Zustandekommen der Chorea nötig sein könnte; in erster Linie wäre hier an toxische Prozesse zu denken.

Daß eine besondere Art von Hirnprozessen für die Chorea verantwortlich zu machen ist, halte ich für nicht wahrscheinlich, da wir das gleiche Symptom bei infektiösen, toxischen und grobanatomischen Schädigungen des Gehirns finden können.

Eher könnte vielleicht mit der Intensität des Krankheitsprozesses in seiner Wirkung auf das klinische Bild gerechnet werden.

Nicht ganz von der Hand zu weisen ist es, daß auch eine besondere Veranlagung des Individuums eine gewisse Rolle spielen kann.

III. Die Parkinson-, Westphal-Strümpell-, Wilsonsche Krankheitsgruppe.

1. Klinischer Überblick über fremde und eigene Fälle von Wilsonscher Krankheit und Pseudosklerose. — Differential-Diagnose.

Den Ausgangspunkt für die von Strümpell unter dem Begriff des amyostatischen Symptomkomplex zusammengefaßten Erkrankungen bilden Fälle progressiver Linsenkerndegeneration von Wilson, die jetzt meist mit dem Namen Wilsonscher Krankheit bezeichnet werden, sowie die von C. Westphal und von Strümpell selbst schon vorher beschriebenen Fälle von Pseudosklerose. Wilsons Beobachtungen stützen sich auf vier eigene Fälle, davon drei mit Sektionen, sowie auf acht weitere, zum Teil in der Literatur veröffenlichte Erkrankungen (Gowers, Ormerod, Homèn). Gemeinsam waren all diesen Fällen zunächst nur gewisse nervöse Erscheinungen und eine besondere Form der Leberzirrhose, die klinisch keine Erscheinungen gemacht hatte; Veränderungen im Gehirn waren bei den Gowerschen Fällen und einem Fall von Ormerod nicht festgestellt worden, bei den übrigen hatte man, soweit Sektionsbefunde vorliegen, Erweichungen in den Linsenkernen gefunden und zwar offenbar immer in dessen äußeren Partien (Putamen).

Nach Wilson ist folgendes für die progressive bilaterale Linsenkerndegeneration charakteristisch: Die Erkrankung tritt zuweilen familiär auf, insofern, als sie unter Umständen mehr als ein Mitglied der Familie befällt ohne angeboren oder direkt vererbt zu sein.

Sie ergreift jugendliche Individuen und führt in akuten Fällen in vier bis sechs Monaten, in chronischen nach drei bis fünf oder mehr Jahren zum Tode. Klinisch steht im Vordergrund eine ausgesprochene Hypertonie der Muskulatur, während Reflexsteigerung und Babinski fehlen. Die Bewegungen erscheinen infolge der Steifheit der Extremitäten und des Körpers erschwert und verlangsamt, ohne daß eigentliche Lähmungen vorhanden sind. In vorgeschrittenen Stadien kann es zu Muskelkontrakturen kommen. Als Folge der Muskelhypertonie wird angesehen eine maskenhafte Starre des Gesichts, eine Dysphagie und Dysarthrie, zuweilen. auch Anarthrie. Der Mund ist weit geöffnet, es besteht starker Speichelfluß. Ferner ist das Gehen und Stehen durch die Muskelsteifheit hochgradig behindert, so daß die Kranken recht hilflos erscheinen. Die Muskelsteifheit ist proximal am stärksten.

Neben dieser Hypertonie treten unwillkürliche Bewegungen der oberen und unteren Extremitäten auf, bisweilen ist auch der Kopf und der Rumpf daran beteiligt. Die Bewegungen bestehen in einem meist regelmäßigen rhythmischen Tremor, der bei willkürlichen Bewegungen zunimmt und in den distalen Teilen der Glieder am deutlichsten entwickelt ist. Athetotische Bewegungen fehlen. Wie sich der Tremor zu dem der Paralysis agitans verhält, geht aus der Wilsonschen Originalarbeit leider nicht hervor. Er sagt davon nur, daß die Erkrankung der Paralysis agitans „in mehr als einer Weise gleicht".

Die Beschreibung des Tremors spricht dafür, daß es sich in der Tat um eine ähnliche Erscheinung dabei handelt, abweichend ist nur der Umstand, daß der Tremor im Gegensatz zur Paralysis agitans bei Intentionen zunimmt. Bei vorgeschrittenen Fällen scheint das Zittern auch sehr viel gröber zu sein, es geht dann in krampfhafte Bewegungen über, sich unter Umständen paroxysmal verstärkend.

Auf psychischem Gebiet findet sich bei den Kranken eine gewisse gesteigerte Affekterregbarkeit, sowie Neigung zu Zwangslachen; eigentliche Demenz ist dagegen im allgemeinen nicht nachweisbar.

Meist tritt verhältnismäßig rasch eine deutliche Abmagerung und Kachexie ein. Es fehlen immer Pupillenstörungen, Nystagmus, Anomalien der Sensibilität, klinisch treten Erkrankungen der Leber nicht hervor.

Pathologisch-anatomisch wurde in sieben von zehn sezierten Fällen eine bilateral symmetrische Degeneration des Putamen und in geringerem Maße des Globus pallidus festgestellt. Daneben fand sich das Caudatum oft geschrumpft. Der Thalamus war normal bis auf einen Ausfall strio-thalamischer Fasern. Ebenso war die innere Kapsel intakt. Manchmal kam es zu leichter Degeneration der äußeren Kapsel, sonst fanden sich keine Veränderungen am Gehirn trotz mikroskopischer Untersuchungen aller Teile.

Als Folge der Linsenkernerkrankung aufzufassen sind Degenerationen, wie sie in neueren Fällen gefunden sind: Degeneration der Linsenkernschlinge, relative Atrophie des Corpus Luys, partielle Degeneration der lenticulären Forelschen Bündel der strio-Luysschen Faserung sowie strio-thalamischer Fasern.

Mikrokospisch ist in Frühstadien eine Wucherung der Neuroglia zu beobachten (Zunahme an Gliakernen), später tritt dazu ein Zerfall der Glia und der Nervenfasern sowie der Nervenzellen. Es treten Körnchenzellen und Makrophagen auf. Aber selbst bei ausgedehnter Höhlenbildung waren keine wesentlichen Veränderungen an den Gefäßen nachzuweisen. Nur bei Homèn scheinen solche vorgelegen zu haben. Und zwar handelt es sich dabei um sklerotische bzw. hyaline Veränderungen an den Gefäßwänden.

Große Übereinstimmung zeigen die Befunde an der Leber, die in allen zehn Fällen verkleinert und sehr hart ist. Sie ist deutlich in Knoten und Knötchen eingeteilt, die durch Bindegewebe voneinander getrennt sind,

Die Beschaffenheit der Milz ist in den Fällen von Gowers und Ormerod nicht erwähnt. Bei den drei Fällen Wilsons ist sie vergrößert, ebenso bei zwei anderen (Ormerod-Wilson, Homèn-Fall 2). Normal befunden wurde sie bei den zwei anderen Fällen von Homèn. Vor allem die Erkrankung der Leber setzt die Wilsonsche Krankheit in engste Beziehungen zur Pseudosklerose (Westphal-Strümpell), die auch klinisch neurologisch oft weitgehende Ähnlichkeit mit der Wilsonschen Krankheit zeigen kann.

Ob es sich bei diesen beiden Erkrankungen um dasselbe Leiden handelt oder nicht, ist eine der wichtigsten Fragen, die zu besprechen sein werden. Um Anhaltspunkte für ihre Beantwortung zu gewinnen, will ich zuerst die verschiedenen, in der Literatur veröffentlichten Fälle zusammenstellen, um nachzuprüfen, welche Symptome überall wiederkehren und welche fehlen können. Zu diesem Zweck können nur Fälle verwandt werden, bei denen die Sektion den typisch pathologischen Befund der Linsenkernerkrankung und der Leberzirrhose ergeben hat. Trotz der großen Anzahl von Veröffentlichungen über dieses Thema entspricht diesen Bedingungen nur eine sehr geringe Anzahl von Fällen.

Lhermitte beobachtete ein zehnjähriges Kind, das zunächst durch Sprach-
und Schluckstörung auffiel und an Gesichtszucken litt, später Zittern und
Rigor aufwies; auch choreaartige Bewegungen sollen bestanden haben. Gegen
Ende kam es noch zu Krämpfen. Keine Pyramidensymptome, psychisch un-
auffällig. Tod nach zwei Jahren. Bei der Sektion Atrophie und Kriblüren
im Putamen und Caudatum. Großknotige Hyperplasie des Leber, die klinisch
keine Erscheinungen gemacht hatte.

Ein Fall von Economo ergab symmetrische Erweichungen beider Linsenkerne (Putamen und Kopf des Nucl. caudat.) und eine grobknotige Cirrhose der
Leber, sowie einen subakuten Milztumor. Klinisch zeigte der nicht belastete
15jährige ziemlich demente Patient ausgesprochene Rigidität der gesamten
Körpermuskulatur ohne Pyramidensymptome. Es bestand eine allgemeine Bewegungsarmut, mimische Starre, Dysarthrie, Aphonie und Dysphagie; es fehlten
aber alle unwillkürlichen Bewegungen im Sinne von Wackeln oder Tremor,
und dadurch unterscheidet sich der Fall klinisch von den Wilsonschen Beobachtungen. Dem Verlauf nach gehört diese Erkrankung zu den akuten
Fällen. Nach siebenmonatlicher Dauer der Erkrankung trat der Tod ein.
Klinisch von Bedeutung ist noch, daß drei Jahre vor Beginn der Erkrankung
Darmkatarrhe beobachtet worden waren. Trophische Störungen zeigten sich
in Gestalt abnormer Knochenbrüchigkeit. Die Untersuchung des Liquor hatte
143 Zellen, 2,5 Strich Eiweiß nach Nißl und Opaleszenz bei der Phase I-
Reaktion ergeben bei negativem Wassermann.

Klinisch andersartig, aber pathologisch-anatomisch ähnlich ist ein Fall von
Anton: 16jähriges nicht belastetes Mädchen, das an Stottern, choreatischen
Bewegungen und zahlreichen Mitbewegungen leidet. Später kam dazu
Intentionsataxie und Inkoordination; der Muskeltonus war wechselnd, Pyramidensymptome fehlten, auf psychischem Gebiet bestand eine starke Willenlosigkeit
und erhebliche Ermüdbarkeit. Körperlich war Glykosurie nachzuweisen. Bei
der Sektion fand sich eine grobknotige Leberzirrhose, eine Milzschwellung und
eine beiderseitige Erweichung der Linsenkerne und zwar im Mittelteil beider
Putamina. Außerdem wurde aber noch eine recht umfangreiche Erweichung
im Gebiet der linken oberen Stirnwindung festgestellt. Durch letzteren Befund
gewinnt dieser Fall eine gewisse Ähnlichkeit mit dem ersten Kranken von
Homen, den Wilson schon zu seiner ersten Aufstellung mit herangezogen hat.
Die bei dem Antonschen Falle nachgewiesenen choreatischen Bewegungen
bringen Beziehungen zu der Veröffentlichung von Gowers.

Die im Antonschen Fall vorhandene Lebererkrankung faßt Meyer als eine
Hemmungsmißbildung auf. Anton bringt diese Dysplasie mit der Retardierung
der Gesamtentwickelung in einen gewissen Zusammenhang.

Ein Patient von Pollok erkrankte im 20. Lebensjahr mit allgemeiner
Tonussteigerung, halbseitiger mimischer Starre, Zittern vom Charakter der
Paralysis agitans, nasale dysarthrische Sprache, psychisch fiel grundloses Lachen
und Witzelsucht auf. Tod nach zwei Jahren. Die Sektion ergab bilaterale
Linsenkerndegeneration (vor allem Putamen) und atrophische Leberzirrhose.
Leider stand mir diese Arbeit nicht im Original zur Verfügung. Aber allem
Anschein nach stimmt das Symptomenbild gut mit dem von Wilson gezeichneten
überein. Von der Milz wird im Referat nichts erwähnt.

Gerstmann und Schilder geben die Krankengeschichte eines nicht belasteten 22 jährigen jungen Mannes, der seit fünf Jahren krank war und an einer interrkurenten Pneumonie starb. Es fand sich ein Einschmelzungsprozeß im Striatum, so daß man berechtigt ist, auch diesen Fall zu den mehr oder weniger sicheren Wilsonfällen zu rechnen, obwohl die Verfasser ihn als Pseudosklerose bezeichnen, wohl unter der stillschweigenden Voraussetzung, daß beide Krankheiten identisch sind. Ein pathologischer Befund an der Leber und Milz ist nicht erwähnt, klinisch war jedoch eine Leberfunktionsstörung nachweisbar gewesen. Neurologisch war folgendes charakteristisch: Ein Rigor, der den ganzen Körper betrifft, keine Pyramidensymptome, keine Lähmungen; durch den Rigor bedingt sind schwere Schluck- und Sprachstörungen. Außerdem besteht ein grober Tremor bzw. Wackeln bei gewollten Bewegungen. Psychisch läppisches, kindisches Wesen, Demenz, Zwangslachen. Gegenüber den Wilsonschen Originalfällen zeichnet sich diese Erkrankung aus durch das Vorkommen psychischer Erscheinungen, auch ist offenbar der Tremor seiner Natur nach etwas gröber als bei Wilson.

Ein Fall von Cadwalader läßt sich klinisch wenig verwerten, weil hier die Diagnose erst post mortem aus dem Sektionsbefund gestellt worden war. Es hatte sich um eine grobknotige Leberzirrhose gehandelt, im Gehirn waren Erweichungen im Linsenkern gefunden worden; welche Teile desselben betroffen waren, läßt sich aus dem mir nur zur Verfügung stehenden Referat nicht ersehen. Intra vitam war eine Neigung zu Spasmen in allen Extremitäten und im Gesicht, sowie ein starker Tremor festgestellt worden. Die Krankheit dauerte 13 Monate. Im Vordergrund standen psychische Symptome, so daß eine Dementia praecox vermutet worden war.

Ein sehr interessanter Fall sicherer Erweichung im Linsenkern mit charakteristischer Leberveränderung ist der von Stöcker: Der Bruder soll ein ähnliches Leiden gehabt haben. Der Patient selbst erkrankte im 17. Lebensjahre und starb nach vier Jahren. Es bestand eine allgemeine Rigidität aller Extremitäten, des Halses und des Nackens, starrer Gesichtsausdruck, auch die Augen waren fast unbeweglich. Verharren in Haltungen, bulbäre schmierende Sprache, Störungen des Schluckaktes. Es fand sich ferner ein Ruhetremor, der anfallsartig auftrat, bei Bewegungen zunahm und in seinem Charakter ganz dem der Paralysis agitans glich. Auch der Gang erinnerte infolge der Propulsion sehr an diese Erkrankung, so daß der Knabe ursprünglich als ein Fall juveniler Paralysis agitans angesehen worden war. Psychisch war der Kranke stumpf, interesselos, ungeniert und ziemlich dement. Wie schon erwähnt, ergab die Sektion eine grobknotige Leberzirrhose, eine Erweichung in beiden Linsenkernen und zwar vor allen Dingen im Putamen, außerdem ließen sich aber an den meisten Teilen des Zentralnervensystems mit Ausnahme vom Kleinhin und Rückenmark Veränderungen der Gliazellen nachweisen, die zum Teil sehr an die Befunde bei der Pseudosklerose erinnern.

Stöcker hält die Leberveränderung eher für einen angeborenen Defekt, als für eine erworbene Erkrankung. Er nimmt auch für die Gehirnveränderung einen auf fehlerhafte Anlage begründeten Krankheitsprozeß an. Von einem krankhaften Befund an der Milz schreibt er nichts.

Die Bedeutung des Stöckerschen Falls liegt darin, daß die anatomische

Untersuchung des Gehirns einen Befund ergibt, der eine Kombination der für Wilsonsche Krankheit und der für Pseudoklerose charakteristischen anatomischen Veränderungen darstellt. Es fragt sich, ob wir hierin pathologisch-anatomisch einen Übergangsfall erblicken dürfen, oder ob vielleicht auch bei den anderen Fällen Wilsonscher Erkrankung bei genauer Untersuchung mit modernen Methoden sich ähnliche Befunde wie bei Stöcker ergeben könnten. Stöcker selbst vermutet dies für die mit psychischen Veränderungen einhergehenden Fälle. Klinisch neurologisch stimmt der Stöckersche Fall, wie man sieht, im wesentlichen mit den Wilsonschen Fällen überein, nur tritt der Tremor wenig hervor.

Stertz (Fall 2 der Monographie) veröffentlicht folgenden Fall, der namentlich in bezug auf seinen pathologischen Befund dem vorhergehenden ähnelt:

Keine Familiarität. Junges Mädchen erkrankt nach Erkältung und rheumatischen Beschwerden mit etwa 15 Jahren:

Sprachstörung, Verlangsamung und Verarmung der Bewegungen, starrer Gesichtsausdruck, Schluck- und Sprachstörung, starker Rigor, Neigung zum Verharren in Haltungen, Adiadochokinese, Tremor ähnlich dem der Paralysis agitans, in der Ruhe und bei Bewegungen stärker werdend. Bei Kraftleistungen in grobes Wackeln übergehend. Fehlen von Mitbewegungen, Propulsion. Kein Kornealring. Psychisch keine gröberen Defekte. Tod nach zweieinhalbjähriger Dauer der Erkrankung. Die Sektion ergibt eine eigentümliche Form der Leberzirrhose (Schmincke). Der pathologische Befund im Gehirn ist von Spielmeyer ausführlich beschrieben. Makroskopisch keine Besonderheiten, mikroskopisch zeigt sich die Alzheimersche Gliaveränderung im Putamen und Nucleus caudatus, etwas weniger im Globus pallidus und Thalamus. Im Striatum, und auch hier besonders im Putamen, Ausfall von Ganglienzellen und Vermehrung kleiner Gliazellen. Keine Gliafaserwucherung, Körnchenzellen. Im Nucleus dentatus degenerative Veränderungen, an den Nervenzellen. Wucherungs- und Zerfallserweiterungen an der Glia. Progressive Gefäßveränderungen sind im Linsenkern angedeutet, regressive Gefäßveränderungen nirgends vorhanden. Auch entzündliche Erscheinungen fehlen. Anatomisch finden wir also beide Veränderungen sowohl die der Wilsonschen Krankheit und die der Pseudosklerose hier vereinigt. Es überwiegt die pseudosklerotische Komponente.

Aus dem nach Abschluß dieser Arbeit erschienenen Werk von Hall entnehme ich noch die Daten von drei hierher gehörenden Fällen der ausländischen Literatur:

Hamilton-Jones. Beginn im 19. Jahre mit Zittern, Sprach- und Schluckstörungen. Rigor. Leichter Nystagmus, Babinski links. Reizbar. Urin enthält Zucker. Ein Bruder hat sicher, ein anderer vielleicht das gleiche Leiden. Tod nach zehn Jahren. Bei der Sektion: Symmetrische Erweichung beider Linsenkerne. Grobknotige Leberzirrhose. Milzschwellung.

Howard und Royce: Plötzlicher Beginn im 22. Lebensjahr mit Spannungen und Zittern, keine Sprachstörung, Tod nach einem Monat. Im Gehirn: symmetrische Erweichungen im Linsenkern, im Thalamus, roten Kern und in der inneren Kapsel. — Großknotige Leberzirrhose und Milzschwellung.

Pfeiffer J. B.: Beginn mit unbestimmter Schwäche und Unsicherheit im 25. Lebensjahr. Dann Sprachstörung, Zittern, Rigidität. Leichte Demenz.

Tod nach dreieinhalb Jahren. Sektion: Erweichung in beiden Linsenkernen. Untergang von Ganglienzellen in der Rinde, im Putamen und im
roten Kern. Degeneration der Linsenkernschlinge, Grobknotige Leberzirrhose.
Milzschwellung.

Durch diese sicheren, pathologisch-anatomisch geklärten Fälle wird das
Symptomenbild der Wilsonschen Krankheit im wesentlichen bestätigt: Im
Vordergrund steht ein allgemeiner Rigor der Körpermuskulatur, eine Starre
des Gesichts, eine Erschwerung der Sprache, des Schluckens, Speichelfluß, meist
außerdem unwillkürliche Bewegungen, wie Zittern oder grobes Wackeln, das bei
Intention zunimmt, und das in einigen Fällen symptomatologisch an das der
Paralysis agitans erinnert. Fast immer betrifft das Leiden jugendliche Individuen.

Fälle ohne Sektionsbefund sind in den letzten Jahren ziemlich zahlreich
beschrieben worden. Zum Teil handelt es sich dabei um Erkrankungen, die
mit den oben geschilderten Symptomen übereinstimmen, zum Teil aber um
recht abweichende Beobachtungen; fast überall wird die Frage, ob es sich um
Wilsonsche Krankheit oder Pseudosklerose handelt, offen gelassen, ja die meisten
Autoren scheinen geneigt zu sein, beide Diagnosen gleichbedeutend zu gebrauchen. Hierzu verführt in erster Linie die den beiden Erkrankungen gemeinsame Leberzirrhose, sowie der Umstand, daß stets das extrapyramidale
Gebiet betroffen ist. Ganz besonders erschwert wird die Unterscheidung beider
Erkrankungen deshalb, weil man reine, durch Sektion bestätigte Fälle so selten
zu sehen bekommt und auch die beste Krankengeschichte nicht die Anschauung
der klinischen Symptome ersetzen kann. Bei der Pseudosklerose ist die Aufgabe noch besonders dadurch erschwert, daß die charakteristischen anatomischen
Veränderungen nur mikroskopisch nachweisbar sind, so daß Fälle der älteren
Literatur nur mit Vorsicht verwertet werden können. Als sichere Fälle von
Pseudosklerose sind nur die anzunehmen, bei denen die mikroskopische Untersuchung die Alzheimersche Gliaveränderung ergeben hat, und die, welche
wenigstens mit der charakteristischen Leberveränderung einhergehen.

Außerdem können wir noch als einwandfrei diejenigen betrachten, die den
von Kaiser und Salus entdeckten braungrünlichen Hornhautring aufweisen,
weil dieses Symptom bis jetzt nur bei der Pseudosklerose gefunden worden
ist. Es sei gleich hier bemerkt, daß bei den oben erwähnten Wilsonschen
Fällen dieses Zeichen stets vermißt wurde, auch bei denen, die nach dem
Bekanntwerden der Hornhautfärbung untersucht sind.

Am besten charakterisiert man die Symptomatologie der Pseudosklerose,
wenn man sich die historische Entstehung dieses Begriffes vergegenwärtigt,
C. Westphal beschrieb ein Leiden, das sich von der gewöhnlichen multiplen
Sklerose weder durch Symptome noch durch Verlauf unterschied, ohne daß
die Sektion die erwarteten multiplen Herde ergab. Es fand sich vielmehr nur
eine ganz geringe Lichtung in den Markfasern des Pyramidenseitenstranges.
Westphal erwähnt bei seinen Fällen das damals von ihm entdeckte paradoxe Phänomen. Auch Anfälle beobachtete er. Auffällig war die Verlangsamung der Bewegungen sowie eine starke Beteiligung der psychischen Funktionen (Wutanfälle). Beim ersten Fall hatte der Vater und dessen vier Brüder
an Veitstanz gelitten, die Mutter des zweiten war Epileptica.

1898 beschrieb Strümpell zwei ähnliche Fälle. Auch er hob die Ähnlichkeit mit der multiplen Sklerose hervor, betonte dabei aber das Auftreten im jugendlichen Alter und das Vorkommen apoplektiformer Anfälle. Ferner machte er darauf aufmerksam, daß es sich bei der multiplen Sklerose nicht um das oszillatorische, grobschlägige Zittern wie bei der Pseudosklerose, sondern mehr um ein Hin- und Herfahren der Arme, das sich von Ataxie klinisch nicht unterscheiden läßt, handelte. In dem ersten der Fälle beobachtete Strümpell einen unbewegten Gesichtsausdruck, eine skandierende Sprache und die Neigung zu Zwangslachen und Weinen, erbliche Belastung lag in keinem der Fälle vor.

Einen weiteren Fall veröffentlicht Strümpell 1899, der sicher als Pseudosklerose aufzufassen ist, um so mehr als bei der Sektion eine beginnende Leberzirrhose festgestellt wurde bei negativem makroskopischen Befund am Gehirn- und Rückenmark. Klinisch war dieser Fall ausgezeichnet durch ein Zittern von oszillatorischem Charakter, das in den proximalen Gelenken am deutlichsten war und schon in der Ruhe auftrat. Ferner bestand eine Starre des Gesichts und eine artikulatorische Sprachstörung. Sehr im Vordergrunde standen psychische Störungen, die eine Verbringung des Kranken in eine Irrenanstalt nötig machten. Ob die gleichzeitig vorhandene tertiäre Lues etwas mit der Erkrankung zu tun hat, muß dahingestellt bleiben.

Als einwandfreier Fall von Pseudosklerose kann meines Erachtens auch der von Völsch veröffentlichte angesehen werden, obwohl hier bei der Sektion die damals noch nicht beschriebenen anatomischen Veränderungen des Gehirns nicht nachgewiesen wurden. Dagegen war die charakteristische Lebererkrankung und außerdem eine starke Milzschwellung festzustellen. Klinisch: 14jähriges Mädchen. Beginn mit Anfällen. Es bestand ein langsames rhythmisches oscillatorisches Wackeln, das durch Intention gesteigert wurde. Dazwischen traten ausfahrende Bewegungen auf, die vereinzelt an Chorea erinnerten. Gesichtsausdruck starr, Sprache langsam, leise, dysarthrisch, genauere Angaben über die Tonusverhältnisse fehlen. Erwähnt wurden nur wechselnde Kontrakturen. Abnahme der geistigen Fähigkeit.

Fleischer beschreibt drei ziemlich gleichartige Fälle mit Hornhautringen; zwei von ihnen kamen zur Sektion, wobei sich eine charakteristische Leberveränderung und geringe Milzschwellung fand, während im Gehirn makroskopisch nichts Krankhaftes nachweisbar war. Auch hier handelte es sich um ein starkes schüttelndes Wackeln, das sich bei Intention und gemütlicher Erregung verstärkte; der Muskeltonus wird in einem Falle als spastisch bezeichnet, in einem anderen wird von Rigidität gesprochen. Von Anfällen wurde nicht berichtet. Magen-Darmstörungen wurden bei den beiden ersten Fällen beobachtet. Psychisch fand sich bei zweien erhöhte Reizbarkeit und allmählicher Ausgang in Demenz. Der erste Fall begann etwa im 15. Lebensjahre und endigte mit 29 Jahren tödlich, der zweite Kranke zeigte die ersten Erscheinungen mit 24 Jahren, er starb nach 5 Jahren, bei dem dritten entwickelten sich die Erscheinungen erst etwa im 30. Lebensjahre. Der eine der ad exitum gekommenen Fälle ist inzwischen histologisch untersucht worden (Spielmeyer); es fand sich die typische Lebererkrankung und im Gehirn die Alzheimersche Gliaveränderung.

Rausch und Schilder berichten über zwei Schwestern mit der gleichen

Erkrankung. Beide hatten die charakteristische Hornhautpigmentierung. Die erste Patientin erkrankte im 26. Lebensjahr; zur Zeit der Beobachtung war sie bereits 43 Jahre alt. Eine Leberinsuffizienz machte sich durch alimentäre Lävulosurie bemerkbar. Neurologisch: rhythmisches Zittern, das sich von dem der Paralysis agitans dadurch unterscheidet, daß es mehr bei statischer Innervation und bei Intentionen beobachtet wird. Außerdem besteht Adiadochokinese, Ataxie, starkes Skandieren der Sprache; der Muskeltonus war normal oder leicht vermindert. Es bestand ferner Affektlabilität und Einschränkung der Intelligenz. Auf Milztumor war wegen Spannung nicht zu untersuchen.

Bei der anderen, etwas später an den gleichen Symptomen erkrankten Schwester überwiegen im Krankeitsbild die Schüttelbewegungen, Hypertonie besteht auch hier nicht, von Anfällen wird bei beiden nichts erwähnt. Eine Leberinsuffizienz und Milztumor waren klinisch nachweisbar.

Schütte teilt folgende Erkrankung mit: Ein 16 jähriges nicht belastetes Mädchen bekommt einen Krampfanfall, an den sich eine Veränderung der Sprache anknüpft. Im weiteren Verlauf gesellt sich dazu Abnahme der Intelligenz, es kommt zu Sprach- und Schluckstörungen; deutlicher Intentionstremor. Pyramidensymptome und klinische Zeichen einer Leberstörung fehlen. Tod nach 9 Jahren. Über die Sektion berichten Jokoyama und Fischer: Es fand sich im Gehirn ein ausgedehnter Untergang von Markfasern und Ganglienzellen und eine sehr erhebliche Wucherung gliöser Elemente. Am meisten befallen war das Stirnhirn, weniger Linsenkern und Kleinhirn.

In den Seitensträngen des Rückenmarks geringe Faserlichtung. Außerdem bestand auch in diesem Falle die eigentümliche Form der Leberzirrhose und eine Milzvergrößerung. Von einer sicheren Darmstörung intra vitam wird nichts berichtet, erwähnt ist nur, daß Patient unter sich ließ (Diarrhoe?).

Den ersten anatomischen Befund im Gehirn bei Pseudosklerose erhob Alzheimer. Es handelte sich dabei klinisch um einen nicht ganz typischen Fall insofern, als auch Störungen im Pyramidensystem nachgewiesen waren, ohne daß jedoch die Diagnose multiple Sklerose berechtigt schien. Auf die klinische Bedeutung des Falles wird später noch zurückzukommen sein. Es handelt sich um einen angeboren Schwachsinnigen, dessen Vater Potator gewesen war. Beginn der Erkrankung mit 15 Jahren. Darnach häufig epileptische Anfälle, Charakterveränderungen, reizbares Wesen, Wutanfälle, Zwangslachen, Demenz. Neurologisch bestand leichte spastische Hemiparese mit Babinski und Erhöhung der Sehnenreflexe auf der paretischen Seite, allgemeine Verlangsamung der Bewegungen, artikulatorische Sprachstörung; Augenhintergrund und Sensibilität intakt. Im Vordergrund stand ein eigenartiger alle Gliedmaßen gleichmäßig betreffender Intentionstremor, der auch in der Ruhe nicht ganz aufhörte. Tod nach 7 jähriger Krankheitsdauer. Die Sektion ergab eine schwere Veränderung des Gehirns, die nur mikroskopisch nachweisbar war: am stärksten erkrankt waren Linsenkern, Thalamus, Regio hypothalamica, Brücke und Nucleus dentatus. Keine entzündlichen Erscheinungen. Dagegen Untergang des nervösen Gewebes und progressive Veränderungen der Gliazellen. An der Leber fand sich die charakteristische grobknotige Zirrhose. Von der Milz wird nichts erwähnt.

Einen ähnlichen Befund konnte ich bei einem 1914 veröffentlichten Fall feststellen; in bezug auf die klinischen Daten war ich dabei auf etwas lückenhafte Angaben angewiesen. Keine Belastung. Beginn der Erkrankung im 17. Lebensjahr, in seinem 23. Lebensjahr war er wegen »Paralysis agitans« in einem kleinen Krankenhaus vorübergehend untergebracht gewesen, im Siechenhaus werden Muskelspannungen nur in den Adduktoren beider Oberschenkel festgestellt, im übrigen wird das Bild von langsamen, ruckartigen Tremorbewegungen beherrscht, die durch Intention meist vermehrt werden. Gesichtsausdruck maskenartig starr, starker Speichelfluß. Sprache monoton, unartikuliert, langsam; von Anfällen wird nicht berichtet. Intellektuell soll er intakt gewesen sein, im übrigen wird er als reizbar, unverträglich geschildert. Häufig sind Darmkatarrhe beobachtet. Tod mit 28 Jahren. Bei der Sektion fand sich die eigenartige Leberveränderung und eine Milzschwellung, daneben im Linsenkern, Nucleus dentatus des Kleinhirns, sowie auch im Stirnhirn und in leichterem Grade in den Zentralwindungen Gliazellveränderungen ganz ähnlich den von Alzheimer beschriebenen; abweichend von dem Alzheimerschen Befunde war, daß sich in meinem Falle auch Veränderungen an den Gefäßen vorfanden.

Hierher zu rechnen sind auch drei von Dziembowsky beschriebene Brüder, die an einer ähnlichen Erkrankung litten. Bei allen dreien waren Hornhautringe nachzuweisen. Bei einem zur Sektion gekommenen Fall fanden sich Leberzirrhose und Milztumor, das Gehirn soll normal gewesen sein. Klinisch war für den ersten Fall charakteristisch eine maskenartige Starre des Gesichts, Speichelfluß, Schluckstörung, Bewegungsverlangsamung, skandierende Sprache, allgemeine Muskelrigidität. Das Westphalsche paradoxe Phänomen war vorhanden. Dazu bestand Pro- und Retropulsion beim Gehen. Klinisch war eine Leberfunktionsstörung und Milzvergrößerung nachweisbar. Bei Fall 2 waren mit 20 Jahren Krämpfe beobachtet worden; er zeigte außerdem ausgesprochenes Wackeln des Kopfes und Rumpfes bei Intentionen. Ähnliche Erscheinungen, jedoch in geringerem Grade, wies der dritte Bruder auf. Klinisch bestand Milztumor und Leberfunktionsstörung in allen drei Fällen.

Einen typischen Fall beschreibt A. Westphal 1913:

24 jähriges Mädchen, Vater Potator, skandierende nasale Sprache, starrer Gesichtsausdruck, Anfälle, schüttelnder Tremor, spastisch-paretischer Gang, keine Pyramidensymptome. Hornhautring. Psychisch apathisch, stuporös, zuweilen ängstlich erregt, kein deutlicher Intelligenzdefekt. Tod an interkurrenter Erkrankung. Sektion: grobknotige Leberzirrhose. Milz vergrößert. Das Gehirn zeigte denselben Befund wie bei dem Kranken Alzheimers. Besonders ausgesprochen waren die Veränderungen in den großen Ganglien des Großhirns und im Nucleus dentatus des Kleinhirns. Am Darm fanden sich Geschwüre (Tbc.? Ty.?).

Unter den von Strümpell später veröffentlichten Fällen ist der 1914 von ihm und Handmann beschriebene wegen der Hornhautpigmentierung als diagnostisch sicher anzusprechen. Er hatte drei Jahre vor der Erkrankung einen Unfall durch Sturz aufs Kreuz erlitten. Klinisch weicht er insofern von den anderen Fällen etwas ab, als weder Anfälle noch psychische Störungen beobachtet wurden. Beginn im 31. Lebensjahre. Im Vordergrund steht auch hier ein grobes, sehr rasches Wackeln, das bei Intention auftritt und stärker wird. Eine eigentliche Hypertonie wird vermißt, leichte Starre im Gesicht und deutlich skandierende Sprache. Keine psychische Veränderung. Milz palpabel und etwas vergrößert.

1915 beschreibt Strümpell zwei weitere Fälle. Ein 18jähriges Mädchen, das vor fünf Jahren erkrankt ist. Nie menstruiert. Grobes rhythmisches Wackeln. Ständig offener Mund. Keine Hypertonie der Muskeln, skandierende Sprache, Speichelfluß, Schluckstörung, geistige Schwäche, Kornealring.

Der zweite Fall wird von Strümpell als eine beginnende Pseudosklerose aufgefaßt. Es handelt sich hier um einen 22jährigen Mann, der vor sieben Jahren eine leichte Gehirnerschütterung erlitten hatte. Außerdem hatte er vor sechs Jahren eine fieberhafte akute hämorrhagische Nephritis durchgemacht. — Klinisch war bei ihm einstweilen nur Verlangsamung der Sprache, Tremor der Hände, maskenartiger Gesichtsausdruck und Adiadochokinese zu beobachten. Auch hier bestand ein Hornhautring. Ferner war eine Milzvergrößerung festzustellen. Intra vitam bestand Darmkatarrh. Belastung war in keinem der beiden Fälle nachzuweisen.

Von drei Fällen Oppenheims sind zwei wegen der vorhandenen Hornhautpigmentierung als sichere Pseudosklerosen anzusprechen: 27jähriger nicht belasteter Mann mit langsamschlägigem Zittern, das zuerst Ähnlichkeit mit Paralysis agitans zeigt, aber bei Intentionen stärker und im Ausmaß weiter wird, rechts stärker als links auftritt. Auch der Kopf wackelt, weniger die Beine. Verlangsamung der Sprache, die nasal und dysarthrisch klingt, anscheinend kein Rigor. Schwerere psychische Erscheinungen fehlten. Keine Anfälle.

Der zweite Fall von Oppenheim betraf ein 18jähriges Mädchen, das von einem luisch infizierten Vater stammte. Ihr Leiden begann mit leichtem Zittern und ging mit zahlreichen Remissionen einher; schließlich kam es zu einem außerordentlich starken Wackeln und Schütteln des Kopfes und Rumpfes, sowie der Arme, links mehr als rechts, bei Intentionen nahmen die Bewegungen zu. Keine Parese. Keine Hypertonie. Skandierende langsame Sprache, Verschlucken, etwas starrer Gesichtsausdruck, »hysteriforme« Anfälle, keine Pyramidensymptome, Wassermann negativ.

Soederberg berichtet über folgenden Fall:

Klinisch: nicht belasteter, 13jähriger Knabe erkrankt mit Speichelfluß, Kopfschmerz, Tremor anfangs bei Intentionen, später auch in der Ruhe, Dysarthrie und Gesichtsstarre; im weiteren Verlauf kommt es zu Muskelspannungen in den Beinen und Armen, Schwierigkeiten beim Gehen und einer Fixationsrigidität des linken Armes. Klinisch keine Darmstörungen. Die Untersuchung ergibt folgendes: Kornealring vorhanden, Leber hart, Milz vergrößert. Leberfunktionsstörung durch Lävuloseprobe nachgewiesen. Urobilinogenreaktion negativ. Ascites bestand anfänglich nicht, entwickelt sich aber im Anschluß an eine Diarrhöe. Neurologisch keine Pyramidensymptome, allgemeine Muskelsteifheit, vor allem im Gesicht und in den Armen. Mund steht zuweilen offen, Speichelfluß; Zunge kaum beweglich, zittert, starke Dysarthrie, Sprache langsam, eintönig, weinerlich, hoch im Tonfall, zitternd, aber nicht skandierend. Husten unmöglich, Schluck- und Kaustörung. Feinwelliger Tremor und leichtes Schütteln beider Arme, vorübergehende Blasenschwäche. Keine Intelligenzstörung. Tod an Pneumonie. Sektion: Gehirn ohne makroskopisch sichtbare Veränderungen. Die nähere Untersuchung soll von anderer Seite veröffentlicht werden. An der Leber eine grobknotige Hyperplasie. Starke Milzschwellung.

Kastan berichtet über einen 21 jährigen Mann, der vor vier Jahren im Anschluß an einen Schreck erkrankte, er litt an starkem, stoßenden Zittern; befallen waren Extremitäten und Kopf, das Zittern erfolgte in großen Exkursionen, Gesichtsausdruck starr, Sprache langsam, dysarthrisch, skandierend. Reflexe in Ordnung, kein Babinski, von Anomalien des Muskeltonus ist nichts erwähnt. Kein Kornealring. Vier Reaktionen negativ, Urobilinogenreaktion im Harn fehlt. Bei der Sektion fand sich eine typische Leberveränderung, Milz vergrößert, weich. Im Gehirn »Gliawucherungen«.

Den vorstehenden Fällen füge ich eine eigene klinische Beobachtung von Pseudosklerose an; die Diagnose wurde ebenfalls durch einen Hornhautring sichergestellt:

Fall 25. Fräulein E. R. (Eppendorf) 21 Jahre alt.

Keine Belastung. Normale Geburt und erste Entwicklung, mit 10 Jahren zweimal kurz hintereinander Gelbsucht. Menses zum ersten Male mit 14 Jahren, unregelmäßig, Beginn der Erkrankung im 15. Lebensjahre, anfangs Unsicherheit der rechten Hand, die

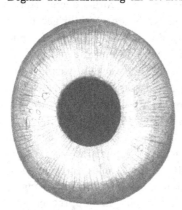

bald stark wackelte; dies Wackeln ging allmählich auf den anderen Arm und schließlich auf die Beine über, so daß seit drei Jahren das Gehen sehr erschwert ist; seit zwei Jahren wackelt auch der Kopf. Sie war früher mehrfach in Krankenhausbehandlung, wo teils essentieller Tremor, teils Kleinhirnerkrankung, teils Chorea hysterica diagnostiziert wurde. Befund: Normale Entwicklung, guter Ernährungszustand. Herz und Lunge o. B. Augen: beim Blick nach oben grobes Wackeln von langsamem Charakter, das zuweilen auch spontan anftritt. Keine Augenmuskellähmungen. Pupillen in Ordnung. Hintergrund o. B. Gesichtsfeld wegen des Wackelns nicht sicher aufzunehmen, jedoch keine zentralen Skotome. Hornhaut: bei seitlicher Beleuchtung bemerkt man am oberen und unteren Rand der Hornhaut eine dichte, sichelförmige, etwa

Abb. 3. Hornhautpigmentierung bei Pseudosklerose (Pat. E. R.). (Aus der II. med. Abteilung d. Univers.-Krankenhauses Hamburg-Eppendorf. Prof. Dr. Nonne.)

olivfarbene bzw. gelbbraun-grünliche Verfärbung, die in der Hornhaut liegt und die darunterliegende hellblaue Iris verdeckt. In der Peripherie ist die Verfärbung am dichtesten, sie hellt sich zentralwärts etwas auf. Sonst finden sich an der Hornhaut keine Veränderungen. Die Verfärbung gehört, wie eine Betrachtung mit der Lupe ergibt, der Hornhaut an und besteht aus feinsten Pigmentkörnchen.

Fazialis, Hypoglossus gleichmäßig innerviert. Im Gebiet des Mundfazialis besteht beiderseits gleichmäßiges Zucken, besonders an den Oberlippen, das namentlich bei Erregung deutlich wird. Sie kneift beim Sprechen die Augen oft zu, der Mund meist leicht geöffnet, die Sprache ist ausgesprochen skandierend, dabei zieht sie nicht nur die einzelnen Silben auseinander, sondern setzt auch auf Vokalen ab. Die Sprache ist langsam, klingt hohl, manchmal wie heulend, oft schwer zu verstehen.

Bauchdeckenreflexe +. Patellar- und Achillessehnenreflexe +, kein Klonus, Babinski beiderseits. — Fußsohlenreflex +. Paradoxes Phänomen negativ — Adiadochokinese, wegen des starken Wackelns nicht exakt zu prüfen. Sensibilität ungestört für alle Qualitäten.

Motilität: Sich selbst überlassen, liegt Pat. meist ruhig im Bett oder sie sitzt auch mit aufgerichtetem Oberkörper und nach vorn geneigtem Kopf da. In dieser Haltung wird sie von ihrem Wackeln kaum gestört.

Wenn man sie anspricht. beginnt sofort ein Schütteln und Nicken des Kopfes, sowie lebhaftes Zucken im Gesicht; bei Körperbewegungen wird dieses Schütteln noch stärker. Bei gewollten Bewegungen der Arme und Beine ausgesprochen ataktisches Wackeln, das sowohl in der Bewegungsrichtung wie senkrecht dazu auftritt. Das gesuchte Ziel wird nicht oder nur mit Hilfe erreicht. Die Beine machen dabei weit ausfahrende Bewegungen im Sinne von Abduktion und Adduktion. Am stärksten werden die ausfahrenden Wackel-bewegungen der Arme dann, wenn die Kranke zu irgendeinem Zweck den Arm im Ellenbogen beugen muß, wenn sie sich zum Beispiel mit dem Finger an die Nase fahren soll. Je näher die Kranke dann dem Ziele kommt, um so weiter ausfahrend werden die Bewegungen, auch das Tempo nimmt kreszendoartig zu, und am Ziel angelangt entsteht ein derartiges Schütteln und Schlagen, daß die Kranke sich dabei schonungslos ins Ge-sicht trifft und nach einem kurzen Versuch, die Hand dort zu lassen, den Arm rasch wieder wegzieht.

Eine nähere Beobachtung ergibt, daß außer den groben ausfahrenden Wackel-bewegungen sich zuweilen in den Fingern noch ganz feine langsamere Zitterbewegungen abspielen, die nur bei verhältnismäßiger Ruhe zutage treten und etwas dem Zittern der Paralysis agitans ähneln.

Das grobe Wackeln ist immer ganz ausgesprochen an die Bewegungsintention geknüpft. Zunächst kann sie bei einer Innervation das bewegte Glied noch so beherrschen, daß nur ein leichtes Wackeln auftritt, dies nimmt dann aber rasch zu, so daß die oben er-wähnte Bewegungsstörung entsteht. Für gewöhnlich bestehen etwa 120 Oszillationen in der Minute.

Am stärksten wird das Wackeln, wenn der Arm im Ellenbogen gebeugt wird, beson-ders dann, wenn er sich in einer Mittelstellung zwischen Beugen und Strecken befindet. In Streckhaltung und bei extremer Beugung kann der Arm wenigstens vorübergehend ruhig gehalten werden. Ähnliches gilt auch von den Beinen, wo Bewegungen mit ge-strecktem Knie verhältnismäßig geordnet ausgeführt werden können, während z. B. das Gelingen des Kniehackenversuchs an dem starken Wackeln scheitert.

Beim Aufrichten im Bett wird der Oberkörper mit einem Schwung unter lebhaftem Wackeln in die Höhe geworfen. Patientin geht dann zunächst in die oben erwähnte Gleich-gewichtslage mit nach vorn gebeugtem Kopf. Wird diese Gleichgewichtslage irgendwie verändert, so droht sie nach hinten zu fallen. Legt sie sich nach hinten, so fliegen die Beine hoch, und sie ist nicht imstande, den Schwung im Oberkörper durch entsprechende Bewegung mit den Beinen auszugleichen.

Auch beim Stehen hat sie, um das Gleichgewicht zu halten, Oberkörper und Kopf nach vorn geneigt, die Beine stehen breitbeinig. Beim Versuch zu gehen treten rudernde Bewegungen mit den Armen auf, sie macht große Schritte und hebt die Beine dabei storchartig hoch und setzt sie vorsichtig auf. Leicht unterstützt, namentlich wenn sie die Hände dabei auf dem Rücken verschränkt, kann sie ohne besondere Schwierigkeit gehen. Bei einer Kehrtwendung fällt sie jedesmal hin, wenn sie nicht festgehalten wird. Beim Umdrehen biegt sie das eine Bein im Knie und macht damit eigentümlich schleu-dernde Bewegungen.

Propulsion und Retropulsion sind nicht zu beobachten,

Muskeltonus: In der Ruhe fühlen sich alle Muskeln weich an, bei Bewegungen bemerkt man eine etwa normale Muskelanspannung für die Dauer des Impulses. Bei pas-siven Bewegungen nirgends Widerstand, eher eine Verminderung des Muskeltonus als eine Vermehrung. Die Spannungen in den Muskeln bei aktiven Bewegungen sind hervor-gerufen, um die vorhandene Unsicherheit der Bewegungen auszugleichen bzw. zu bessern. Keine Spasmen. Kein Rigor. Der Gesichtsausdruck ist nicht besonders starr, erscheint nur durch den weit offenstehenden Mund etwas unbewegt. Mimische Bewegungen nicht besonders herabgesetzt. Öfters Zwangslachen.

Elektrische Untersuchung von Muskeln und Nerven o. B. Die Untersuchung des Blutes ergibt keine besonderen Anomalien. Die Gerinnungszeit beträgt 15 Minuten; Blutzuckergehalt, Reststickstoff normal. Hämatin negativ. Vier Reaktionen negativ. Die Leberfunktion wurde zweimal geprüft. Am 13. Mai fiel die Prüfung negativ aus, keine Lävulosurie, kein Urobilin, kein Urobilinogen im Harn. Leber und Milz nicht palpabel. Am 8. Juni trat nach einer Gabe von 100 g Lävulose eine deutliche Lävuloseausscheidung auf. Auch bei Prüfung mit Galaktose wurde ein positiver Befund erzielt. Urobilin und Urobilinogen waren nicht vorhanden. Bemerkenswert ist, daß die Pat. an den beiden vorhergehenden Tagen je einen epileptiformen Anfall gehabt hatte. Diese Anfälle sind während der Krankenhausbehandlung etwa fünfmal beobachtet worden, dreimal entstanden sie während des Schlafes bzw. während des Aufwachens. Sie stößt dabei einen brüllenden Schrei aus, wird zyanotisch, der ganze Körper krampft sich tonisch, Zungenbiß, Pupillen lichtstarr, kein Babinski. Urin geht im Strahl ab, Dauer 1—2 Minuten. Die übrigen Anfälle verlaufen in der gleichen Weise. Die Patientin ist dabei vollkommen bewußtlos. Psychisch: Schulkenntnisse leidlich, Patientin äußert wenig Interesse, es fehlt an Spontaneität. Wesen kindlich-euphorisch, manchmal etwas eigensinnig, Stimmung im wesentlichen abhängig von dem körperlichen Befinden. Häufig etwas erregt, bricht dann in Weinen aus. Sie wird nach mehreren Monaten ungeheilt entlassen. Die Katamnese 2¹/₂ Jahre später, ergibt, wie aus einem Brief der Mutter hervorgeht, daß sich im körperlichen und geistigen Befinden nichts geändert hat, höchstens ist sie etwas heiterer geworden und hat Bedürfnis nach Unterhaltung, Theater usw.

Zusammenfassung.

Im Vordergrund des sich schleichend entwickelnden und lange konstant bleibenden Krankheitsbildes steht ein grober wackelnder Tremor, der meist an Intentionen geknüpft ist, sich auf Kopf und Extremitäten erstreckt und etwa zwei bis drei Oszillationen in der Sekunde aufweist. In der Ruhe fehlt dieses grobe Wackeln, dagegen beobachtet man manchmal Andeutungen von feineren Zitterbewegungen, die etwas an Paralysis agitans erinnern.

Das grobe Wackeln nimmt zu bei Intentionen, und zwar nicht nur an Stärke, sondern auch an Amplitude und Schnelligkeit, so daß ein kreszendoartiges Anschwellen zustandekommt. Besonders stark ist das Wackeln in den Armen und Beinen bei mittlerer Beugestellung. Sprache skandierend, grobes nystagmusartiges Wackeln der Augen. Keine Pyramidensymptome. Keine Skotome. Muskeltonus herabgesetzt, kein Rigor. Gesichtsausdruck wenig belebt. Keine Adiadochokinese. Kein paradoxes Phänomen, mehrfach epileptiforme Anfälle. Psychisch nur ganz geringe Form von Demenz, Zwangslachen. Leichte Affektlabilität. Hornhautpigmentierung, leichte vorübergehende Leberfunktionsstörung[1]).

Auf Grund dieser Beobachtungen von sicheren Fällen von Pseudosklerose, die zum geringeren Teil durch Sektionen, zum größeren Teil durch das Vorhandensein der Hornhautpigmentierung als einwandfreie anzusprechen sind, können wir folgende Symptomatologie zusammenstellen: Beginn meist früh, jedoch kommt auch vereinzelt späteres Einsetzen der ersten Erscheinungen vor. Zuweilen familiäres Auftreten. Pyramidensymptome fehlen immer (Ausnahme: Fall Alzheimer-Höslin, der linksseitigen Babinski aufwies). Bauchdeckenreflexe sind immer vorhanden, keine Skotome, kein Babinski; Reflexe zuweilen lebhaft, aber nicht gesteigert. Nie Sensibilitätsstörungen. Das augenfälligste

---

[1]) Ein weiterer durch Sektion belegter Fall wird von Hall in seiner nach Abschluß dieser Arbeit erschienenen Monographie veröffentlicht. Es handelt sich um einen Mann ohne familiäre Belastung, der mit 25 Jahren zunächst an Schwindelanfällen und Sprachstörungen erkrankt. Später Zittern, Rigor, Schluckbeschwerden, Kontrakturen. Keine klinischen Lebererscheinungen. Hornhautpigmentierung war vorhanden. Tod nach sieben Jahren. Makroskopisch findet sich nur eine Verkleinerung des Linsenkerns. Mikroskopisch: Degenerationen in Putamen. Gliaveränderungen im ganzen Gehirn. — Großknotige Leberzirrhose, Milzschwellung.

Symptom ist ein grobschlägiges Wackeln, das oft an Ataxie erinnert, meist zu langsam und im Ausmaß zu groß ist, um noch als Tremor bezeichnet zu werden. Bei Zielbewegungen ausgesprochene Ataxie, über deren Natur noch später zu sprechen sein wird. Daneben finden sich in zwei bis drei Fällen noch leichte Zitterbewegungen im Sinne der Paralysis agitans, die in der Ruhe auftreten und bei Bewegungen durch grobes Zittern verdeckt sind. Rigidität der Muskulatur ist nur vereinzelt beobachtet, mehrfach ist dagegen von Hypotonie die Rede. Der Gesichtsausdruck ist manchmal unbelebt, hat aber nicht die maskenartige Starre wie bei Wilsonscher Krankheit und bei der Paralysis agitans. Adiadochokinese tritt zuweilen auf. Das paradoxe Phänomen wird nur selten und inkonstant beobachtet. Sprache fast immer gestört, meist bradylalisch, stark skandierend, häufig unartikuliert. Schluckstörung zuweilen, Kaustörungen werden nicht erwähnt. Von einer Bewegungsarmut ist nur selten die Rede in den beschriebenen Fällen. Fast immer bestehen psychische Defekte im Sinne der Demenz, außerdem eine Reizbarkeit, Affektlabilität, vielfach Neigung zu unmoralischen Handlungen, Zwangslachen und Zwangsweinen häufig; mehrfach epileptiforme oder apoplektiforme Anfälle. Soweit Sektion gemacht war, fand sich eine Leberzirrhose und am Gehirn makroskopisch nichts. Dagegen gelang es in vereinzelten Fällen, die mit modernen Methoden untersucht werden konnten, charakteristische progressive Gliaveränderungen, namentlich in den zentralen Ganglien am Nucleus dentatus des Kleinhirns, sowie vereinzelt an der Hirnrinde festzustellen.

Wir würden also folgende Unterschiede gegenüber der Wilsonschen Krankheit finden:

	Wilson	Pseudosklerose
Rigor	stark	kann fehlen
Gesichtsausdruck	maskenartig, starr	zuweilen starr
Sprache	dysarthrisch bulbär	skandierend bulbär, bisweilen auch dysarthrisch
Schlucken	oft gestört	ebenso
Unwillkürliche Bewegungen	tremorartig, bei Intentionen zunehmend	grobes Wackeln, bei Intentionen zunehmend, daneben zuweilen auch Zitterbewegungen
Anfälle	nicht beobachtet	häufig
Psyche	manchmal dement, reizbar	fast immer Demenz, reizbar
Hornhautring	nicht beobachtet	häufig
Leber	bei Sektion grobknotige Hyperplasie der Leber	
Gehirn	Erweichung im Linsenkern	progress. Gliaveränderungen
Dauer	a) akut, 2—3 Monate, b) chronisch, 3—5 Jahre	oft lang hingezogen

Bevor ich zur Darstellung der autoptisch nicht geklärten und klinisch nicht ganz sicheren Fälle übergehe, möchte ich über zwei bis jetzt nur bei der Pseudosklerose beobachtete Symptome sprechen, da sie zum Teil von großer diagnostischer Bedeutung sein können. Es handelt sich um die schon erwähnten Hornhautpigmentierungen und die epileptiformen Anfälle.

Anfälle kommen bei der Pseudosklerose immerhin so oft vor, daß man ihr Auftreten nicht als ein zufälliges bezeichnen kann. Unter 26 Fällen sicherer Pseudosklerose wurden Anfälle bei zehn beobachtet. Da die Anfälle auch da, wo sie beschrieben werden, im ganzen recht selten sind und zum Teil auch nur zu gewissen Zeiten auftreten, so besteht die Möglichkeit, daß sie zuweilen der Beobachtung entgangen sind. Diese Anfälle werden teils als apoplektiforme, teils als epileptiforme beschrieben. Auch bei den ersten Fällen von Westphal und Strümpell sind Anfälle verzeichnet. Strümpell bringt eine etwas genauere Beschreibung: Der Kranke war völlig bewußtlos, zeigte stertoröses Atmen, die Pupillen waren weit, sämtliche Reflexe waren erloschen. Ein Schrei leitete zuweilen den Anfall ein, einmal wurde der Mund nach rechts verzogen und einmal blieb nach dem Anfalle eine rechtsseitige Hemiparese zurück, die jedoch nur kurz anhielt. Konvulsionen traten nicht dabei auf. Bei dem soeben erwähnten Falle ergab die Beobachtung, daß zwischen den einzelnen Perioden mit gehäuften Anfällen langdauernde anfallsfreie Zeiten waren. Zuweilen wird der Anfall als erstes Symptom der Pseudosklerose festgestellt.

Bei den von mir beobachteten Patienten Ri. traten Anfälle ebenfalls bisweilen auf. Bemerkenswert ist, daß sich diese Anfälle unmittelbar an das Erwachen aus dem Schlaf anschlossen oder während des Schlafens entstanden. Patient stößt bei Beginn des Anfalls einen brüllenden Schrei aus, wird stark zyanotisch, der Körper streckt sich tonisch, ohne daß es dabei zu Konvulsionen kommt. Während des Anfalls ist die Pupillenreaktion auf Licht erloschen. Babinski ist nicht auszulösen. Patient beißt sich auf die Zungenspitze und näßt gegen Ende des Anfalls ein. Dauer zwei bis drei Minuten: postparoxysmale Lähmungen werden nicht beobachtet. Die Anfälle unterscheiden sich von epileptischen nur durch das Fehlen des konvulsischen oder klonischen Stadiums, alle übrigen Kriterien, die wir vom epileptischen Anfall verlangen, sind vorhanden.

Etwas anderer Natur waren die Anfälle bei Patient Gö., dessen Krankengeschichte später wiedergegeben wird. Anfangs gingen sie mit vollkommener Bewußtlosigkeit einher, sie traten zunächst etwa alle vier Wochen auf. Nach dem Erwachen war der Kranke zwar klar, aber außerstande sich zu bewegen. Später wurden diese Anfälle leichter und traten in größeren Abständen, dann aber meist gehäuft auf. Ärztlich beobachtet wurde kein Anfall.

Bei den meisten in der Literatur erwähnten Beobachtungen spielen die Anfälle eine recht geringfügige Rolle, daß sie offenbar aber auch ganz im Vordergrunde des klinischen Bildes stehen können, zeigen Beobachtungen von Jakob, der in seiner Arbeit über die Pathologie der Epilepsie Fälle mitteilt, die sehr wahrscheinlich zu der Gruppe der Pseudosklerose gehören. Jakob wurde dadurch darauf aufmerksam, daß er in einem Falle Veränderungen im Gehirn fand, die an die der Pseudosklerose erinnerten. Bei einem anderen Kind, das seit dem siebenten Lebensjahr an epileptischen Anfällen und Demenz litt, waren außerdem noch Schwanken des Körpers, ungeschickte Zweckbewegungen und eine näselnde, monotone Sprache zu bemerken. Sonderbare Dreh- und Schleuderbewegungen führte auch ein 64jähriger Epileptiker, der seine Anfälle seit dem 23. Jahre hatte, aus. Er hatte nebenbei noch heftiges Zittern, pseudobulbäre Sprache, sowie verschiedene an Paralysis agitans erinnernde Symptome. Sektionsergebnis: für die beiden zuletzt erwähnten Fälle steht noch aus; Jakob faßt den der Störung zugrunde liegenden Prozeß auf als zusammengesetzt aus den bei genuiner Epilepsie manchmal erhobenen Befunden und aus einem Anlagefehler in der Rindenbildung. Wichtig ist, daß es sich um eine Veränderung an der Rinde handelt; das erklärt einerseits das Vorkommen der Krämpfe überhaupt, andererseits das Fehlen der Anfälle bei der Wilsonschen Krankheit, bei der die Rinde offenbar gar nicht oder doch nur in Ausnahmefällen am pathologischen Prozeß beteiligt ist.

Ob der rein tonische Charakter ein besonderes Merkmal dieser Anfälle ist, kann ohne weiteres Material nicht entschieden werden. Es besteht die Möglichkeit, daß es sich bei diesen tonischen Anfällen nicht um eigentliche Großhirnrindenkrämpfe handelt, denen ja meist eine klonische Komponente zukommt, sondern daß zerebellare Veränderungen die Ursache oder Mitursache bilden. Daß Kleinhirnschädigungen bei Pseudosklerose anatomisch nachgewiesen sind, spricht für diese Annahme; auch haben Untersuchungen von Horsley und Clarke ergeben, daß eine elektrische Reizung der tiefen Kleinhirnkerne heftige gleichseitige tonische Krämpfe hervorruft. Dahingestellt bleiben muß es, ob zwei von Schilder beschriebene Fälle mit Rigor als postparoxysmale Erscheinung der Epilepsie ebenfalls in die Klasse der Pseudosklerose gehören; außer der postparoxysmalen Starre zeigten sich keine pseudosklerotischen Symptome. Pyramidenzeichen wurden auch vermißt.

Neben den neurologischen Symptomen kommt für die Diagnose Pseudosklerose der Hornhautpigmentierung eine große Bedeutung zu, sie ist einerseits diagnostisch wichtig, andererseits glaubte man in ihr einen Ausdruck besonderer Störungen zu finden, durch deren Aufklärung man bestimmtere Hinweise auf die Ätiologie der Pseudosklerose erhoffte. Diese Erwartungen haben sich bis jetzt nicht erfüllt, dagegen steht die diagnostische Bedeutung dieses Pigments an der Hornhaut unbestritten da. Wie schon oben ausdrücklich hervorgehoben wurde, kommt es nur bei Pseudosklerose vor, so daß sein Vorhandensein die Diagnose sichert. Bemerkenswert ist, daß bis jetzt bei keinem Falle reiner Wilsonscher Krankheit dieser Pigmentsaum gefunden worden ist. Aber auch nicht alle Fälle von einwandfreier Pseudosklerose zeigten dies Symptom, und zwar fehlt es auch bei einzelnen Fällen, die erst nach der Entdeckung der Erscheinung durch Kayser (1902) beschrieben sind. Daß das Symptom leicht zu übersehen ist, wenn man nicht besonders darauf achtet, ist zweifellos. Sogar wenn man darnach sucht, kann es unter Umständen schwer zu erkennen sein, zumal wenn man nie einen derartigen Fall gesehen hat. Fleischer warnt vor der Möglichkeit einer Verwechslung mit dem Hämosiderinring im Hornhautepithel bei Keratokonus, der weder ätiologisch noch klinisch mit dem Pigmentsaum der Pseudosklerose etwas zu tun hat. Am leichtesten ist die Pigmentierung bei seitlicher Beleuchtung wahrzunehmen. Sehr hüten muß man sich vor Verwechslungen mit Irisverfärbungen, die zuweilen ganz ähnlich aussehen können, und bei manchen peripheren Irisfarbstreifen ist es schwer zu sagen, ob das Pigment der Iris oder der Hornhaut angehört. In zweifelhaften Fällen muß eine Untersuchung mit der Hornhautlupe vorgenommen werden.

Meist ist die Pigmentierung ringförmig an der ganzen Peripherie der Hornhaut angeordnet, und zwar ist sie oben und unten am breitesten, an beiden

Seiten etwas schmäler. In einem von mir beobachteten Fall (E. R.) fand sich nur am oberen und unteren Hornhautrande je eine pigmentierte Sichel, die in der Mitte am breitesten war. — Eine ähnliche Anordnung der Pigmentierung beschreibt Söderberg. Bei A. Westphal und Oppenheim nahm sie auch nicht die ganze Peripherie der Hornhaut ein, sondern hatte sichelförmige Gestalt. Die Anordnung und Lage entspricht etwa der eines Greisenbogens an der Hornhaut. Die Breite beträgt zwischen 1 und 3 mm.

Die Pigmentierung ist an der Peripherie am dichtesten, nach der Mitte zu wird sie zarter, und die Fleckchen werden kleiner. Mit der Hornhautlupe sieht man ungemein zahlreiche, kleine, gelblichgrünliche Körnchen in der Hornhaut liegen und zwar nicht an der Oberfläche, sondern tief in der Hornhautsubstanz, besonders in der Descemetschen Membran. Die Farbe wird meist als gelbbräunlich beschrieben, zuweilen schimmert sie etwas grünlich oder olivfarben. Der Farbeneindruck ist in gewissen Grenzen abhängig von der Art der gewählten Beleuchtung.

Im allgemeinen wird diese Pigmentierung als eine angeborene Anomalie betrachtet. Einen Beweis für diese Anschauung finde ich nirgends. An sich spricht nichts dagegen, daß sich der Pigmentsaum erst im Laufe des Lebens bilden kann im Zusammenhang mit den gleichen Vorgängen, die zu dem Nervenleiden führen. Offenbar handelt es sich aber um ein Frühsymptom bei Pseudosklerose; dafür spricht, daß es bei ganz inzipienten Fällen wie O. Goldammer (Strümpell) und Kasimir R. (Dziembowsky) schon zu einer Zeit vorhanden ist, in der neurologische Symptome erst angedeutet bestehen. Fälle, bei denen eine Entwicklung des Pigmentsaumes oder ein Fortschreiten desselben beobachtet sind, existieren nicht. Allenfalls könnte der eben zitierte Fall Kasimir R. für die Möglichkeit eines Fortschreitens sprechen, weil bei ihm der Ring nur angedeutet war, während sich bei seinen auch neurologisch stärker erkrankten Brüdern der Ring sehr viel mehr ausgeprägt fand.

Nach den Untersuchungen von Fleischer entspricht dieser Hornhautverfärbung pathologisch-anatomisch eine Pigmentierung der Descemetschen Membran. Man findet mikroskopisch eine Einlagerung von sehr feinen, nicht ganz regelmäßigen, rundlichen und eckigen, grünlichbraunschwarzen Körnchen (von 0,8 μ Durchmesser). Die klinische Beobachtung, daß die Körnchen an der Peripherie dichter gelagert sind als zentralwärts, findet auch histologisch ihre Bestätigung. Eine ähnliche Pigmentierung fand Fleischer auch an anderen Teilen des Augapfels (Chorioidea, Retina, Glaskörpermembran) sowie an den Augenmuskeln; diese Pigmentierung wird in Beziehungen gesetzt zu Farbanhäufungen, die in einzelnen Fällen an der Niere, der Leber und der Milz gefunden wurden. Fleischer stellte Pigment bei seinem ersten Fall auch am Darm, am Herzen, an der Haut sowie an der Pia des Rückenmarks fest; die Nebenniere war frei. Rumpel, der denselben Fall pathologisch-anatomisch und chemisch untersuchte, fand in der Milz nur Formalinniederschläge, kein Pigment; das an den übrigen Stellen (außer an der Hornhaut) vorhandene Pigment sieht er als Silberpigment an, eine Annahme, die von Fleischer ebenfalls ventiliert, aber als unwahrscheinlich aufgegeben wird[1]. Ob es sich bei den Pigment-

---

[1] Diese Annahme von Fleischer wird durch die Untersuchungen von Hall neuerdings bestätigt.

anhäufungen an den inneren Organen um dieselben Stoffe handelt, wie an der Hornhaut, scheint nach diesen Untersuchungen zweifelhaft. Kubitz und Staemmler, die ebenfalls das Organpigment chemisch untersuchten, fanden nirgends Silber, dagegen Spuren von Kupfer und Arsen sowie Eisen in Leber, Milz und Nieren.

Was die Natur dieses Pigments anlangt, so glaubt Fleischer, daß wir es hier mit Abkömmlingen des Hämoglobins zu tun haben.

Über die Bedeutung dieser Pigmentierungen kann man sich bis jetzt nur in vagen Vermutungen ergehen. Es scheint auch nicht einmal bewiesen oder auch nur wahrscheinlich gemacht, daß überhaupt Beziehungen zwischen Hornhaut- und Organpigment bestehen. Ob die letzteren Pigmentanhäufungen zu dem Krankheitsprozeß in irgendwelchem Verhältnis stehen, ist gleichfalls noch völlig dunkel.

Neben den sicheren Fällen von Wilsonscher Krankheit und Pseudosklerose sind noch eine ganze Reihe anderer veröffentlicht, bei denen die Diagnose weder durch die Sektion, noch durch den Hornhautring sicher gestellt werden konnte. Soweit sie sich in der Symptomatologie sehr eng an die sicheren Fälle anschließen, können einzelne Fälle noch kasuistischen Wert haben. Andere werden diagnostisch zweifelhaft bleiben und können uns daher nicht weiter führen. Insbesondere können letztere kaum irgendwelche Anhaltspunkte geben zu der Frage, ob es sich bei Wilsonscher Krankheit und Pseudosklerose um das gleiche Leiden handelt oder nicht.

In einem Fall von Boenheim handelt es sich um einen nicht belasteten 14jährigen Jungen, dessen Erkrankung vor drei Jahren mit epileptischen Anfällen begonnen hatte. Allmählich zunehmende Demenz; neurologisch: Bewegungsarmut, maskenartiges Gesicht, ausgesprochene Hypotonie, Adiadochokinese, seltene athetoide Bewegungen der Hände, tickartige Zuckungen im Gesicht, Sprache verlangsamt, skandierend. Unsicherer Gang, keine einwandfreien Pyramidensymptome. Leberfunktionsprüfung nicht ausgeführt. Kein Hornhautring.

Boenheim ist geneigt, hier die Diagnose Pseudosklerose zu stellen. Er braucht sie im gleichen Sinne wie Wilsonsche Krankheit.

In diesem Falle ist es in der Tat auch schwer zu sagen, zu welcher Diagnose man sich entschließen soll: Der starre Gesichtsausdruck und die Bewegungsarmut stehen im Vordergrund, Wackelbewegungen sind wenig ausgeprägt; alles Symptome, die nach den oben geschilderten für Wilson zu verwerten sind. Dagegen lassen sich die Anfälle und die Hypotonie eher für die Diagnose Pseudosklerose verwerten. Entscheidung könnte hier erst die Sektion bringen. Ob dieser Fall nicht vielleicht durch eine Kombination mit Spasmophilie ein besonderes Gepräge erhalten hat, muß dahingestellt bleiben.

Einen ebenfalls nicht ganz typischen Fall ohne Sektion bei einem 17jährigen Patienten veröffentlicht Cassirer. Keine Belastung, keine Anfälle, keine psychischen Störungen. Beginn der Erkrankung im dritten Lebensjahr. Im Vordergrund steht eine sehr hochgradige Starre des Gesichts und der Haltung, sowie eine Verlangsamung der Bewegungen, die auch zuweilen unabhängig von der Starre auftritt und daher nach Ansicht des Verfassers als Primärsymptom

6*

zu werten ist. In der Ruhe tritt bisweilen anfallsartig ein Zittern auf, außerdem besteht Intentionswackeln. Ferner werden synergistische Störungen beobachtet. Keine Athetose, dagegen Neigung zu Mitbewegungen. Keine Pyramidensymptome. Sprache dysarthrisch, außerdem Dysphagie.

In bezug auf die Symptomatologie wird man Cassirer beipflichten, wenn er seinen Fall in die Wilsonsche Gruppe einreiht, obwohl der Tremor in dem vorliegenden Falle etwas gröber zu sein scheint als beim typischen Wilson.

Ebenfalls der Wilsonschen Krankheit sehr nahe steht ein Fall von Sawyer, den Wilson selbst klinisch untersucht hat und zu seinen Fällen rechnet, obwohl er in einigen Punkten von dem gewöhnlichen Bilde abweicht: So ist die lange Dauer der Erkrankung (Beginn mit 19 Jahren, Alter zur Zeit der Untersuchung 36) ungewöhnlich, der Tremor ist nicht konstant, ebenso ist der Muskeltonus nicht gleichmäßig, erinnert vielmehr an den Spasmus mobilis (vgl. einen später zu erwähnenden Fall von Thomalla). Muskelkontrakturen und Schluckstörungen bestehen nicht. Klinische Symptome seitens der Leber fehlen. Bemerkenswert ist, daß die Handhaltung sehr der der Paralysis agitans gleicht, woran auch der Gesichtsausdruck und die Retropulsion erinnern.

Als Wilsonsche Krankheit zu rechnen ist Fall 1 von Stertz. In der Familie keinerlei ähnliche Krankheiten. Schwere Geburt, als Kind Krämpfe. Beginn der jetzigen Erkrankung etwa mit 12—13 Jahren mit Sprach- und Schluckstörungen, Steifheit. Kein Hornhautring. Bewegungsarmut, maskenartige Starre des Gesichts, allgemeine Muskelschwäche ohne eigentliche Lähmungen. Bewegungen langsam, Adiadochokinese, Rigor, Retro- und Lateropulsion. Kein Tremor, keine Pyramidenerscheinungen, kein paradoxes Phänomen, keine wesentlichen psychischen Störungen.

Dieser Fall hat insofern etwas Ähnlichkeit mit dem von Economo, weil auch hier der Tremor und andere hyperkinetische Erscheinungen vollkommen fehlten; im übrigen zeichnete sich die Economosche Beobachtung durch rascheren Verlauf aus.

Als Wilsonsche Krankheit spricht Souques folgenden Fall an: Beginn der Erkrankung mit 21 Jahren. Dauer bis jetzt sechs Jahre. Rigidität der Muskulatur, Schluck-Sprachstörung, Zittern ähnlich dem der Parkinsonschen Krankheit, an die auch Haltung und starrer Gesichtsausdruck erinnern. Ungewöhnlich ist das Vorhandensein des Babinskischen Zeichens (vgl. Alzheimer-Hößlin).

Schwer unterzubringen ist ein von Maas beschriebener Fall, Bruno H. Die Erkrankung begann erst zwischen dem 35. und 40. Lebensjahr mit Ungeschicklichkeit und Zittern. Kurze Zeit darauf Schlaganfall mit rechtseitiger Lähmung und Sprachstörung. Seitdem geistige Schwäche, Reizbarkeit, Anfälle, zeitweise Stuhl- und Urinkontinenz. Starkes Zittern des Rumpfes und der oberen Extremitäten, das sich bei Zielbewegungen zum Wackeln steigerte. Gang breitbeinig, watschelnd, von rudernden Mitbewegungen der Arme begleitet. Sprache nasal, skandierend, schwer verständlich. Keine Lähmungen, keine Pyramidenzeichen, Muskeltonus anfangs normal, später deutliche Rigidität, die aber in ihrer Stärke wechselte; jedenfalls weist aber eine ständige, eigentümliche, pronierte Haltung der Arme auf abnorme Spannungszustände hin. Auf Adiadochokinese war nicht geprüft worden. Eine feinere anatomische

Untersuchung war bei dem durch fünf Jahre hindurch in Formol konservierten Gehirn nicht möglich. Makroskopisch keine Veränderungen. Histologisch fanden sich im Globus pallidus und Putamen Untergang der Ganglienzellen und sekundäre Gliaveränderungen in Gestalt stärkster Wucherung von Astrozyten. Keine wesentlichen Veränderungen an den Markscheiden, keine Gefäßerkrankungen. Keine Riesengliazellen. Auf das Vorhandensein einer Leberveränderung war bei der Sektion nicht geachtet worden.

Interessant und zugleich für die Frage der Heredität von Bedeutung sind zwei Fälle von Higier. Es handelt sich um zwei Brüder, die Eltern waren blutsverwandt. Der Vater soll seit seinem 35. Lebensjahr an Paralysis agitans gelitten haben. Der eine Bruder erkrankte mit 13 Jahren, zur Zeit der Untersuchung war er 22. Es besteht ein Wackeln und stoßendes Zittern, Steigerung desselben bei willkürlichen Bewegungen, Muskelrigidität, Starre des Gesichts, Dysphagie und Dysarthrie, skandierende Sprache, Retro- und Lateropulsion. Bewegungsverlangsamung und eine Behinderung der koordinatorischen Synergie einzelner Muskelgruppen. Keine Pyramidensymptome. Keine Anfälle. Leber klinisch verhärtet und knotig, Milz vergrößert. Psychisch: Erregbarkeit gesteigert, Zwangslachen, keine deutliche Demenz. Keine Zeichen von Lues. Wahrscheinlichkeitsdiagnose: Wilsonsche Krankheit. Pseudosklerose glaubt der Verfasser als unwahrscheinlich ausschließen zu dürfen, weil Anfälle und schwerere psychische Veränderungen fehlen.

Bei dem anderen Bruder entwickelte sich erst im 30. Lebensjahr ein ähnliches Leiden, das jetzt vier Jahre besteht: Wackeln des Kopfes, oszillatorisches Zittern des Rumpfes und der Extremitäten. Teilweise von schlagendem und schüttelndem Charakter, ausgesprochen skandierende nasale Sprache, die mitunter explosionsartig zu sein scheint, keine eigentliche Muskelrigidität außer an der Gesichtsmuskulatur; keine auffällige Bewegungsverlangsamung. Haut dunkel pigmentiert. Leber perkutorisch verkleinert. Psychisch: labile Stimmung. Fehlen des Schicklichkeitsgefühls, oft läppisch, aber anscheinend keine eigentliche Demenz, Zwangslachen. Ab und zu treten epileptiforme Anfälle auf. Diagnose: Pseudosklerose. Hornhautring war in beiden Fällen nicht vorhanden.

Erkrankungen, die sicher in dieses Gebiet gehören, die aber keineswegs als charakteristische Formen anzusehen sind, veröffentlichen Gerstmann und Schilder: Bei einer 31 jährigen Patientin entwickelt sich innerhalb weniger Monate ein eigenartiger Rigor, eine Bewegungsverarmung, Retropulsion, Adiadochokinese und ein der Paralyse agitans ähnlicher Tremor. Charakteristisch für die Hypertonie, die sich in mäßigem Grade stets nachweisen läßt, ist, daß sie durch wiederholte passive Bewegungen bis zur Unüberwindlichkeit gesteigert werden kann, während eine aktive Bewegung sofort ein Entspannen bewirkt. Neigung zum Verharren in Haltungen fehlt. Von dem Rigor der Paralysis agitans soll sich die Hypertonie des vorliegenden Falles unterscheiden durch die Möglichkeit der Verstärkung infolge von passiven Bewegungen. Ähnlichkeiten mit dieser Erkrankung sind zu erblicken in der Langsamkeit der Bewegungen, in der Bewegungsverarmung und der Adiadochokinese, sowie in der Möglichkeit der Entspannung durch aktive Bewegungen.

Es ist m. E. nicht mit Bestimmtheit zu sagen, ob das eigentümliche Verhalten des Rigor eine Besonderheit darstellt oder ob man ähnliche Symptome bei darauf gerichteter Untersuchung auch bei einwandfreien Fällen finden kann.

Ein anderer Fall von Gerstmann und Schilder (Zeitschr. für die gesamte Neurologie und Psychiatrie 24) ist zu unsicher, um hier verwertet werden zu können.

Zu diesen atypischen, klinisch noch rätselhaften Erkrankungen gehören auch zwei Fälle von Strümpell, die Geschwister Emil und Hilma H. Bei beiden begann die Erkrankung im 9. bis 10. Lebensjahr. Der Bruder, der jetzt etwa 40 Jahre sein mag, bietet folgende Erscheinungen: mimische Starre, Bewegungsarmut, ausgesprochene Hypertonie der Muskulatur sämtlicher Extremitäten ohne Pyramidenzeichen, bei passiven Bewegungen nimmt der anfänglich starke Muskelwiderstand erheblich ab, Verharren in Haltungen, geringes an Paralysis agitans erinnerndes Zittern der Finger. Eigentümlich und bis jetzt noch nie beschrieben ist die Erscheinung, daß bei ruhiger Rückenlage das rechte Bein frei in die Luft gehalten wird, ohne zu ermüden, die Füße dauernd plantar flektiert; Gang dadurch sowie durch die starke Vorbeugung des Rumpfes und durch die Beugehaltungen in Knie und Hüfte stark behindert. Keine Lähmungen, aber Muskelkraft bei Widerstandsbewegungen gering. Reflexe normal. Paradoxes Phänomen.

Auch bei der jetzt 28jährigen Schwester des vorigen hat sich das Leiden seit dem zehnten Lebensjahre langsam entwickelt. Sie bietet im wesentlichen dasselbe Bild, auch hier das eigentümlich freischwebende Bein.

Einige eigene Beobachtungen von Pseudosklerose, deren Diagnose nicht autoptisch erhärtet ist, und bei denen auch nicht durch das Vorhandensein der Hornhautpigmentierung ein unbedingt sicheres klinisches Zeichen gegeben ist, seien im folgenden mitgeteilt:

Fall 26. Johannes Gö. (Eppendorf, später Breslau).

40 Jahre alt. Keine Belastung — normale Entwicklung — früher gesund — keine Geschlechtskrankheiten — kein Alkoholmißbrauch. Hat ohne Beschwerden aktiv gedient. 1902 erkrankte er während einer militärischen Übung, begann zu zittern, offenbar im Anschluß an eine Erkältung. Das Zittern verstärkte sich allmählich, so daß er die Arme nicht mehr gebrauchen konnte; besonders beim Krümmen der Arme trat das Zittern in verstärktem Maße auf. Seinen Rentenansprüchen beim Militär wurde entsprochen, er bekam eine Rente von 100%, da er vollkommen erwerbsunfähig war. Ein ärztliches Attest im Jahre 1908 beschreibt die Sprache als langsam, fast skandierend, Nicken des Kopfes, schleudernde Bewegungen der Arme. In einem späteren Attest wurden die Bewegungen der Hände als choreatisch und schleudernd bezeichnet. Seit 1908 leidet er an Druckgefühlen in der Magengegend mit hartnäckiger Verstopfung. 1909 hatte er zum ersten Male einen Anfall auf der Straße, der mit vollkommener Bewußtlosigkeit und rechtseitigen Zuckungen einhergegangen sein soll. Nach dem Anfall war er klar, aber zuerst vollkommen bewegungsunfähig. Diese Anfälle traten später etwa alle vier Wochen auf mit wechselndem Grad der Bewußtseinsstörung.

In den letzten Jahren sind die Anfälle seltener geworden, kommen aber unter Umständen zwei- bis dreimal am Tage vor. Während des Anfalles kein Zungenbiß, kein Urinabgang.

1918 wurde er eingezogen, für einen Hysteriker gehalten und zu Suggestionsbehandlung auf die neurologische Abteilung von Prof. Nonne verlegt. Hier wurde folgender Befund erhoben: Mittelgroß, mäßig kräftig, blasse Gesichtsfarbe, Haut trocken. Innere Organe ohne krankhaften Befund, Bauchdecken gespannt, Leber und Milz nicht palpabel, Urin frei. Nervensystem: Pupillen in Ordnung, kein Hornhautring, Augenhintergrund o. B., keine Skotome usw. Der Gesichtsausdruck ist wenig bewegt, er blickt ziemlich starr mit aufgerissenen Augen gerade aus, die Stirn ist quergefaltet, Mund steht etwas offen. Der mimische Ausdruck gleicht dem eines fixierten Erstaunens. Zuweilen Tränenfluß und reichliche Speichelabsonderung. Die Sprache ist eintönig, weinerlich, sehr langsam und leicht skandierend. Im Bereich der Gesichtsmuskulatur keine erhöhte Muskelspannung, alle Muskeln vollkommen weich.

Die Reflexe der oberen Extremitäten sind lebhaft, Bauchdeckenreflexe deutlich vorhanden. Patellar- und Achillessehnenreflexe beiderseits von gleicher Stärke. Paradoxes Phänomen negativ. Grobe Kraft überall gut erhalten, jedoch durch die Wackelbewegungen beeinträchtigt. Bei vollkommener Bettruhe besteht kein Wackeln, nur ab und zu werden an den distalen Extremitäten, namentlich an den gestreckt gehaltenen Fingern leichte drehende Zitterbewegungen beobachtet. Die Bewegungen, die etwa 100—120 Oszillationen in der Minute aufweisen, finden ausschließlich an den Händen bzw. an den Fingern — namentlich am Zeige- und Mittelfinger — statt, und erinnern entfernt an Paralysis agitans.

Beim Sitzen, beim Versuch zu sprechen oder bei leichten Erregungen tritt ein allgemeines, grobschlägiges, stoßendes Wackeln des ganzen Körpers auf. Der Kopf macht lebhafte drehende Bewegungen, die teilweise mit Nickbewegungen vermischt sind. Der Blick bleibt dabei starr geradeaus gerichtet; am stärksten sind die Bewegungen, wenn der Kranke im Sitzen seine Haltung ändern soll. Die Bewegungen der Beine nehmen dabei einen stoßenden Charakter an und der ganze Körper gerät in lebhaft wackelnde Unruhe. Bei intendierten Bewegungen starke Ataxie der Arme und Hände. Vor Erreichung des Zieles gerät die betreffende Extremität in ein grobes Hin- und Herfahren und Wackeln. Die Schwingungsbreite und Schwingungszahl der Bewegungen nehmen kreszendoartig zu, und die Extremitäten geraten in weit ausfahrende und schlagende Bewegungen, die nur durch Unterstützung oder durch Abbrechen der Bewegungen beruhigt werden können. Er schlägt sich dabei schonungslos ins Gesicht. Jede Arbeit mit den Händen ist unmöglich. Auffallend ist, daß diese starken ataktischen Bewegungen der Arme in diesem hohen Grade dann auftreten, wenn der Patient den Arm im Ellenbogen biegen muß, und namentlich dann, wenn der Unterarm sich in einer Mittelstellung zwischen extremer Beugung und Streckung befindet. Bei gestrecktem Arm ist die Ataxie nicht entfernt so hochgradig. In gleicher Weise macht sich auch eine Ataxie an den Beinen bemerkbar, wenn Pat. eine Bewegung unter Krümmung des Knies auszuführen hat (Kniehackenversuch); auch ist es ihm unmöglich, auf einem Stuhl zu knien, da die Unterschenkel dann in eine starke schleudernde Bewegung geraten. Dagegen ist Gehen und Stehen viel weniger behindert, nur fällt dabei auf, daß er die Beine ziemlich steif macht und jede stärkere Beugung im Knie vermeidet. Der Gang ist unsicher, stampfend, er ermüdet leicht, benutzt einen Stock. Der Kopf befindet sich während des Gehens meist in grober Nickbewegung und ist beim Gehen etwas nach vorn geneigt. Beim Stehen mit geschlossenen Augen starkes Schwanken, droht zu fallen, der Muskeltonus ist nirgends erhöht, an Armen und Beinen eher etwas herabgesetzt. Beim Wasserlassen öfters Beschwerden insofern, als der Urinstrahl plötzlich abbricht und Pat. dann nur mit Mühe die Urinentleerung vollenden kann. Stuhlgang sehr angehalten. Schlaf unruhig, häufiges Frieren. Psychisch: ruhig, keine Demenzerscheinungen, Sprache langsam und eintönig, keine erhöhte Reizbarkeit, krankheitseinsichtig.

Die Untersuchung des Blutes ergibt eine negative Wassermannsche Reaktion. Auch der Lumbalbefund ist negativ. Eine Leberfunktionsprüfung läßt keine Störung erkennen. Im Urin kein Urobilinogen.

Während der Krankenhausbehandlung wurde zweimal ein Anfall beobachtet. Der Patient wird nicht ganz bewußtlos, sinkt zusammen, kann sich nicht bewegen, keine Zuckungen; fühlt sich nach dem Anfall sehr schwach und muß zwei Tage liegen. Die Zitter- und Wackelbewegungen sind in ihrer Intensität wechselnd, aber im allgemeinen von gleichem Charakter wie oben beschrieben.

Im Jahr 1921 hatte ich Gelegenheit, den Kranken in Breslau nachzuuntersuchen und konnte dabei folgendes feststellen: körperlich sehr viel magerer geworden, namentlich die Beine sind außerordentlich dünn und muskelschlaff. Der Gesichtsausdruck ist jetzt ausgesprochen starr. Gewöhnlich bestehen kaum Ausdrucksbewegungen. Beim Sprechen werden die Augen weit aufgerissen, die Stirn hochgezogen, das Auge blickt unbeweglich geradeaus. Beim Betasten kann man keine Muskelspannung im Gesicht feststellen. Die spärlichen Ausdrucksbewegungen bleiben, wenn sie einmal vorhanden sind, länger als normal bestehen. Sprache ist noch langsamer geworden und jetzt ausgesprochen skandierend. Keine Dysarthrie. Eintöniger Tonfall, keine Modulation, keine Sprachmelodie. Die Phonation ist unregelmäßig, die Sprache klingt kraftlos. Schluck- und Kaustörungen bestehen nicht. Muskeltonus nirgends erhöht. An den Beinen Hypotonie.

Reflexe normal, kein Babinski, Bauchdeckenreflexe vorhanden. Auch jetzt keine Veränderungen am Sehnerv. Keine zentralen Skotome für feinste Farben. Die Bewegungsstörung hat den gleichen Charakter wie früher behalten, in ihrer Intensität wechselnd, bei Bettruhe geringer. Neben den spärlichen, ganz leichten Zitterbewegungen entstehen bei jeder Bewegung ausfahrende, schlagende Wackelbewegungen, die am meisten ausgeprägt sind in der Mittelstellung zwischen Beugung und Streckung der Extremitäten. Das Wackeln, das fast ausschließlich an Bewegungsabsichten geknüpft ist, kann zuweilen durch kräftige Innervationen vorübergehend unterdrückt werden, aber nur wenn es sich um Bewegungen bei ausgestreckten Armen oder Beinen handelt. Die stark ausfahrenden Wackelbewegungen bei gebeugtem Arm kann man nur dadurch beeinflussen, daß man dem wackelnden Arm eine Unterlage gibt, wenn man z. B. den Oberarm durch ein Kissen unterstützt und dann den Unterarm beugen läßt, so ist dies ohne Wackeln möglich.

Die Richtung des Wackelns entspricht zunächst der Bewegungsrichtung, geht aber mit Zunahme des Wackelns auch in andere Ebenen über. Beim Gehen klagt Pat. über steifes Gefühl in den Beinen. Er geht auch jetzt möglichst unter Vermeidung der Beugung im Knie. Die Verdauungsbeschwerden bestehen in unverändertem Maße fort. Der Stuhl zeigt das Bild spastischer Opstipation. Leber und Milz sind nicht palpabel. Die Leberfunktionsprüfung mit Lävulose ergibt ein positives Resultat. — Urobilinogen im Urin: negativ.

Zusammenfassung.

Nach einer Erkältung entwickelt sich eine schwere Erkrankung, charakterisiert durch grobschlagende Wackel- und Zitterbewegungen. Starre des Gesichts, skandierende Sprache ohne Rigidität, auch ohne Rigor der Gesichtsmuskulatur. Beinmuskeln eher hypotonisch, kein Hornhautring, keine Pyramidensymptome. Gleichzeitig bestehen Darmstörungen in Gestalt einer hartnäckigen, spastischen Obstipation; anfangs epileptiforme Anfälle. Psychisch nichts besonders Auffallendes. Verlauf außerordentlich chronisch.

Epikrise.

Was die Differentialdiagnose anlangt, so kommen vor allem zwei Erkrankungen in Betracht: Hysterie und multiple Sklerose. Mit einer hysterischen Zitterbewegung hat die Form der Motilitätsstörung zweifellos eine außerordentliche Ähnlichkeit, und zur Zeit der Hochflut der Neurotiker ist diese naheliegende Diagnose in der Tat auch gestellt worden. Daß es sich aber um eine organische Störung handelt, ergibt sich meines Erachtens einwandfrei aus dem Befunde einer mimischen Starre und der skandierenden Sprache. Ferner ist der Tremor des Kopfes von einer Form, wie sie bei Hysterikern kaum vorkommt, dagegen läßt gerade diese Art an multiple Sklerose denken, mit der die Bewegungsstörungen auch sonst Ähnlichkeit haben.

Das Erhaltensein der Bauchdeckenreflexe, das Fehlen aller spastischen Erscheinungen, der negative Babinski, ferner der Umstand, daß durch Jahre hindurch keinerlei Veränderungen im Sehnerv aufgetreten sind, läßt meines Erachtens eine multiple Sklerose vollkommen ausgeschlossen erscheinen.

Da kein Rigor vorhanden ist, kommt eine Wilsonsche Erkrankung im engeren Sinne des Wortes nicht in Betracht, dagegen spricht die Art der

Wackelbewegungen, die genau die gleiche war wie bei Pat. E. R. und die ferner offenbar große Ähnlichkeit mit den Fällen von Rausch und Schilder, sowie mit einem Fall von Strümpell aufweisen, sehr für eine Pseudosklerose. Auch die Art der Sprachstörung paßt dazu, desgleichen der starre Gesichtsausdruck und die Anfälle. Daß Rigidität nicht unbedingt zum Bilde der Pseudosklerose gehört, geht aus anderen einwandfreien Fällen dieser Erkrankung hervor. Die alimentäre Lävulosurie spricht außerdem für eine Leberschädigung; ferner weise ich auf das Vorhandensein der Darmschädigungen hin.

Fall 27. Martha Tr. (Leipzig) 13 Jahre alt.

Vater Trinker, ebenso dessen Vater. Sechs Geschwister klein gestorben. Sonst keine Besonderheiten in der Familienanamnese.

Hat rechtzeitig laufen und sprechen gelernt, war in der Schule gut, hatte als Kind Masern und Diphtherie, 1918 Grippe? (sie hatte einmal nachts Fieber, versäumte die Schule nicht), 1919 begannen die Hände zu zittern. Zuweilen Schwächeanwandlungen, ist in letzter Zeit mehrfach hingefallen und hat sich dabei Verletzungen an Kopf und Knie zugezogen. Keine Bewußtlosigkeit, kein Zungenbiß, aber Abgang von Urin während des Anfalls. Auftreten der Anfälle drei- bis viermal am Tage. Einmal nach dem Anfall Erbrechen, sonst keine Magen-Darmstörungen, keine Gelbsucht. Sei jetzt leichter lenkbar als früher.

Untersuchungsbefund: Dem Alter entsprechend groß, dick, pastös. Herz, Lunge o. B. Leber: nicht palpabel. Milz o. B. Urin normal. Leberfunktionsprüfung mit Lävulose ergibt keine Funktionsstörung.

Nervensystem: Pupillen in Ordnung, kein Hornhautring, Augenhintergrund normal. Keine Skotome — leichte Abduzensschwäche links. Bei Blick nach rechts und links Nystagmus, rotatorisch und horizontal. Fazialis in Ordnung. Sprache hochgradig skandierend und zwar so, daß nicht nur die Silben abgehackt, sondern auch die einzelnen Vokale auseinandergezogen werden. Sprache ausgesprochen langsam. Das Gesicht ist gedunsen, pastös, wenig belebt im Ausdruck. Die Mimik zeigt fast dauernd eine etwas erstaunte, verlegen lächelnde Geste. Die Gesichtsmuskeln fühlen sich weich an.

Reflexe: Bauchdeckenreflexe +, Patellar- und Achillessehnenreflexe normal, kein Babinski. Kein paradoxes Phänomen.

Der Muskeltonus ist bei Vornahme passiver Bewegungen erhöht; sowohl bei langsamen, als auch bei brüsk ausgeführten Bewegungen ist anfangs ein Widerstand da, der aber nach zweimaligem Hin- und Herbewegen nachläßt. Die Muskeln fühlen sich weich an und haben einen normalen Turgor. Bei der Motilitätsprüfung keine Ausfälle. Beim Gehen werden die Beine etwas adduziert gehalten. Die Patientin macht kleine Schritte, Andeutung von spastischem Gang, leicht ataktische Unsicherheit, namentlich beim Umdrehen. Die Arme werden beim Gehen steif am Körper gehalten, Mitbewegungen fehlen. Keine Asynergie, keine Adiadochokinese.

Beim Finger-Nasenversuch und beim Kniehackenversuch leichte Ataxie (Intentionstremor). Die Unsicherheit in den Händen steigert sich zu einem leichten Wackeln, namentlich dann, wenn sich der Arm in der Mittelstellung zwischen Beugung und Streckung befindet.

Beim Aufrichten ausgesprochenes Kopfzittern bzw. Wackeln in sagittaler Richtung, das im wesentlichen an aktive Bewegungen geknüpft ist.

In der Ruhe kein Zittern oder Wackeln. Bei statischer Innervation tritt nach wenigen Augenblicken leichtes Zittern der Hände und des Kopfes ein. Beim Stehen mit geschlossenen Augen deutliches Schwanken des Körpers ohne bestimmte Fallrichtung. Auch durch Drehung des Kopfes wird keine Änderung hervorgerufen.

Eine besonders starke Unsicherheit macht sich bemerkbar, wenn das Kind beim Gehen sich umdrehen soll. Entweder macht die Patientin einen kleinen Bogen oder sie hält sich während des Drehens irgendwo fest, um nicht hinzufallen. Schrift sehr zitterig und unregelmäßig, teils durch ausfahrende Bewegungen gestört. Leichte Demenzerscheinungen, ruhig, still, leicht lenkbar.

Zusammenfassung.

Ohne sichere Ursache entwickelt sich bei einem zwölfjährigen Kinde ein Krankheitsbild, das im wesentlichen durch Intentionszittern, Nystagmus, verlangsamte, skandierende Sprache und Ataxie beim Gehen und Umdrehen sich auszeichnet. Ein leichter Rigor läßt sich bei passiven Bewegungen nachweisen, durch wiederholte Bewegungen aber wieder ausgleichen. Der Gesichtsausdruck ist starr. Symptome seitens der Pyramidenbahn und seitens des N. opticus fehlen. Verlauf durchaus chronisch. Leberfunktionsstörung läßt sich nicht nachweisen.

Epikrise.

Wie bei Fall E. R. steht hier die Charcotsche Trias im Vordergrund der Erscheinungen, ohne daß man deswegen berechtigt ist die Diagnose Multiple Sklerose zu stellen. Abgesehen von dem sehr jugendlichen Alter der Patientin, sprechen auch die neurologischen Symptome nicht dafür, so fehlen alle Pyramidensymptome, die Bauchdeckenreflexe sind vorhanden. Am Optikus kein krankhafter Befund. Eine zerebellare Komponente ist sehr wahrscheinlich vorhanden (Nystagmus, skandierende Sprache, Ataxie), daß es sich aber nicht um eine ausschließliche Erkrankung des Kleinhirns handelt, dafür spricht der Rigor und die Starre des Gesichtsausdrucks. Die Bewegungsstörung gleicht ganz der Pseudosklerose, für die auch das Auftreten der epileptiformen Anfälle spricht. Auch die Entstehung in jugendlichem Alter läßt sich gut mit dem Bilde der Pseudosklerose vereinen. Psychisch ist die Patientin nicht auffallend, jedoch scheint sie nach den Aussagen der Mutter sich in ihrem Charakter doch etwas verändert zu haben.

Eine endgültige Sicherung der Diagnose wird erst der weitere Verlauf bringen, jedoch glaube ich aus dem Symptomenbild eine Pseudosklerose als sehr wahrscheinlich annehmen zu können, wenn auch der Hornhautring, der ja auch bei anderen Fällen vermißt wird, nicht vorhanden ist.

Fall 28. Hans W. (Eppendorf.)

Geburt und Entwicklung normal. In der Schule immer gut, auch nach Beginn des Leidens. Etwa im 9. Lebensjahr bekam er Zustände von Steifheit bald im rechten, bald im linken Bein, Beine waren wie eingeschlafen, krampfartiges Gefühl, konnte dann nicht gut gehen; namentlich nach Anstrengungen wurde es schlimmer; nach $1/_4$ Stunde Ruhe trat Besserung ein. Sei nie behandelt worden, sondern man habe gesagt, er stelle sich an. Infolgedessen habe er sich sehr anstrengen müssen. Etwa im 17. Lebensjahr fing ein Zittern in den Armen an, das allmählich zunahm.

Nach der Konfirmation ins Werk- und Armenhaus, dann für acht Jahre in Familienpflege auf das Land, wo er sich zunächst mitbeschäftigen konnte. Seit August 1919 wieder im Armenhaus.

Seit zwei Jahren ist der Oberkörper nach rechts geneigt; er habe deshalb eine kurze Zeit ein Korsett getragen. Hat keine Schmerzen. Schlucken und Kauen o. B. Sprache sei etwas langsamer geworden. Urin, Stuhl o. B. Erektionen und Pollutionen vorhanden.

Nach Angabe der Mutter gegen früher intellektuell nicht verändert, nie Anfälle, nie Darm- oder Lebererkrankungen.

Befund: Knapp mittelgroß, mager. Haut o. B. Schmaler, steiler Gaumen. An der Oberlippe Andeutung einer Hasenscharte. Wirbelsäule im Liegen gerade, beim Gehen wird die linke Hüfte hochgezogen. Die Lendenwirbelsäule ist nach rechts und etwas nach vorn geneigt, die Halswirbelsäule zeigt eine ausgleichende Biegung nach links. Der Kopf wird meist etwas in den Nacken gelegt.

Innere Organe: Herz, Lungen o. B. Bauch gespannt, Leber, Milz nicht tastbar.

Nervensystem: Augen leichte Protrusio, Oberlider etwas hängend, aber nicht gelähmt. Augenbewegungen frei. Kein Nystagmus. Pupillen in Ordnung. Augenhintergrund o. B. Facialis o. B. Zunge gerade. Mund offen, zuweilen Speichelfluß. Armreflexe o. B. Patellarsehnenrefl. lebhaft, ab und zu sind einige klonische Zuckungen auszulösen. Ach.-Sehnenrefl. +. Babinski θ. Bauchdecken-Cremasterrefl. +. Bauchdecken gespannt. Kein paradoxes Phänomen.

Motilität: Keine Störung der groben Kraft. Haltung: Im Bett Kopf unter Anspannung beider Sterno-kleido-mastoidei abgehoben. Arme im Ellenbogen gebeugt und proniert, Finger in den Grundgelenken gebeugt, aber nicht typische Pfötchenstellung.

Im Bizeps besteht eine deutliche Muskelspannung beiderseits. Strecker am Oberschenkel leicht gespannt. Linker Oberschenkel ist etwa 1 cm dünner als der rechte, sonst keine Maßdifferenzen.

Muskeltonus überall erhöht. Beim Versuch, Arme und Beine passiv zu bewegen, deutlicher Widerstand, am stärksten bei Überwindung der Beugestellung der Hände. Nach mehrmaligem Hin- und Herbewegen läßt der Widerstand und die Spannung nach. Bei aktiven Bewegungen, ganz besonders bei komplizierteren Bewegungen, kommt es zu Muskelanspannungen des ganzen Körpers, wodurch alle Bewegungen erschwert werden und ein vertracktes Aussehen bekommen. Ganz einfache aktive Bewegungen können alle ausgeführt werden. Schnell hintereinander ausgeführte Bewegungen sind an den distalen Teilen nur sehr langsam, namentlich ist der Wechsel zwischen Pronation und Supination am Arm und Klavierspielbewegungen der Finger sehr langsam. Entsprechende Bewegungen im Ellenbogen- und Kniegelenk recht flott.

In der Ruhe zittern die Finger beiderseits in grobem, schüttelndem Tremor, den Patient zum Teil unterdrücken kann, wenn er sich festhält, wenn er z. B. die Hände unter den Kopf legt. Aufregung erhöht das Zittern sehr, es geht dann auch auf ganze Gliedabschnitte über, und es kommt zu einem schlagenden Wackeln der Arme. Intendierte Bewegungen, Finger zur Nase unsicher und zitternd, oft schlagendes Wackeln, jedoch keine wesentliche Vermehrung des Ruhezitterns. Beim Gehen nimmt das Zittern zu; um es zu vermeiden oder zu mildern, verschränkt er deshalb die Arme auf der Brust. Wenn er das nicht tut, machen die Arme teils schlagende, teils rudernde Bewegungen. Die Hände sind dabei meist im Handgelenk gebeugt.

Beim Gehen zieht er das linke Bein nach, beide Beine werden steif vorgesetzt, so daß der Gang etwas Ähnlichkeit mit einem spastischen Gang hat.

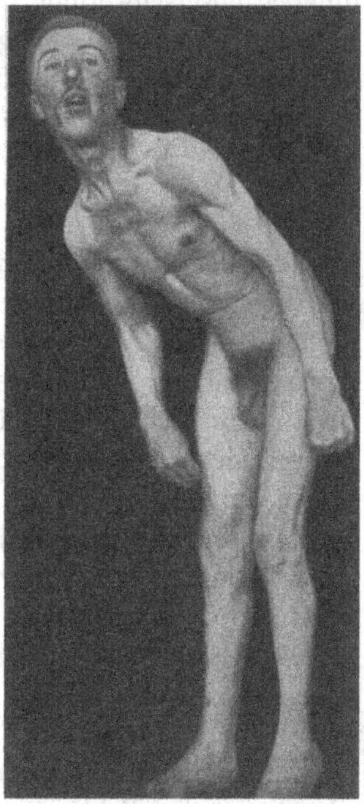

Abb. 4. Wilsonsche Krankheit. Beachtenswert ist das plastische Hervortreten der rigiden Muskeln, die Haltung und das starre Gesicht mit dem geöffneten Mund.
(Aus der II. medizin. Abteilung des Univers.-Krankenhauses Hamburg-Eppendorf. Prof. Dr. Nonne.)

Keine Propulsion, kein Schleifen am Fußboden. Dagegen deutliche Retropulsion. Beim Sitzen gerät das rechte Bein beim Herunterhängenlassen in starkes Zittern.

Gesichtsausdruck wegen des herabhängenden Unterkiefers etwas dement, wenig modulationsfähig, Ausdrucksbewegungen verharren manchmal ziemlich lange. Kein Rigor der Gesichtsmuskulatur, keine ausgesprochene Bewegungsarmut, wohl aber Verlangsamung der meisten Bewegungen. Kein Verharren in Haltungen.

Bei statischer Innervation der Arme ein schüttelndes grobes Zittern, namentlich distal. Durch kinetische Innervation kann zuweilen das Zittern für kurze Zeit unterdrückt werden, tritt aber dann gewöhnlich verstärkt wieder auf.

Nach längerer Ruhe, z. B. morgens nach dem Aufwachen, ist das Zittern zeitweise ganz weg. Bei Aufregung kommt es in verstärktem Maße.

Psychisch: Kein Intelligenzdefekt, zur Zeit leicht euphorische Stimmung.

Zusammenfassung.

Mit 9 Jahren beginnt ein langsam progredientes Leiden, bestehend in Muskelspannungen mit Zittern bzw. Wackeln und Haltungsstörungen. Pyramidenbahnzeichen fehlen. Die Hypertonie der Muskeln wird verstärkt durch Bewegungsintentionen, gemildert durch passive Bewegungen. Das Zittern besteht schon in der Ruhe, wird durch Aufregungen deutlich gesteigert; durch aktive Bewegungen, Festklammern usw. kann es vorübergehend unterdrückt werden. Lähmungen bestehen nicht, jedoch eine durch die Rigidität bedingte Innervationserschwerung und Bewegungsverlangsamung. Adiadochokinese angedeutet. Mund wird offengehalten. Gesichtsausdruck unbewegt. Keine Schluck- und Kaustörung, Speichelfluß. Sprache langsam, wenig moduliert.

Psychisch: Keine Ausfälle.

Epikrise.

Wie im vorigen Fall entwickelt sich das Leiden im Kindesalter. Die Rigidität des Muskulatur ist hier viel stärker ausgeprägt, die Wackelbewegungen sind gröber. Eigentümlich ist die Haltung des Kranken, die einer Kyphoskoliose gleicht, aber im wesentlichen durch Muskelspannungen bedingt zu sein scheint, da sie im Liegen und durch passive Bewegungen auszugleichen ist.

Es läßt sich nicht mit Sicherheit entscheiden, ob es sich hier um eine Zwangshaltung handelt oder ob wir es mit einer Haltungsanomalie zu tun haben, ähnlich wie sie bei der Paralysis agitans vorkommen. Auch hier sinken die Kranken allmählich mit dem Oberkörper nach vorne. Als zerebellare Symptome könnten die Verlangsamung der Sprache und die allgemeinen ataktischen Störungen aufgefaßt werden.

Das Zittern besteht schon in der Ruhe; daß sich dieses Ruhezittern nicht prinzipiell von der Ataxie unterscheidet, wird später noch genauer ausgeführt werden.

Die Kombination von ataktischen Wackelbewegungen mit Rigor und mimischer Starre bei Fehlen von Pyramidenzeichen weist uns auch hier wieder auf eine Pseudosklerose hin, jedoch wird in diesem Falle eine klinische Unterscheidung von Wilsonscher Krankheit kaum möglich sein. Die Hornhautpigmentierung fehlt, Anfälle sind nicht beobachtet, auch Intelligenzstörungen sind nicht beobachtet.

Nosologisch unklarer ist folgender Fall:

Fall 29. Ernst B. (Gehlsheim.) 63 Jahre.

Vorgeschichte: Ein jüngerer Bruder leidet seit sechs bis sieben Jahren an Zittern. Sonst Familienanamnese o. B. Er selbst war als Kind gesund. Beruf: Landwirt. 1901—02 zum erstenmal wegen einer paranoischen Erkrankung in Anstaltsbehandlung; damals ist in der Krankengeschichte von motorischen Störungen nichts bemerkt worden. 1919 erneute Anstaltseinweisung, weil er sich vollständig hatte verwahrlosen lassen und phantastische Ideen geäußert hatte. Auf die sehr eigenartige Psychose kann in diesem Zusammenhang nicht eingegangen werden, uns interessieren hier vielmehr nur seine Zitterbewegungen, die nach Aussagen der Verwandten in geringem Maße schon seit 20—25 Jahren bestehen sollen, seit 15 Jahren aber deutlich in die Erscheinung getreten sind.

Befund: Gut ernährter kräftiger Mann. Haut schmutziggrau. Keine Hornhautpigmentierung.

Mund fast zahnlos, an den Körperorganen keine Störungen. Blutdruck normal. Urin frei. Keine Leberfunktionsstörung bei der Prüfung mit Lävulose. Keine Uro-

bilinogenurie. Wassermann in Blut und Liquor negativ. Phase I θ. Lymphozyten
$^{1}/_{3}$ im cbmm.

Grobe Kraft überall gut in Extremitäten und Rumpfmuskeln. Innervation ausgiebig
und andauernd. Kein Erschlaffen bei längerer Innervation. Keine ruckweise Innervation, keine Innervationsnachdauer.

Reflexe: Pat.-Sehnenrefl. +, Ach.-Sehnenrefl. schwach. Bauchdeckenreflexe +,
Kremastesrefl. +.

Armreflexe: Trizepsrefl. +, Bizeps schwach, Radiusperiostrefl. sehr schwach, nur
unter Tonuserhöhung bei Zusammenpressen der Beine auslösbar. Babinski 0. Paradoxes
Phänomen 0. Kein Verharren in Haltungen.

Mechanische Muskelerregbarkeit in den Beinen schwach, an den übrigen Muskeln
des Rumpfes etwas deutlicher, aber keineswegs erhöht.

Muskeltonus: Die Beinmuskulatur fühlt sich schlaff an, Beingelenke sind sehr
leicht beweglich, hypotonisch. An Fußgelenken sind Schlenkerbewegungen auslösbar. Die
Hacken sind bei Beugung der Knie ohne Schwierigkeit aktiv bis an das Gesäß zu bringen.
Bei Prüfung des Muskeltonus, der im allgemeinen herabgesetzt ist, findet man zuweilen
einen durch unwillkürlich auftretende, ruckartige Bewegungen erzeugten kurzdauernden
Widerstand.

Muskeltonus an den Armen etwas stärker herabgesetzt, Muskeln fühlen sich schlaff
an, sind aber keineswegs atrophisch. Im Handgelenk und Ellenbogengelenk können
Schlenkerbewegungen ausgeführt werden; auch beim Gehen macht er oft schlenkernde
Bewegungen mit den Armen.

Ebenso wie in den Beinen sind auch in den Armen bei passiven Bewegungen ab
und zu ruckartige, nur kurz dauernde Tonuserhöhungen zu beobachten. Rücken- und
Halsmuskulatur nicht im Tonus verändert. Mitbewegungen: Bei einfachen und komplizierten Bewegungen einer Extremität treten in der anderen Extremität keine Mitbewegungen auf; dagegen findet man meist bei allen ausgeführten Bewegungen deutliche
Mitbewegungen im Fazialisgebiet, im Sinne eines Zusammenpressens des Mundes und der
Lippen, wobei die Lippen etwas eingestülpt werden. Die Stärke dieser Mitbewegungen
ist abhängig von der Kraftanstrengung des Patienten. Die normalen Mitbewegungen,
wie Armpendeln beim Gehen, sind in gewöhnlicher Weise vorhanden. Keine Asynergie.
Keine Adiadochokinese. Kein Stewart Holms' Symptom, keine Bradytheleokinese. Bei
Prüfung der groben Kraft tritt beim Loslassen eine ausfahrende Bewegung in der Rich-
tung der stattgehabten Innervation ein.

Beim Gehen plötzliches Anhalten und Kehren möglich. Keine Retro-, Latero- und
Propulsion.

Wenn Patient in Ruhe sitzt, die Hände auf dem Schoß gelagert, so finden ganz
leichte, stoßende Zitterbewegungen statt, hervorgerufen durch leichte, klonische Zuckungen,
namentlich im Trizeps und Bizeps. Patient sucht diese spontan auftretenden Zitterbewegungen dadurch zu vermeiden, daß er den Arm in Streckhaltung anspannt und
dabei die Handflächen auf die Knie stützt. Sonst finden sich in der Ruhe keine Zitterbewegungen.

Beim Gehen und Stehen trägt Patient den Kopf etwas in den Nacken gebeugt, und
zwar sucht er durch diese Haltung die sonst spontan auftretenden rhythmischen Bewegungen zu vermeiden. Läßt man den Patienten den Kopf etwas nach vorn beugen,
so treten beim Liegen, Sitzen, Stehen und Gehen rhythmische Kontraktionen auf, symmetrisch in beiden M. sterno-cleido-mast., und zwar in sehr lebhaftem Tempo etwa 160
bis 180 in der Minute. Die Bewegungen sind von geringer Amplitude. Bei Palpation
des M. sterno-cleido-mast. fühlt man die Kontrakturen deutlich. An den Muskeln des
Nackens sind keine ruckartigen Bewegungen nachweisbar.

Dreh- und Neigungsbewegungen des Kopfes haben keinen Einfluß auf diese Bewegungen, die gleicherweise ebenfalls symmetrisch fortgehen. Fast ganz zum Stillstand
gebracht werden können diese Bewegungen dadurch, daß Patient den Kopf in den Nacken
legt, wobei durch Verlängerung des M. sterno-cleido-mast. eine Beruhigung desselben
eintritt.

Eine leichte Zitterbewegung kann man manchmal im Fazialisgebiet konstatieren,
jedoch ist diese Beobachtung nicht sicher, da sie auch durch Erschütterung der schlaffen

Wangenmuskulatur infolge der Kopfbewegung ausgelöst sein kann. Eine langdauernde tonische Innervation im Fazialisgebiet (andauerndes Zähnezeigen und andauerndes Augenschließen) ist dem Patienten nicht möglich. Es treten dann Zuckungen auf. Zittern des Kiefers wird manchmal beobachtet. Langdauernde tonische Innervation des Kaumuskels nicht möglich.

Im Gebiet der Zunge findet man, solange sie in Ruhe ist, keine Zitterbewegungen; wird sie dagegen frei, d. h. bei weitgeöffnetem Munde herausgestreckt, so zuckt sie regellos hin und her, kann nur für Augenblicke ruhig gehalten werden. Das Tempo der Zungenbewegungen ist wesentlich langsamer als das der Nickbewegungen, etwa 100 in der Minute. Auch ist es nicht rhythmisch, sondern unregelmäßig. Patient bemüht sich, es zu unterdrücken dadurch, daß er beim Zungenherausstrecken die Lippen fest um sie herumkneift.

Sprechen und Schlucken ist nicht gestört. Willkürliche Bewegungen der Zunge, aktives schnelles Hin- und Herbewegen +

Wenn Patient im Bett liegt, besteht an den oberen Extremitäten kaum Zittern, nur selten wird leichtes, vorübergehendes Zucken an den Unterarmen, namentlich im Sinne der Pro- und Supinationsbewegungen bei psychischer Erregung bemerkt.

Bei statischer Innervation, wenn Patient die wagrecht erhobenen Arme einen Augenblick gehalten hat, beginnt ein leichtes Zittern der Fingerspitzen, das sich dann rasch auf das Handgelenk verbreitet. Vorübergehend unterdrückt wird diese Bewegung dadurch, daß der Patient die Handgelenke und Finger extrem streckt, wobei eine leichte Überstreckung der Finger stattfindet. Die Zitterbewegungen bei gestrecktem Arm-, Ellenbogen-, Handgelenk und gestreckten Fingern besteht in leichten rhythmischen Pro- und Supinationsbewegungen von geringer Amplitude; ferner in einem ganz leichten, nur angedeuteten Beugen und Strecken der Finger, ebenfalls leichten Abduktionen der Finger und in angedeuteten Drehbewegungen der Finger im Grundgelenk.

Wird bei gestrecktem Arm die Faust geschlossen, so hören die Fingerbewegungen auf; man erkennt jedoch deutliche Zuckungen der M. interossii, außerdem wird dann das Zittern des Handgelenks etwas stärker, hat einen schüttelnden Charakter. Läßt man, immer noch bei ausgestrecktem Arm, das Handgelenk beugen, so daß die Hand in »Fallhandstellung« herabhängt, so verstärkt sich der Tremor außerordentlich und zwar so, daß die herabhängende Hand pendelartig nach links und rechts schwingt und Beuge- und Drehbewegungen der Finger etwas zunehmen. Dann breitet sich das Zittern rasch und in verstärktem Maße auch auf den Oberarm aus.

Läßt man auch den Arm im Ellenbogengelenk beugen, so tritt auch bei statischer Innervation in dem gestrecktem Arm ein starker, schüttelnder, rhythmischer Tremor auf, der im wesentlichen in den Beugebewegungen des Unterarms besteht und ohne große Amplitude ist; gleichzeitig wird auch der Unterarm in wesentlich größerer Schwingungsweise pendelartig hin und her geschlagen. In der Hand sind dieselben Bewegungen, wie vorher beschrieben, bei gebeugtem Ellenbogen in erhöhtem Maße zu beachten. Dies Zittern wird dann, langsam wachsend, immer rascher, so daß Patient diese Haltung nur für $1/2$ Minute aushält, dann den Arm sinken läßt. Unterstützt man den Ellenbogen, so ändert dies an den Zitterbewegungen des Armes nichts, nur wird die Übertragung der Bewegung auf den Oberarm dadurch gedämpft.

Bei kinetischer Innervation der Arme ist im allgemeinen dasselbe zu beobachten, nämlich daß alle Bewegungen, die bei gestrecktem Ellenbogen und gestrecktem Handgelenk ausgeführt werden, relativ wenig behindert sind, daß dagegen, sowie eine Beugung in diesen Gelenken zur Ausführung der intendierten Bewegungen benötigt wird, ein starker, schlagender Tremor auftritt, dessen Amplitude distal, entsprechend dem verlängerten Hebelarm wächst. Hantieren mit schwereren Gegenständen ist ganz gut möglich, solange die Arme dabei nicht oder nur wenig gebeugt zu werden brauchen. Patient kann ohne weiteres das Bett in die Höhe heben, zittert dabei nur etwas mit dem Kopfe. Wenn er einen Stuhl in die Höhe hebt, so tut er das mit im Ellenbogen gestreckten Arm; die Waschschüssel faßt er so, daß er beide Handflächen mit gestreckten Fingern unter den Rand der Schüssel legt und die Schüssel dann mit geradeaus von sich gestreckten Armen weiter trägt. Muß er dagegen zum Fassen eines Gegenstandes, z. B. einer Kaffeetasse, die Finger brauchen, so gelingt es ihm im Stehen überhaupt nicht, im Sitzen mit unterstütztem Arm macht es ebenfalls noch große Schwierigkeiten. Er stößt dabei leicht die Tasse um. Zum Trinken setzt er sich vor den Tisch, faßt die Tasse mit den Hohlhänden und führt sie bei aufgestütztem Ellenbogen zum Munde. Beim Krümmen der Arme tritt auch hierbei ein heftiges Schütteln ein, das aber durch Aufstützen der Arme und Annähern des auch hier in den Nacken geschlagenen Kopfes etwas gedämpft wird, so daß Patient immerhin ohne fremde Hilfe essen und trinken kann.

Beim Zuknöpfen des Hemdes beobachtet man ähnlich, daß er nur dann die Hemdknöpfe auf der Brust schließen kann, wenn er beide Ellenbogen fest an den Körper preßt. Will er den Knopf am Ärmel zumachen, so streckt er beide Arme vor sich, daß die Ellenbogen möglichst gestreckt sind und bemüht sich auch beim Knöpfen, soweit es möglich ist, Hand und Finger gestreckt zu halten. Sehr deutlich tritt das Stärkerwerden der Zitterbewegung dann auf, wenn man den Patienten auffordert, mit dem Arm, der gerade gestreckt und dabei relativ ruhig ist, sich an die Nase zu greifen. Es tritt dann ein krescendoartig ansteigender, schlagender Tremor der Finger auf, so daß Patient sich ins Gesicht schlägt; das Ziel wird erreicht, aber wegen des wachsenden Tremors sofort wieder verlassen. Wenn man den Versuch mit geschlossener Faust machen läßt und auffordert, z. B. das erste Glied des Daumens an die Nase zu bringen, tritt keine Änderung dabei auf. Das Wackeln erfolgt dabei nicht nur in der Richtung der beabsichtigten Bewegungen, sondern auch senkrecht dazu und in allen möglichen anderen Bewegungsebenen. Während der Ausführung passiver Bewegungen kommt es nicht zu Zitterbewegungen.

Es selbst gibt an, daß er beim Anfassen von relativ schweren Gegenständen wenig Beschwerden habe, daß er sich jedoch hüte, feinere Sachen anzufassen, da er dabei Gefahr laufe, dieselben hinzuwerfen.

Patient ist ungemein bewegungsreich, macht sehr lebhafte Ausdrucksbewegungen, Gestikulationen. Seine aktiven Bewegungen sind sehr rasch, hastig. Er geht und läuft in sehr raschem Tempo.

Der Zustand ist seit zwei Jahren unverändert geblieben.

Zusammenfassung.

Im vorgerückten Alter (wohl zwischen 30 und 40 Jahren) entwickelt sich ein schlagender Tremor bei einem Manne, der nebenher auch an einer paranoischen Psychose leidet. Der Tremor besteht in der Ruhe und nimmt bei Intentionen zu, bei gebeugtem Arm kommt es zu einem starken Hin- und Herschlagen, das sich nicht nur auf Beugung und Streckung beschränkt, sondern auch in anderen Richtungen auftritt. Das Zittern befällt nicht nur die Arme, sondern auch Kopf und Beine. Reflexanomalien, Muskelspannungen fehlen, dagegen läßt sich eine ausgesprochene Hypotonie der Bein- und Armmuskeln nachweisen. Mimik ungestört, keine Bewegungsarmut oder Innervationserschwerung, keine Adiadochokinese. Anfälle sind nicht beobachtet.

Bei einem Bruder ist ein ähnliches Zittern in geringerem Grade vorhanden.

Epikrise.

Die Bewegungsstörung zeigt mit Fällen sicherer Pseudosklerose manche Übereinstimmung, besonders hinsichtlich der Verteilung und der Art der Auslösung. Eine frappante Ähnlichkeit besteht mit Fall E. R., Gö., sowie mit Fällen von Strümpell, Rausch und Schilder, hinsichtlich der Zunahme des Wackelns, wenn die Extremität oder der Körper gebeugt werden. Es kommt dabei auch hier zu dem wilden, schüttelnden Schlagen. Ferner besteht in gleicher Weise wie bei den eben erwähnten Fällen eine ausgesprochene Muskelhypotonie. Dagegen fehlen die Störungen der Mimik und der Sprache, auch Nystagmus ist nicht vorhanden. Bewegungsarmut, Innervationserschwerung oder Verlangsamung der Bewegungen ist ebenfalls nicht zu beobachten.

Die Diagnose Pseudosklerose, die sich hier nur auf die Art der Bewegungsstörung stützen könnte, erscheint daher nicht ohne weiteres berechtigt. Was käme sonst noch in Betracht? Hysterie kann bei der Art der Bewegungsstörung, besonders angesichts der deutlich vorhandenen Hypotonie, ausgeschlossen werden. Am ehesten wäre an den sogenannten essentiellen, hereditären Tremor zu denken, zumal da ein Bruder eine ähnliche Zitterstörung hat. Unter dieser Diagnose werden offenbar recht verschiedene Erkrankungen zusammengefaßt. Oppenheim erwähnt Fälle vom Charakter des Intentionszitterns mit gleichzeitig skandierender Sprache (Pseudosklerose?). Bei Fällen von Kreiß ist ebenfalls das Zittern im wesentlichen an die Bewegung geknüpft, bzw. es wird durch solche verstärkt. Das gleiche gilt von zwei Fällen Braschs, während bei einem weiteren Fall dieses Autors das Zittern nur bei statischer Innervation zur Geltung kommt, bei kinetischer dagegen vermißt wird. Interessant ist, daß schon Nagi auf Ähnlichkeiten mit dem Krankheitsbild der von Westphal zum ersten Male beschriebenen Pseudosklerose hinweist.

Die Feststellung, daß es sich bei Be. um einen essentiellen Tremor handle, befriedigt nicht, denn der essentielle Tremor ist m. E. keine Krankheit, sondern eine Verlegenheitsdiagnose; abgesehen vom Zittern der Neurastheniker und Alkoholiker findet man bei den als »essentieller Tremor« etikettierten Krankheitsbildern eine Gruppe von Fällen, die ähnlich wie der vorliegende bezüglich des Charakters ihrer Bewegungsstörungen als forme fruste einer Pseudosklerose aufzufassen sind. Das Einhergehen mit psychischen Degenerationen (Raymond Dama), das von Oppenheim beobachtete Begleitsymptom der skandierenden Sprache spricht nicht dagegen. Eine Nachuntersuchung einschlägiger Fälle unter Berücksichtigung der durch die nähere Erforschung der subkortikalen Bewegungsstörungen erworbenen Erkenntnisse, würde die Gruppe des essentiellen Tremors wahrscheinlich auflösen oder doch sehr verkleinern. Da es sich bei diesen Formen um sehr chronisch verlaufende Krankheitsfälle handelt, die zudem meist nicht dauernder Krankenhausbehandlung bedürfen, werden beweisende Sektionsbefunde schwer zu beschaffen sein.

Überblicken wir alle bis jetzt veröffentlichten sicheren oder einigermaßen sicheren Fälle, so finden wir eine ganze Reihe von Beobachtungen, bei denen rein klinisch kaum zu sagen ist, ob hier eine Pseudosklerose oder eine Wilsonsche Krankheit vorliegt.

An diese »Mittelfälle« schließen sich nach beiden Seiten hin Erkrankungen an, die sich ganz allmählich von dem Mischtypus entfernen, so daß wir auf der einen Seite einwandfreie Pseudosklerosen, auf der anderen Seite sichere Wilsonsche Krankheit antreffen. Besonders klar wird der Unterschied zwischen beiden, wenn wir folgende differential-diagnostische Erwägungen anstellen:

Wir haben auf der Seite der Pseudosklerosen oft Schwierigkeiten, die Erkrankung von der multiplen Sklerose zu trennen. Auf dem anderen Flügel sehen wir Verwechslungen der Wilsonschen Krankheit mit Paralysis agitans vorkommen. Die Paralysis agitans und die multiple Sklerose bedingen aber derartig verschiedene Erscheinungen, daß ein Auseinanderhalten der ihnen jeweils ähnlichen Krankheitsbilder auch nicht schwer sein dürfte, wenn es neben den reinen Formen nicht noch symptomatisch etwas verschwommene Mischtypen gäbe. Auch der Umstand, daß die Wilsonsche Krankheit mit dem Torsionsspasmus offenbar eine gewisse Ähnlichkeit besitzt, daß diese Erkrankung andererseits kaum zu Verwechslungen mit der Pseudosklerose oder, der multiplen Sklerose führen kann, zeigt deutlich, daß reine Formen der Wilsonschen Krankheit symptomatologisch sich ganz anders verhalten als die Pseudosklerose.

Was zunächst die Differentialdiagnose der Pseudosklerose gegenüber der multiplen Sklerose anlangt, so hat Oppenheim darüber eine übersichtliche Zusammenstellung gegeben, die aber insofern den Tatsachen nicht ganz gerecht wird, als er gleichzeitig auch die Wilsonschen Krankheitskomplexe, die er mit der Pseudosklerose fast indentifizierte mit hineinbezog. Zunächst muß betont werden, daß die Charkotsche Trias, wenn sie allein vorhanden ist, keineswegs die Diagnose multiple Sklerose sichert. Eine solche konnte ich z. B. bei der obenerwähnten Pat. E. R. feststellen. Hier handelte es sich aber um eine einwandfreie Pseudoklerose ohne Pyramidenerscheinungen mit typischer Hornhautpigmentierung: außer dem nystagmusartigen Augenwackeln, der skandierenden Sprache, und der Intensionsataxie, waren keine der üblichen Merkmale für multiple Sklerose vorhanden gewesen; die Bauchdeckenreflexe waren deutlich; die übrigen Reflexe regelrecht, kein Babinski, keine temporale Abblassung der Sehnerven, keine zentralen Skotome. Auch bei Fall Tr. beherrschte die Charkotsche Trias das Bild, und auch hier war eine multiple Sklerose auszuschließen.

Der Muskeltonus kann sowohl bei der multiplen Sklerose, als auch bei der Pseudoklerose erhöht sein. (Bei der Pseudosklerose braucht er es nicht zu sein!) Besteht eine Hypertonie, so ist sie bei der multiplen Sklerose spastischer Natur. Sie geht einher mit Reflexsteigerung und Babinski und entspricht in ihrer Verteilung dem Typus Wernicke-Mann. Bei der Pseudosklerose handelt es sich um einen Rigor von gleichmäßig zäher Beschaffenheit; auch er kann nach einem Prädilektionstyp verteilt sein, der sich aber dadurch auszeichnet, daß die proximalen Muskelgruppen mehr betroffen sind, als die distalen. Bei der multiplen Sklerose ist der Spasmus im allgemeinen mit einer Parese verknüpft. Eine solche kann bei der Pseudosklerose fehlen, jedoch kann eine gewisse Muskelschwäche, die nicht dem Prädilektionstypus entspricht, und auf deren Eigenart später noch einzugehen sein wird, vorhanden sein.

Während das Zittern bzw. die Ataxie bei der multiplen Sklerose an statische oder noch häufiger an kinetische Innervationen geknüpft ist, besteht bei der Pseudosklerose häufig schon in der Ruhe ein leichtes Zittern, es tritt allerdings auch hier bei Intentionen stärker auf und wird zu einem heftigen Wackeln, das in seinem Ausmaß und in seiner Intensität grob und ausfahrend ist, o daß es unter Umständen an wildes Umherschlagen erinnert. Im Allgemeinen wird aber der Charakter dieser Bewegungsstörung kein differentialdiagnostisches Kriterium sein können, da es in vorgeschrittenen Fällen von multipler Sklerose auch zu solch hochgradiger Ataxie kommen kann. Hat doch gerade die Ähnlichkeit der Wackelbewegungen mit denen der multiplen Sklerose zur Bezeichnung »Pseudosklerose« geführt.

Die Bauchdeckenreflexe, die bei der multiplen Sklerose schon frühzeitig zu erlöschen pflegen, sind bei der Pseudosklerose immer erhalten. Dagegen fehlt bei der multiplen Sklerose die Starre des Gesichtsausdrucks, die bei der Pseudosklerose meist wenigstens angedeutet ist, wenngleich dies Symptom in noch höherem Maße der Wilsonschen Krankheit zukommt. Das gleiche gilt von der Bewegungsverarmung, die bei der multiplen Sklerose in reiner Form nie beobachtet wird. Sensibilitätsstörungen gehören nicht zum Bilde der Pseudosklerose, auch temporale Abblassung der Sehnerven und zentrale Skotome sind nur für multiple Sklerose charakteristisch. Augenmuskelstörungen, besonders die anamnestische Angabe des Doppelsehens sprechen ebenfalls gegen Pseudosklerose. Auch pflegt bei der Pseudosklerose der Verlauf nicht, oder doch nur höchst selten, von Remissionen unterbrochen zu werden. Unbedingt pathognomonisch für die Pseudosklerose ist das Vorhandensein der Hornhautpigmentierung; jedoch schließt sein Fehlen die Diagnose nicht mit Sicherheit aus. Sehr charakteristisch, aber ebenfalls nicht unbedingt erforderlich ist das Vorkommen von Anfällen epileptiformer Art, bei der Pseudosklerose. Psychische Störungen, meist Demenz, kommen bei der Pseudosklerose oft recht frühzeitig vor; sie brauchen jedoch namentlich bei späteren Stadien der multiplen Sklerose nicht zu fehlen.

Ein Symptom, das bei beiden Erkrankungen in sehr ähnlicher Weise vorkommen kann, ist die Sprachstörung. Die Kranken sprechen meist skandierend und langsam. Auch Dysarthrie wird zuweilen beobachtet. Ferner ist die Phonation dabei häufig gestört; die Stimme klingt belegt oder schwach, ist dabei eintönig, oft weinerlich.

Eines der wichtigsten Unterscheidungsmerkmale, die Erkrankung der Leber, läßt sich in weitaus den meisten Fällen klinisch nicht feststellen; man wird daher eine Leberfunktionsprüfung nur im positiven Fall zur Differentialdiagnose heranziehen können.

Nicht unerhebliche Schwierigkeiten bereitet zuweilen die Differentialdiagnose der Pseudosklerose gegenüber der Hysterie. Gerade der Umstand, daß bei der Pseudosklerose die üblichen organischen Zeichen, Babinski, Reflexanomalien, zu fehlen pflegen, macht es begreiflich, daß die Erscheinungen mit hysterischem Schüttelzittern verwechselt werden können. Als differentialdiagnostische Kriterien kommen in erster Linie die Sprachstörungen, die Art des Tremors, besonders seine Zunahme bei Intentionen, in Betracht. In den Fällen von Pseudosklerose, die mit Hypotonie oder normalen Muskeltonus einhergehen, läßt sich schon daraus die Diagnose Hysterie ablehnen, weil die Hysteriker fast ausnahmslos während ihrer Zitterbewegungen die Muskeln heftig anspannen. (Pseudospasmus.)

Die oben erwähnten Unterschiede gegenüber der multiplen Sklerose sind nicht immer und nicht alle in jedem Fall anwendbar, zumal da es eine Reihe von Fällen gibt, die symptomatologisch zwischen beiden Krankheiten stehen. Auffälligerweise gehört der Fall, bei dem es Alzheimer als erstem gelungen ist anatomische Veränderungen nachzuweisen, auch in diese Gruppe hinein. Klinisch fand sich nämlich Fußklonus beiderseits und linksseitiger Babinski; das Vorkommen von Fußklonus, der übrigens auch bei anderen Fällen von Pseudosklerose beobachtet wird, halte ich namentlich wenn er erschöpfbar ist, nicht unbedingt für ein Zeichen von Pyramidenschädigung. Sogar ein scheinbar unerschöpflicher Fußklonus kann bei funktionellen Erkrankungen ausnahmsweise vorkommen, allerdings in besonderer Form. Es ist daher auch die Möglichkeit eines Fußklonus bei Hypertonie extrapyramidaler Genese als möglich zuzugeben. Dies gilt jedoch nicht vom Babinski, der immer als sicheres Zeichen einer Pyramidenschädigung aufzufassen ist. In dem Falle von Alzheimer ist außerdem noch von einer spastischen Hemiparese die Rede. Ob dabei der Wernicke-Mannsche Prädilektionstyp vorlag, ist leider nicht angegeben. Auch fehlt eine Notiz über das Verhalten der Bauchdeckenreflexe. Ob diese durch spastische Hemiparese und positiven Babinski wahrscheinlich gemachte Pyramidenbahnschädigung zu dem eigentlichen anatomischen Prozeß der Pseudosklerose gehört, oder ob eine zufällige Kombination besteht, läßt sich nicht mit Bestimmtheit sagen. Als anatomische Grundlage für diese Pyramidenbahnschädigung konnte Alzheimer eine Degeneration des linken Pyramidenseitenstrangs und rechten Pyramidenyorderstrangs nachweisen. Es erinnert dies an die einzigen anatomischen Befunde bei den ersten Fällen von Pseudosklerose, die von Westphal und Strümpell beschrieben wurden, bei denen sich ebenfalls Lichtungen im Gebiet der Pyramidenbahn fanden, nb. ohne Pyramidenbahnsymptome zu veranlassen. In dem von mir beschriebenen Fall war übrigens ebenfalls eine geringe Faserlichtung im Gebiet des linken Seitenstrangs zu finden. Einen ähnlichen Befund teilt Schütte mit. Durch die Beteiligung der Pyramidenbahn wird bei dem Alzheimerschen Fall klinisch die strenge und ausschließliche Zugehörigkeit zu den extrapyramidalen Motilitätsstörungen in Frage gestellt. Handelt es sich um einen wesentlichen Unterschied, oder nur um ein zufälliges Überdieufertreten des krankhaften Prozesses, wie Strümpell sich ausdrückt? Jedenfalls kommt diesem Befund eine differentialdiagnostische Bedeutung zu, die einer kurzen Besprechung an dieser Stelle bedarf:

Offenbar gehört hierher auch ein von Creutzfeld beschriebener Fall, der zunächst das Bild einer multiplen Sklerose bot (Nystagmus, spastische Parese, Babinski, skandierende Sprache, Zwangslachen, schubartiger Verlauf). Später trat dazu eine eigenartige psychische Veränderung. Anfälle und sonderbare motorische Erscheinungen. Anatomisch fand sich nichts von multipler Sklerose, sondern ein nicht entzündlicher herdförmiger Untergang des Nervengewebes in der Großhirnrinde mit Neuronophagie und reparatorischer Gliawucherung, zum Teil auch mit Gefäßproliferation, eine nicht entzündliche diffuse Zellerkrankung mit Zellausfall im Bereich der gesamten grauen Substanz. Der Verfasser rechnet die Erkrankung in das große Gebiet der Pseudosklerosen, obwohl die typischen Zellbefunde Alzheimers nicht vorhanden waren.

Drei ähnliche Fälle, die klinisch zunächst am meisten an multiple Sklerose erinnern (Babinski, fehlende Bauchdeckenreflexe), während bulbäre Symptome, psychische Veränderungen und eigentümliche Motilitätsstörungen die Diagnose zweifelhaft erscheinen ließen, teilt Jakob mit. Auch hier fanden sich Degenerationen der Ganglienzellen, diffuser Markfaserausfall bei allgemeiner protoplasmatischer Gliawucherung, Neuronophagien, Gliarosetten, besonders in den vorderen Zentralwindungen, vorderen Teilen des Striatums, in den medialen

Thalamuskernen, in der Medulla oblongata und im Stirnhirn. Jakob nimmt Beziehungen an zu dem eben erwähnten Fall von Creutzfeld, sowie zu einem früher von Alzheimer beschriebenen Fall, der allerdings klinisch weniger gut dazu paßt. Ähnlichkeiten bestehen auch mit einer von Economo und Schilder beschriebenen Erkrankung im Präsenium. Jakob stellt ein neues Krankheitsbild auf, das er wegen der Vereinigung von Symptomen, pyramidaler und extrapyramidaler Art als »spastische Pseudosklerose« bezeichnet. Vielleicht gehört hierher auch noch ein Fall von Gerstmann und Schilder, bei dem sich ebenfalls ähnliche Motilitätsstörungen fanden. Zur Sektion ist dieser Fall noch nicht gekommen.

Ich glaube, daß dieses Krankheitsbild nicht zur Pseudosklerose gehört, weil einerseits die für diese Erkrankung charakteristischen Gliaveränderungen Alzheimers nicht beobachtet sind, und vor allem weil die Leberveränderung fehlt. Differentialdiagnostisch sind die Fälle jedenfalls von großer Bedeutung, sie bilden offenbar eine Gruppe für sich, zu der jedoch der Fall von Alzheimer-Hößlin, m. E. nicht zu rechnen ist. Er gehört trotz des vorhandenen Babinski, der als zufälliger Nebenbefund zu buchen ist, nach den Befunden im Gehirn und an der Leber sicher zur Pseudosklerose.

Die reinen Fälle von Wilsonscher Krankheit sind auf der anderen Seite schwer vom Torsionsspasmus oder auch von der Paralysis agitans, namentlich von der sogenannten juvenilen Form abzugrenzen. Hinsichtlich der Unterscheidung vom Torsionsspasmus kann zurzeit noch nichts Abschließendes gesagt werden, weil diese Erkrankung bis jetzt noch keine gesicherte anatomische Grundlage besitzt. Der einzige Fall mit Sektionsbefund (Thomalla) zeigte nicht nur eine Erweichung der beiden Putamina, sondern auch die noch für Wilsonsche Krankheit charakteristische Leberveränderung. Ob es sich bei dieser Beobachtung nicht um einen echten Fall von Torsionsspasmus handelt, wie Mendel meint, oder ob die beiden Erkrankungen näher miteinander verwandt sind, als man jetzt annehmen kann, muß dahingestellt bleiben. Rein symptomatologisch zeichnet sich der Torsionsspasmus gegenüber der Wilsonschen Krankheit durch die ziehenden, grotesken Bewegungen, von denen das Gesicht verschont bleibt, und die Lordose aus, während für Wilson mehr die bleibende Starre, vor allem auch der maskenartige Gesichtsausdruck und die Sprachstörung charakteristisch bleiben. Pyramidensymptome fehlen bei beiden Erkrankungen.

Die typische Paralysis agitans, wie sie sich im vorgerückten Alter entwickelt, wird im allgemeinen kaum Veranlassung zur Verwechslung mit Wilsonscher Krankheit geben, wohl aber liegt diese Möglichkeit bei den Fällen juveniler Paralysis agitans vor, sowie bei atypischen Formen der Schüttellähmung, namentlich solchen, die mit bulbären Symptomen einhergehen. Die typischen Formen der Paralysis agitans sind zu bekannt, als daß ich sie durch Beispiele zu belegen brauchte. Ich will nur kurz die einzelnen Symptome in ihrer Beziehung zur Wilsonschen Krankheit hervorheben: bei beiden spielt die Hauptrolle der Rigor der Muskulatur. Er ist in seiner Beschaffenheit zäh, wachsartig, in bezug auf seine Verteilung bevorzugt er die Halsmuskeln, sowie die proximalen Gliedabschnitte, ohne die distalen ganz zu verschonen. Auch die Körperhaltung ist bei beiden Erkrankungen oft recht ähnlich. Eine deutliche

Übereinstimmung findet sich auch in bezug auf die mimische Starre, den seltenen Lidschlag und die Verarmung der Ausdrucksbewegungen.

Aktive Bewegungen können die Spannungen vorübergehend unterbrechen, passive Bewegungen wirken bei der Parkinsonschen Erkrankung vorübergehend tonusvermindernd, wenn sie wenigstens langsam und ohne brüske Dehnung ausgeführt werden. Bei der Wilsonschen Krankheit ist mitunter eine tonussteigernde Wirkung passiver Bewegungen beobachtet worden. (Stertz, Gerstmann-Schilder, letztere allerdings in einem nicht ganz gesicherten Fall.) Eine eigenartige Muskelschwäche, die nicht eigentlich als Lähmung anzusprechen ist, kommt ebenfalls bei beiden Erkrankungen zur Beobachtung.

Das Zittern, das der Paralysis agitans den Namen verliehen hat, ist keineswegs das Hauptsymptom, es kann sogar unter Umständen fehlen, wodurch das Krankheitsbild der Paralysis agitans sine agitatione zustande kommt. Interessanterweise finden wir bei der Wilsonschen Krankheit ebenfalls einige Fälle beschrieben ohne Zittern, und davon einer mit charakteristischem Sektionsbefund. (Economo, ferner Stertz und Chotzen.)

Die Art des Zitterns kann sich bei beiden Erkrankungen auffallend gleichen. Bei der Paralysis agitans handelt es sich um das bekannte Pillendrehen der Finger, das bei fortgeschrittenen Fällen einen etwas gröber schüttelnden Charakter annehmen und sich mitunter auf die weiter proximal gelegenen Gelenke mit erstrecken kann. Ähnliches Zittern wird auch bei Wilson beobachtet. Leider lassen die Beschreibungen der Wilsonschen Originalfälle hier im Stich, da sie keine genaue Schilderung des Zitterns enthalten. In dem Stöckerschen Fall war die Ähnlichkeit jedenfalls so groß, daß Bonhöffer denselben Fall anfangs als Paralysis agitans juvenilis ansprach. Wenn man die Vorgeschichte einzelner derartiger Erkrankungen betrachtet, so findet man zuweilen in den Anfangsstadien die Diagnose Paralysis agitans verzeichnet. Die Ähnlichkeit mit dem Krankheitsbild verwischt sich aber anscheinend zuweilen in späteren Stadien, offenbar deshalb, weil das Zittern einen anderen Charakter annimmt. Es ist meist gröber geworden, oder es tritt neben dem feinen Zittern noch ein grobschlägiges Wackeln auf, das die Zitterbewegung überlagert und nicht zur Geltung kommen läßt.

Ein nicht unwesentlicher Unterschied wird immer wieder hervorgehoben: bei der Paralysis agitans ist das Zittern ein ausgesprochenes Ruhezittern, während ausnahmslos alle Beschreibungen der Wilsonschen Krankheit betonen, daß der Tremor sich bei Intentionen verstärkt oder dabei erst auftritt. Wir wissen, daß bei Paralysis agitans der Tremor im allgemeinen durch aktive Bewegungen sogar unterdrückt werden kann, wenigstens für kurzdauernde Bewegungen. Vorgeschrittene Paralysis agitans-Fälle machen aber auch hiervon eine Ausnahme. Bei beiden Erkrankungen ist es aber die Regel, daß Gemütsbewegungen das Zittern auslösen und verstärken können. Da nun bei jeder Zielbewegung gerade bei diesen motorisch so behinderten Menschen auch eine gewisse psychische Erregung mitspielt, ist es schwer zu entscheiden, was bei der Wilsonschen Krankheit das Zittern verstärkt, die Intentionen oder die psychische Erregung. Man wird daher schon aus diesem Grunde in dem Auftreten des Zitterns bei Intentionen oder bei Ruhe keinen maßgebenden Unterschied sehen können. Andere Gründe, die mich zu der gleichen Auffassung führen, werden später noch hervorzuheben sein.

Beiden Erkrankungen gemeinsam ist auch die Verlangsamung und der Ausfall von Bewegungen. Über das Verhalten dieser Symptome zum Rigor soll später noch ausführlich gesprochen werden.

Die Sprache der an Paralysis agitans Leidenden ist sehr charakteristisch, sie ist meist eintönig, leiernd, unmoduliert, klingt höher, als der normalen Stimmlage entspricht, hat auch einen ausgesprochen klagenden Beiklang. Bei der Wilsonschen Krankheit ist die Sprachstörung meist sehr viel hochgradiger, oft können die Kranken überhaupt nicht mehr sprechen, in leichteren Fällen besteht eine ausgesprochene Dysarthrie, auch ist die Bewegung der Zunge und der Lippen oft behindert, so daß es zuweilen zu pseudobulbären Erscheinungen kommt. Namentlich die Zunge kann fast nie weiter als bis zur Zahnreihe nach vorn gebracht werden. Der Mund steht dabei weit offen, der Speichel fließt aus dem Munde. Derartig schwere Störungen kommen bei der Paralysis agitans in seltenen Fällen allerdings auch vor (Bruns). Ich sah eine ähnliche Erkrankung, bei der die Differentialdiagnose mit Wilsonscher Krankheit auch deswegen nicht leicht war, weil die Erkrankung in relativ jugendlichem Alter begonnen hatte.

Fall 30. Es handelte sich um eine jetzt 40jährige Frau Adeline B. (Eppendorf). die im 37. Lebensjahr mit Zittern im linken Arm erkrankt war. Das Zittern ging bald auf den rechten Arm über, später wurde der Gang schlechter.

Befund: Groß, mager, keine Pigmentierungen, kein Hornhautring, leichte Kyphose der Brustwirbelsäule. Den Kopf nach vorn geneigt, sitzt die Kranke regungslos im Bett, die Musculi sternocleidomastoidei sind angespannt, die Stirne leicht hochgezogen, Gesichtszüge unbeweglich. Sie verfolgt die Vorgänge in ihrer Umgebung mit den Augen, der Mund ist spaltförmig geöffnet, kann nur mit Mühe weiter aufgemacht werden. Starker Speichelfluß. Die Arme stehen adduziert, im Ellenbogen gebeugt. Hände meist, aber keineswegs immer in Pfötchenstellung, Spatia interossea eingesunken. Haut glänzend und atrophisch. Die Beine in der Hüfte und im Knie leicht gebeugt, die Füße gestreckt, so daß Tibiakante und Fußrücken fast eine gerade Linie bilden. Passive Bewegungen begegnen überall einem zähen Widerstand, am stärksten gespannt sind Hals- und Nackenmuskeln, die Beuger am Oberarm und am Oberschenkel, sowie die Plantarflexoren der Füße. Eine mehr oder weniger deutliche Rigidität besteht auch in allen übrigen Muskeln der Extremitäten. Die Spannungen sind weder durch langsame noch durch brüske Bewegungsversuche veränderlich; auch durch mehrfache passive Bewegungen wird keine Erschlaffung erzielt. Paradoxes Phänomen zuweilen positiv. Aktive Bewegungen: Heben oder Drehen des Kopfes aktiv so gut wie unmöglich. Bewegungen der Gesichtsmuskeln weder willkürlich, noch mimisch ausführbar. Der Mund kann nur spaltförmig geöffnet werden. Backenaufblasen, Pfeifen unmöglich. Die Zunge wird nur wenig vorgestreckt, erreicht kaum die Zahnreihe, zuckt dabei sehr lebhaft. Die Lippen fühlen sich weich und schlaff an. Nur einmal gelingt es, die Patientin zum Lächeln zu bringen, wobei der lachende Gesichtsausdruck lange bestehen bleibt und erst allmählich wieder abklingt. Kaubewegungen vollkommen kraftlos, Schlucken sehr langsam, namentlich bei festen Speisen Schwierigkeiten. Keine Atrophie der Gesichts- und Mundmuskeln. Sprache leise, kraftlos, ziemlich hastig, eintönig, hauchartig, nur ganz wenig phonierend. Sehr schwer zu verstehen. Mund und Zunge werden fast gar nicht dabei bewegt, bei Erregungen zittert der Unterkiefer deutlich.

Bei statischer und kinetischer Innervation der Arme und Hände beginnt ein langsames Wackeln der Unterarme im Ellenbogengelenk und drehende Bewegungen der Finger, die dem Pillendrehen ähneln. Auch im Schultergelenk ganz vereinzelte wackelnde Bewegungen. In der Ruhe verschwinden diese Bewegungen allmählich wieder. In den Beinen bei aktiver Bewegung ebenfalls schwerfällige Zitterbewegungen. Im Vordergrunde steht auch hier die Langsamkeit und Schwerfälligkeit. Stehen nur mit gebeugten Knien sehr unsicher und kraftlos, Gehen nur mit Unterstützung möglich, nach vorn fallend, die

Fußspitzen am Boden schleifend. Sich selbst überlassen ist die Kranke vollkommen bewegungslos. Psychisch trotz der anscheinenden Stumpfheit für die Umgebung interessiert, über ihren eigenen Zustand unterrichtet. Soweit eine Prüfung möglich ist, keine Demenzerscheinungen. Die Leberfunktionsprüfung mit Lävulose ergibt keine sichere Störung, die Galaktoseprüfung fällt negativ aus, der Urin enthält kein Urobilinogen. Im Blut zahlreiche Plättchen, sonst o. B. Die Wassermannsche Reaktion negativ, Liquor normal.

Bauchdeckenreflexe rechts nur unten auslösbar, sonst Reflexe o. B., kein Babinski.

Die Kranke wurde ungeheilt entlassen. Eine Anfrage beim Ehemann nach drei Jahren ergab, daß das Allgemeinbefinden sich nicht geändert hat, daß der Speichelfluß sehr viel schlimmer geworden sei, und daß die Sprache sich so verschlechtert habe, daß eine Verständigung kaum mehr möglich ist. Dabei sei die Frau geistig rege, hat auch Initiative, möchte immer im Hause anordnen, dem Mädchen befehlen und ist unglücklich darüber, daß sie sich nicht verständlich machen kann.

Epikrise:

Das relativ jugendliche Alter der Patientin bei Beginn der Erkrankung (37 Jahre) läßt uns zuerst die Diagnose Paralysis agitans unsicher erscheinen. Dazu kommt noch als ungewöhnlich die ausgesprochen pseudobulbären Symptome, die Sprachstörung und die Unfähigkeit, Zunge und Lippen zu bewegen, die Schwierigkeiten beim Schlucken und der reichliche Speichelfluß, alles Erscheinungen, die wir besonders bei Wilsonscher Krankheit finden. Die Sprache ist andererseits auch von derselben Eintönigkeit, wie sie bei Paralysis agitans-Kranken zu sein pflegt, so daß die bulbäre Erschwerung der Sprache diese an sich charakteristische Sprachstörung noch überlagert. Das Zittern unterscheidet sich von den gewöhnlichen Fällen der Paralysis agitans dadurch, daß es in der Ruhe fehlt und erst bei Bewegungen auftritt. Wie ich oben gezeigt habe, kommt dieser Umstand jedoch nicht als differentialdiagnostisches Moment zwischen beiden Erkrankungen in Betracht. Ohne Sektionsbefund wird man hier die Differentialdiagnose nicht mit Sicherheit stellen können; im großen und ganzen neige ich dazu, hier eine etwas ungewöhnliche Form der Paralysis agitans anzunehmen.

In vieler Hinsicht ähnlich ist folgender Fall, nur spricht hier der frühe Beginn, sowie eine starke Beteiligung der Psyche vielleicht mehr für Wilsonsche Krankheit:

Fall 31. Rosine G. (Gehlsheim.) 34 Jahre alt.

Beginn der Erkrankung mit 31 Jahren, das linke Bein und der linke Arm begannen zu zittern. Allmählich Übergang des Zitterns auf die rechte Seite und auf den Kopf. Ist in letzter Zeit sehr hilflos geworden. Befund: klein, kräftig, reichlicher Ernährungszustand. Innere Organe o. B. Vier Reaktionen negativ. Schlechte Zähne. Keine Pigmentierung. Kein Hornhautring. Im Urin keine pathologischen Bestandteile, kein Urobilinogen, Leberfunktionsstörung durch Prüfung mit Galatose und Lävulose nicht nachweisbar. Kyphose der oberen Brustwirbelsäule. Arme sind im Ellenbogen gebeugt, die Oberarme adduziert. Knie- und Hüftgelenk leicht gebeugt. Gesichtsausdruck maskenartig starr. Mund kann nur wenig geöffnet werden. Mimische Ausdrucksbewegungen fast Null, Lachen nur schwer auslösbar, entwickelt sich langsam und bleibt lange bestehen. Kopfdrehen außerordentlich langsam, Augenbewegungen wesentlich rascher; verschluckt sich oft beim Sprechen und Essen, seltener Lidschlag, die Zunge kann kaum herausgestreckt werden. Die Sprache klingt etwas nasal eintönig, unmoduliert und infolge der Schwierigkeiten, den Mund zu öffnen, etwas kloßig. Der Kopf ist leicht nach vorn geneigt, mit den Augen fixiert sie ihre Umgebung. Muskeltonus: Allgemeine Rigidität der Extremitäten und des Rumpfes. Muskeln nicht plastisch hervortretend, Widerstand zäh, nicht federnd, keine eigentlichen Muskelkontrakturen. Mechanische Muskelerregbarkeit nicht erhöht, bei Esmarchscher Blutleere keine Verminderung des Muskeltonus. Finger meist zur Faust geballt, bisweilen auch »Pfötchenstellung«. Verteilung des Tonus: Muskeln der Arme und des Halses zeigen eine gleichstarke Beteiligung von Agonisten und Antagonisten. Am Oberschenkel ist die Rigidität der Streckmuskeln stärker als die der Beuger. Die Muskeln an Unterarmen und Unterschenkeln sind sehr viel weniger rigide. Unterschied zwischen Beugern und Streckern findet sich nicht. Halsmuskeln und Kaumuskeln deutlich gespannt und hart anzufühlen. Der Tonus ist beständig und wird durch aktive Bewegungen nicht·verstärkt. Durch passive Bewegungen keine Änderungen des Tonus. Bei Kälteeinwirkung Zunahme der Steifheit, willkürliche Entspannungen sind nicht möglich. Aktive Bewegungen üben keinen Einfluß auf den Muskeltonus aus. Bei passiv vorgenommenen Bewegungen äußert die Kranke Schmerzen in den gedehnten Muskeln, und zwar hat sie das Gefühl, als ob der Arm abbreche. Neigung zum Verharren in Haltungen, dabei tritt jedoch Zittern auf. Aktive Bewegungen: Innervation der Extremitätenmuskeln zu irgendwelchen Kraftleistungen sehr herabgesetzt. Läßt man sie dagegen in einer eingenommenen Haltung einen Widerstand ausüben, so leisten dieselben Muskeln, die vorher kraftlos erschienen, einen recht erheblichen Widerstand. Rasch hintereinander erfolgende Innervationen schon wegen der Rigidität der Muskeln unmöglich. Setzt man einer geforderten Bewegung einen Widerstand entgegen und läßt man dann plötzlich los, so erfolgt fast kein Ausfahren, sondern der Arm bleibt nach Nachlassen des Widerstands fast unbeweglich.

Hochgradige Bewegungsverarmung und hochgradiger Bewegungsausfall, namentlich der unwillkürlichen Bewegungen. Schreiben nicht möglich. Geforderte Handlungen, wie Schlüsseldrehen, Hammerklopfen, Schneiden mit der Schere usw. werden nur sehr mühsam, außerordentlich steif ausgeführt.

In beiden Armen Zittern, nach den Händen zunehmend, am stärksten in Daumen und Zeigefinger. Das Zittern ist schüttelnd von meist gleichmäßigem Rhythmus, etwa 240 Oszillationen in der Minute. Bei passiver Ruhelagerung der Arme läßt das Zittern nach. Bei aktiver freischwebender Haltung der Hände beim Fingerspreizen wird es stärker. Allerdings bewirkt jede aktive und passive Bewegung zunächst ein Aufhören, jedoch nur für sehr kurze Zeit; fixiert man eine Extremität, so wird das Zittern in der anderen stärker. In den Fingern handelt es sich vorzugsweise um Adduktionen und Abduktionen im Grundgelenk mit leichten Drehbewegungen im gleichen Gelenk, weniger um Beugungen und Streckungen, im Daumen um Abduktion und Opposition, abwechselnd mit Adduktion. Dadurch, daß der Daumen und Zeigefinger aneinanderliegen und aneinander reiben, kommt es zum Eindruck des Pillendrehens oder Brotzerkrümelns. Die Bewegungen im Handgelenk sind im Ausmaß gröber. Es handelt sich dabei um leichte Beugung und Streckung, untermischt mit Pro- und Supination. Zielbewegungen ohne wesentliche Ataxie, Aufregungen verstärken das Zittern wesentlich. Im Schlaf kein Zittern. Wird das Zittern durch irgendeine Ursache (Aufregung usw.) verstärkt, so wird auch der Charakter des Tremors insofern etwas verändert, als sich nun auch Beuger und Strecker daran beteiligen, die Exkursionen der Bewegungen im Hand- und Ellenbogengelenk werden dann auch weiter und das Tempo etwas rascher. An den Beinen kommt es nur selten, meist nur bei Aufregungen zu Zittern; es findet vorzugsweise in Fuß- und Zehengelenken statt im Sinne der Beugung und Streckung.

Gang trippelnd, auf den Zehenspitzen, deutliche Propulsion.

Keine Pyramidensymptome. Die Fußsohlenreflexe lebhaft; der Abwehrreflex ist die einzige flinke Bewegung, die die Patientin zustande bringt. Paradoxes Phänomen an den Füßen beiderseits angedeutet.

Keine besondere Dermographie. Immer Hitzegefühl, schwitzt viel, keine besondere Tränen- und Speichelsekretion.

Psychisch: Hochgradige Demenz, Kopfrechnen sehr schlecht. Schulkenntnisse fast 0, Unterschiedsfragen, Sprichworterklärungen, Definitionen sehr schlecht, Bildbeschreibungen: bringt nur Einzelheiten, nie Zusammenhänge. Gedächtnis und Merkfähigkeit herabgesetzt. Bewegungsaufforderungen werden ziemlich rasch befolgt, soweit sie überhaupt möglich sind. Stimmung meist heiter-euphorisch, gleichgültig und stumpf. Keine Anfälle.

Epikrise:

Das klinische Bild entspricht in bezug auf die Bewegungsstörungen ganz dem der Paralysis agitans mit bulbären Symptomen. Auffallend ist nur, daß sich die Krankheit so früh, im 31. Lebensjahr, entwickelt hat und so rasch zu dem jetzigen, äußerst hilflosen Zustande geführt hat. Bemerkenswert ist auch die hochgradige Demenz. Differentialdiagnostisch käme hier die Wilsonsche Krankheit in Betracht, namentlich mit Rücksicht auf das jugendliche Alter der Patientin. Im übrigen gelten die klinischen Symptome für beide Erkrankungen. Eine Leberfunktionsstörung, die zugunsten der Wilsonschen Krankheit verwertet werden könnte, war nicht nachzuweisen.

2. Allgemein biologische Gesichtspunkte unter besonderer Berücksichtigung der klinischen Zusammengehörigkeit von Wilsonscher Krankheit und Pseudosklerose.

Nach Besprechung der Differentialdiagnose und nach Zusammenstellung aller einschlägigen Fälle sollen nun allgemeinere biologische Probleme, die bei der Betrachtung der beiden Krankheitsbilder auftauchen, besprochen werden und zwar unter besonderer Berücksichtigung der Frage, ob es sich bei der Wilsonschen Krankheit und der Pseudosklerose um die gleiche Krankheitseinheit handelt. Die oben angeführten klinischen Unterschiede, welche die einwandfreien Fälle zeigen, scheinen uns zur Trennung beider Krankheitsbilder zu zwingen. Wir haben aber aus der Menge der unsicheren und gemischten Typen gesehen, daß es zum mindesten zahlreiche Übergangsfälle geben muß, mit denen wir uns abzufinden haben.

Lediglich der Umstand, daß beide Erkrankungen extrapyramidale motorische Symptome aufweisen und mit einer gleichen eigenartigen Lebererkrankung einhergehen, gibt uns an sich noch nicht die Berechtigung, sie als das gleiche Leiden zu betrachten. Bei der Frage ist weiter noch das zu berücksichtigen, was wir über die pathologische Anatomie und die Ätiologie der Erkrankungen wissen. Die klinischen Gesichtspunkte sind schon besprochen und haben zu dem Ergebnis geführt, daß zwischen den reinen Formen der Pseudosklerose und reiner Wilsonscher Krankheit recht erhebliche Unterschiede bestehen, so daß man, wenn es nicht die vielen Übergangsfälle gäbe, zunächst sicher nicht an eine nosologische Zusammengehörigkeit denken würde. So finden wir auf der einen Seite als Kardinalsymptome Hypotonie, ataktisches Wackeln, Hornhautring, Anfälle, Demenz, auf der anderen Seite Rigor und feines Zittern, das eventuell auch fehlen kann. Es wäre möglich, daß diese klinischen Unterschiede lediglich durch die jeweilige Lokalisation des gleichen Krankheitsprozesses bedingt sind, so daß wir es mit verschiedenen Symptomenkomplexen der gleichen Erkrankung zu tun hätten. Dieser Ansicht scheinen auch die meisten Autoren zu sein. Wie mir scheint, liegen die Dinge jedoch nicht so einfach, denn die beiden pathologischen Prozesse sind doch recht verschieden. Es besteht aber noch eine weitere Möglichkeit, die beiden Erkrankungen als dasselbe Leiden anzusehen, nämlich dann, wenn es möglich wäre, nachzuweisen, daß die beiden anatomisch verschiedenen Krankheitsprozesse durch die gleiche Noxe veranlaßt sein könnten.

I.

Bei der Wilsonschen Krankheit handelt es sich, kurz gesagt, um Degenerationsprozesse mit zystischer Erweichung in beiden Linsenkernen und reaktiven
Veränderungen an der Neuroglia, während der von Alzheimer für die Pseudosklerose gefundene pathologische Prozeß in einer progressiven Gliaerkrankung
ohne Einschmelzungsvorgänge besteht. Diese Gliaveränderung ist nach Untersuchungen von Alzheimer keineswegs als eine reaktive anzusehen, sondern
sie trägt eher einen blastomatösen Charakter und ist deswegen von Alzheimer
zu der tuberösen Sklerose in Beziehung gesetzt worden. Auch Bielschowsky
hält die beiden Gliaveränderungen für grundsätzlich verschieden.

Besteht nun die Möglichkeit, daß sich neben einer derartigen Gliaerkrankung ein Degenerationsprozeß im Sinne der Wilsonschen Krankheit entwickelt?
Könnte man etwa annehmen, daß diese Gliaveränderung nur ein früheres
Stadium der Linsenkerndegeneration ist? Die Lokalisation dieser Veränderung
würde an sich nicht dagegen sprechen, da auch bei der Pseudosklerose die
zentralen Ganglien befallen sind. Daß andererseits auch bei der Wilsonschen
Krankheit außerhalb der zentralen Ganglien Veränderungen vorkommen können,
lehrt der Stöckersche Fall, bei dem außer einer Linsenkerndegeneration noch
die Alzheimerschen Gliaveränderungen in anderen Hirnteilen nachweisbar
waren, und der daher als Zwischenstufe zwischen beiden Erkrankungen aufgefaßt worden ist.

Die Alzheimerschen Gliaveränderungen zeigen wenig Neigung zum Zerfall
und zu zystischer Entartung. Nach dem ganzen Bild kann man auch nicht
annehmen, daß es zu sekundären Erweichungen infolge Ernährungsschwierig-
keiten kommen könnte, denn so dicht wie bei Gliomen, die ja oft zur Erweichung neigen, liegen die pathologisch veränderten Gliazellen nicht. Auch
fehlen Gefäßalterationen in den meisten darauf untersuchten Fällen (Alzheimer, Spielmeyer usw.). Insofern bildet der von mir beschriebene Fall
eine Besonderheit, als sich hier Gefäßveränderungen, zum Teil degenerativer
Art, nachweisen ließen, bei deren Vorhandensein man die Möglichkeit einer
sekundären Erweichung durchaus in Betracht ziehen kann.

Neuerdings hat Spielmeyer an mehreren Fällen die gleiche Frage auch
vom pathologisch-anatomischen Standpunkt aus ventiliert. Er ist der Ansicht,
daß der blastomatöse Charakter der erkrankten Gliazellen nicht so sicher erscheint, als daß darum ein Übergang in Erweichung ausgeschlossen werden
könnte. Insbesondere sind auch ihm in einem Falle Gefäßveränderungen in
den erkrankten Hirnpartien aufgefallen. Er kommt zu dieser Ansicht durch
die Untersuchung des Stertzschen Falles E. (Wilsonsche Krankheit ohne
Tremor). Hier fehlte zwar eine Erweichung im Linsenkern, jedoch ließ sich
eine erhebliche Auflockerung des Gewebes im Putamen finden, welche eine
mehr äußerliche Erscheinung der erwähnten Degenerationsvorgänge ist, nämlich
des Ganglienzellverfalls, bei Ausbleiben einer Gliafaserwucherung und Abbau
vom Körnchenzelltypus. Die Alzheimerschen Gliakerne finden sich in reicher
Zahl gerade da, wo der Prozeß seine Prädilektionsstelle hat. Spielmeyer
schließt daraus, daß hier die bei der Wilsonschen Krankheit beschriebenen
Abbauvorgänge und die gliösen Erscheinungen bei der Pseudosklerose zu einem

anatomischen Bild vereinigt sind, unter Überwiegen der pseudosklerotischen Komponente.

Ferner hat Spielmeyer drei andere Fälle von Pseudosklerose, darunter einen Fall von Fleischer (Fall 2) untersucht. Auch hier ließen sich degenerative Prozesse im Linsenkern nachweisen, und zwar handelte es sich einmal um eine schwere Zerstörung mit Höhlenbildung im äußeren Abschnitt des Putamen und Teilen des Globus pallidus, im zweiten Fall war ein allerdings nur schmaler Spalt im äußeren Abschnitt des Putamen vorhanden, beim dritten Fall fehlte eine ausgesprochene Höhlenbildung, aber der ganze Linsenkern war zerklüftet mit Ausnahme des innersten Gebietes des Globus pallidus. Dabei sah man noch frische Abbauvorgänge in allen drei Fällen (gliogene Körnchenzellen). Die Stützglia verhielt sich verschieden; dabei zeigen alle drei Fälle progressive Vorgänge am Gefäßapparat, Gefäßvermehrung. Außerdem ließen sich im Linsenkern und Schwanzkern die Alzheimerschen Gliazellen nachweisen. Spielmeyer schließt sich der Stöckerschen Vermutung an, daß Wilson wahrscheinlich auch bei seinen Fällen bei näherer Untersuchung die Alzheimerschen Gliakerne gefunden haben würde, und er kommt zu dem Schluß, daß es sich hier um denselben pathologischen Prozeß handle, dessen einzelne Komponenten verschieden stark ausgebildet sein können.

Spielmeyer weist noch besonders darauf hin, daß offenbar auch bei der Wilsonschen Erkrankung der Prozeß nicht so eng lokalisiert ist, wie es meist angenommen wird, daß vielmehr auch hier neben dem Hauptsitz in den zentralen Ganglien andere Stellen erkrankt seien, namentlich der Nucleus dentatus. Daß es gerade zur Zerklüftung und Erweichung im Putamen kommt, erklärt Spielmeyer einmal aus dem raschen und massenhaften degenerativen Zerfall des nervösen Gewebes und dann aus der örtlichen Eigenart des Gliagewebes gerade im Linsenkern.

Hinsichtlich der Bedeutung der Alzheimerschen Gliazellen, die ein pathognostisches Merkmal für die Pseudosklerose sind, neigt Spielmeyer dazu, sie nicht als unbedingt blastomatös in Gegensatz zu den degenerativen Veränderungen zu bringen. Er läßt es vielmehr jetzt als möglich erscheinen, daß das Auftreten dieser gliösen Elemente vielleicht doch Teilerscheinungen des degenerativen Prozesses sein könnten, zumal da diese Zellen die ausgesprochene Neigung haben, sich rasch zurückzubilden und wieder zu zerfallen.

Meiner Ansicht nach ist diese Frage, ob es sich hier um blastomatöse oder degenerative Veränderungen handelt, von ganz grundlegender Bedeutung für die Entscheidung der Frage, ob der Wilsonschen Krankheit und der Pseudosklerose dieselben Krankheitsursachen zugrunde liegen oder nicht. Sind diese Prozesse gleichartig bzw. handelt es sich wenigstens um analoge und nur durch die besonderen Eigenschaften der betroffenen Hirnteile verschieden ausgefallene Veränderungen, so ist die Möglichkeit gegeben, daß es sich bei beiden Symptomenbildern um die gleiche Krankheit handelt. Müssen wir aber in den Wilsonschen Fällen einen degenerativen Prozeß annehmen, auf der anderen Seite aber die Veränderungen der Pseudosklerose als blastomatöse ansehen, wie Bielschowsky noch vor kurzem feststellte, so scheint es mir unmöglich, von der gleichen Erkrankung zu sprechen. Daß wir doch an diese Möglichkeit jetzt denken können, ist das wesentlichste Resultat der Spielmeyerschen Untersuchungen

Eine andere Schwierigkeit, die Spielmeyer auch hervorhebt, liegt in der Deutung der in manchen Fällen vorhandenen Gefäßveränderungen, die in den von Spielmeyer untersuchten Gehirnen im wesentlichen in einer progressiven Wucherung bestanden. Auch Schütte fand Gefäßveränderungen, ebenso konnte ich in dem von mir untersuchten Fall solche nachweisen und zwar nicht nur Gefäßneubildungen, sondern auch Gefäßwanddegenerationen. Spielmeyer sieht die tiefere Ursache für diese Gefäßalterationen in dem noch unbekannten Wesen des krankmachenden Prozesses, auf dessen Natur die Veränderungen des Gehirns keinen Schluß zulassen.

Diese Frage bringt uns auf einen anderen Punkt der oben angedeuteten Fragestellungen, nämlich, ob es sich um die gleiche Ursache bei den beiden Krankheitsbildern handeln kann. Hierbei wäre zu erwägen, ob die gleiche Noxe verschiedene anatomische Prozesse im Gehirn hervorzubringen vermag, nämlich für den Fall, daß die anatomischen Vorgänge der Pseudosklerose und der Wilsonschen Krankheit nicht die gleichen sind. Wir müssen also zuerst nach Anhaltspunkten suchen, welche Schädigungen überhaupt als Ursache in Betracht kommen und dann, welche Wirkungen auf das Gehirn möglich sind.

Es existieren bereits verschiedene Theorien; ein Teil der Autoren nimmt an, daß es sich bei beiden Erkrankungen um ein familiäres Leiden handelt, andere nehmen eine Mißbildung an, auch Lues wird als Ursache der Erkrankung angeschuldigt; die meisten denken jetzt an eine toxische Entstehung der Erkrankung und setzen sie in enge Beziehung zur Leberschädigung.

II.

Was die Frage der Lues anlangt, so ist von vornherein unwahrscheinlich, daß bei der Entstehung einer so seltenen Erkrankung, wie sie hier vorliegt, die weit verbreitete Lues eine wesentliche Rolle spielen sollte. Eine zufällige Kombination kann natürlich vorkommen. Möglich ist auch, daß eine Lues cerebri durch ihre Lokalisation einmal das uns hier interessierende Krankheitsbild vorbringen kann.

Ein ursächlicher Zusammenhang mit Lues wird angenommen von Homén, Anton-Meyer, Rumpel (Fleischers Fall 1), Dziembowsky, Kubitz und Staemmler. Die Gründe, die für das Vorliegen einer Lues bei den Fällen von Dziembowsky sprechen, sind sehr wenig stichhaltig. Die vier Reaktionen waren jedesmal negativ; allein daraus, daß die Mutter mehrere Fehlgeburten gehabt hat, dürfte kaum ein ausreichender Anhaltspunkt für das Vorhandensein einer kongenitalen Lues bei den Kindern zu gewinnen sein, zumal, wenn auch noch der Wassermann bei der Mutter negativ war. Ebensowenig kann ich einen Beweis für Lues darin sehen, daß der eine der Kranken einen Hydrocephalus internus und eine plankonvexe Verdickung der Schädelknochen aufweist. Der andere Bruder hatte Veränderungen an den Fingernägeln sowie eine Psoriasis palmaris; wenn es sich hier wirklich um syphilitische Veränderungen gehandelt hätte, so müßte man einen positiven Wassermann erwarten. Die Hemiplegie des dritten Bruders dürfte sich zwanglos durch das bestehende Gehirnleiden erklären lassen und bedarf nicht als Ursache die Annahme einer Paralyse, für die sich sonst gar kein Anhaltspunkt finden läßt.

Das gleiche gilt von den epileptischen Anfällen, die an sich ja gut zum Bilde der Pseudosklerose passen.

Der Fall von Anton und Meyer wird wegen der eigentümlichen Leberveränderung, die Meyer als eine Hemmungsbildung auf Grund von kongenitaler Lues auffaßt, mit Syphilis in Verbindung gebracht, m. E. ebenfalls ohne zwingende Notwendigkeit. Die Wassermannsche Reaktion war damals noch nicht bekannt.

Ebenfalls vor der Wassermannzeit liegen die Beobachtungen Homéns, der in sehr eingehender Weise die Möglichkeit der Lues bei seinen drei Fällen erörtert. Bei den Eltern der drei Geschwister ließen sich ebensowenig Anhaltspunkte für Lues finden, wie bei der Sektion der Körperorgane. Wenn er trotzdem Lues als Ursache der Erkrankung ansieht, so tut er es im wesentlichen deshalb, weil er bei den drei Geschwistern eine in typischer Weise auftretende Erkrankung auf Grund hereditärer Anlage annimmt, als deren Ursache er sich nur eine Syphilis denken kann.

In ähnlicher Weise kommt auch Rumpel zu der Ansicht, daß kongenitale Lues wahrscheinlich die Grundlage des von ihm untersuchten Falles von Pseudosklerose bildet, und zwar faßt auch er die Lebererkrankung als eine Entwicklungsstörung auf. Bemerkt sei hierbei, daß der mikroskopische Befund an der Leber anscheinend etwas von dem gewöhnlichen abweicht, insofern als Regeneration der Leberzellen nicht beschrieben wird. Sichere Beweise für das Vorhandensein einer Lues fehlen auch hier. Fleischer erwähnt für denselben Fall, den er ebenfalls untersucht hatte, das Vorhandensein einer Lues nicht.

A. Westphal hält es für möglich, daß die Lues bei der Erkrankung eine Rolle spielt, ohne selbst strikte Beweise in seinem Fall erbringen zu können. Er fordert jedenfalls unbedingt Anstellung der Wassermannschen Reaktion bei derartigen Erkrankungen.

Die Wassermannsche Reaktion im Blut war in einem Falle von Kubitz und Staemmler positiv, im anderen negativ. Die Autoren kommen zu dem Schluß, daß die Syphilis allein zwar nicht das Krankheitsbild verursache, daß es sich aber bisher in allen Fällen, wo überhaupt eine bestimmte Ätiologie nachgewiesen werden konnte, um Lues gehandelt habe. Eine Ansicht, die bei genauerer Durchsicht der Literatur nicht haltbar erscheint.

Bei den an Pseudosklerose leidenden Kranken Oppenheims lag in einem Falle Lues des Vaters vor. Oppenheim ist jedoch wegen des negativen Ausfalls der Blutuntersuchung der Ansicht, daß es sich hier nicht um ein syphilitisches Leiden handle, er gibt nur den keimschädigenden Einfluß der Lues zu; in ähnlicher Weise, wie diese vom Alkoholismus bei anderen Fällen anzunehmen ist (A. Westphal, Alzheimer, Hößlin).

Bei Fall 2 der von Strümpell 1898 veröffentlichten Pseudosklerose ist hereditäre Lues nicht auszuschließen. Die Sektion ergab jedoch keine näheren Anhaltspunkte dafür. Strümpell rechnete auch nur mit der Möglichkeit eines Zusammenhanges, der er in seinen später publizierten Fällen nicht mehr Erwähnung tut.

Wilson lehnt die Lues als Ursache für seine Fälle ab. Stertz hält den positiven Wassermann bei einer seiner Beobachtungen für einen Untersuchungsfehler. Bei meinen eigenen Fällen waren die vier Reaktionen stets negativ, und auch sonst sind gewichtige Gründe für die syphilogene Entstehung der Wilsonschen Erkrankung und der Pseudosklerose nirgends gegeben, so daß man zusammenfassend sagen kann: Lues kommt als Ursache für die Entstehung dieser Erkrankungen nicht in Betracht.

III.

Zum Teil in enger Beziehung zu den soeben behandelten Problemen, ob Lues bzw. hereditäre Lues etwas mit der Entstehung der Krankheiten zu tun hat, steht die Frage nach dem familiären Vorkommen dieser Erkrankungen. Es ist noch zu prüfen, ob das zuweilen beobachtete familiäre Auftreten der Erkrankungen ein Zufall ist, ferner, ob gleichartige Belastung beobachtet werden kann, oder ob wenigstens allgemein nervöse oder körperliche Belastung, Degenerationserscheinungen eine Rolle spielen. Vielleicht wären auch für die Frage des engeren Zusammenhanges der Pseudosklerose und Wilsonschen Krankheit aus dem familiären Auftreten der beiden Erkrankungen Anhaltspunkte zu gewinnen. Über ein solches wird mehrfach berichtet, so daß sogar schon Wilson von einem »familiären Nervenleiden« spricht. Sieht man die nach den oben angegebenen Gesichtspunkten als sicher diagnostizierten Fälle von Wilsonscher Krankheit und Pseudosklerose durch, so ergibt sich, daß 30mal die Kranken weder erblich belastet sind, noch sind bei ihnen Geschwister von gleicher oder ähnlicher Erkrankung befallen. Bei vier läßt sich eine allgemeine Belastung feststellen (einmal Epilepsie der Mutter, einmal Potus, Lues des Vaters). Bei dem ersten Fall von C. Westphal litten der Vater des Kranken und vier seiner Brüder an Veitstanz. Erwähnt werden soll in diesem Zusammenhang die von Higier beobachtete Familie (Diagnosen nicht durch Sektion gestützt). Hier litt der Vater an Paralysis agitans juvenilis, ein Sohn an Pseudosklerose, ein anderer an Wilsonscher Krankheit.

Etwas häufiger dagegen wird das Vorkommen des gleichen Leidens bei Geschwistern beobachtet. So beschreibt Gowers zwei Schwestern, Homén drei Geschwister, Wilson zwei Geschwister, Rausch und Schilder zwei Schwestern, Dziembowsky drei Brüder, Hamilton und Jones zwei Brüder mit dem gleichen Leiden. Möglicherweise litt auch der nervenkranke Bruder des Patienten von Stöcker an einer hierhergehörenden Erkrankung. Die Ausbeute an einwandfrei familiären Erkrankungen ist, wie man sieht, nicht sehr groß, selbst wenn man damit rechnet, daß vielleicht bei einer Reihe von Fällen die diesbezüglichen Erhebungen unzureichend gewesen sind. Jedenfalls erscheint es mir demnach fraglich, ob man die beiden Erkrankungen in das Gebiet der Heredodegenerationen einrechnen kann. Bielschowsky unterscheidet unter den Heredodegenerationen reine Dysplasien (z. B. Status marmoratus), Dysplasien mit blastomatösem Einschlag (z. B. tuberöse Sklerose), und für eine dritte Gruppe nimmt er die von Gowers geprägte Bezeichnung der Abiotrophie in Anspruch; er versteht darunter Krankheitsformen, bei denen eine inhärente, aber erst im Laufe des postfötalen Lebens hervortretende Schwäche ganzer Organgebiete oder Teile derselben zutage tritt. In diese Gruppe rechnet Bielschowsky auch die Wilsonsche Krankheit und die Pseudosklerose, und zwar gehört die Pseudosklerose in eine Untergruppe von Abiotrophien mit blastomatösem Einschlag, die Wilsonsche Krankheit in eine Gruppe mit lokaler Zellnekrose des Parenchyms. Aus der relativ geringen Anzahl von familiär auftretenden Fällen den Schluß zu ziehen, daß es sich um ein ausgesprochen familiäres Leiden handelt, halte ich für verfrüht; in den positiven Fällen mag vielleicht eine angeborene Schwäche mitspielen, aber man kann meiner Ansicht nach mit genau derselben Berechtigung sagen, daß die Geschwister vielleicht der gleichen äußeren Schädlichheit ausgesetzt waren und aus diesem Grunde an dem gleichen Leiden erkrankt sind. Beweise wird man zurzeit noch für keine der beiden Annahmen erbringen können, und es wird gut sein, sich mit der Unterbringung dieser Erkrankungen unter die hereditären Leiden noch abwartend zu verhalten.

IV.

Die Erörterung der Frage, ob es sich bei der Pseudosklerose und bei der Wilsonschen Krankheit um eine »Heredodegeneration« bzw. um ein familiäres Leiden handelt, bedarf noch einer Ergänzung durch die Berücksichtigung der

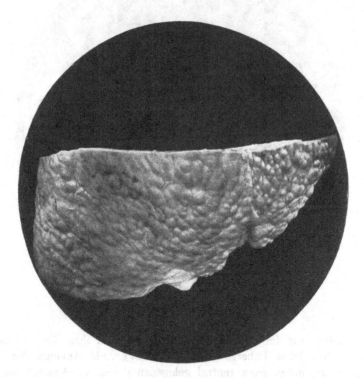

Abb. 5. Wilsonleber: Oberfläche, vordere Hälfte.

anatomischen Grundlage von dem Gesichtspunkt aus, ob die oben beschriebenen Veränderungen im Gehirn und Leber etwa als Mißbildungen, Entwicklungshemmungen aufgefaßt werden können.

Die Leberveränderung wird von Meyer und Rumpel als eine Entwicklungsstörung angesehen. Die meisten anderen Autoren haben dieser Ansicht widersprochen. Bei genauer Durchsicht der Literatur finden sich in der Tat einzelne Unterschiede in der Beschreibung der Lebererkrankungen, die eventuell differente Auffassungen bedingen könnten. Daher muß kurz darauf eingegangen werden. Das makroskopische Bild ist immer ziemlich das gleiche. Jedesmal handelt es sich um das Auftreten grober Knoten und Inseln, die durch schmale Bindegewebszüge getrennt sind. Während aber die meisten Untersucher das Vorhandensein von Degenerationserscheinungen mit Regenerationen der Leberzellen festgestellt haben, fand Meyer Degenerationen und Nekrosen gar nicht. Die Anordnung der Leberzellen zu Läppchen war hier einigermaßen erhalten. Zellige Infiltrationen fehlten, das Bindegewebe war zart, regelmäßig, zellarm und zeigte nicht die Tendenz, in die Leberacini hineinzuwuchern; keine Vermehrung der Gallen-

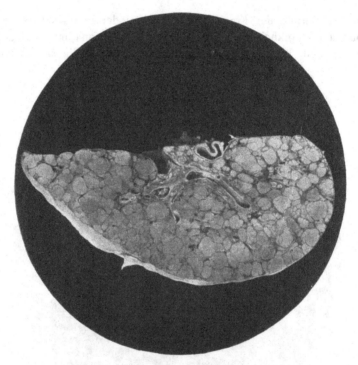

Abb. 6. Wilsonleber: Durchschnitt.

gänge. Die Leber war im ganzen verkleinert, aber in ihrer Form erhalten. Die Inseln neugebildeten Lebergewebes faßt Meyer als Analoga der Acini auf, und die nicht immer ganz zentral gelegenen Venen als Analoga der Zentralvenen. Er glaubt, daß das Bild ganz dem einer embryonalen Leber vor der Aufteilung in die Acini gleiche und deutet diesen Zustand als eine Hemmungsbildung; bemerkt sei noch, daß auch eine Milzvergrößerung vorlag, die Meyer als Stauung aufzufassen geneigt ist. Ferner fand sich eine Hypertrophie des Pankreas, die vielleicht für die Glykosurie verantwortlich zu machen ist. Klinisch handelte es sich um einen exquisit chronisch verlaufenden Fall.

Zu einer ähnlichen Auffassung kommt Rumpel in dem von ihm anatomisch untersuchten Fall 1 von Fleischer auf Grund folgenden Leberbefundes: Leber verkleinert, aber in ihrer Form und in den Proportionen der einzelnen Lappen erhalten. Mikroskopisch keine entzündlichen Erscheinungen, keine Degenerationen oder Nekrosen der Leberzellen, keine Kernteilungsfiguren oder mehrkernige Zellen. Die radiäre Anordnung der Zellbalken um die Zentralvenen fand sich nur vereinzelt, jedoch bestand eine Annäherung an den Bau der Acini insofern, als an manchen Stellen innerhalb der Parenchyminseln die einzelnen Pfort-

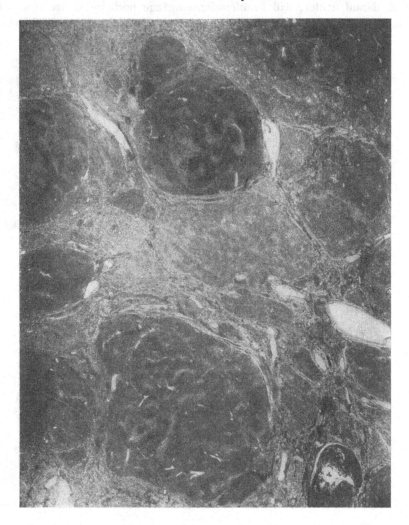

Abb. 7. Wilsonleber: Durchschnitt bei Lupenvergrößerung (7 mal). Leberzellinseln mit wechselnd breiten Bindegewebszügen.

adersystemzüge in der gleichen Art um die Zentralvenen bzw. um einen entsprechenden Parenchymbezirk angeordnet waren wie in den Acini der normalen Leber. Dieser Leberveränderung liegt nach Ansicht Rumpels eine fötale Entwicklungsstörung zugrunde, die darin bestehen soll, daß das normale Wachstum und der normale Ausbau der Leber eine einfache, nicht entzündliche Hemmung, event. sogar einen Stillstand erfährt (kongenitale Lues?). Die Milz war auch hier vergrößert.

Rumpel neigt auch dazu, den Fall Voelsch, von dem allerdings nur eine kurze Beschreibung des mikroskopischen Leberbefundes mitgeteilt ist, in gleicher Weise aufzufassen. Dieser unterscheidet sich jedoch insofern von dem Rumpelschen Fall, als hier Leberzellen von verschiedener Größe vorhanden waren, sowie solche mit Riesen- und mehreren Kernen, ein Befund, der m. E. darauf deutet, daß Proliferationsvorgänge noch im Gange sind. Hinzu kommt, daß die Milz sehr stark vergrößert war. Ricker, der die Leber eben-

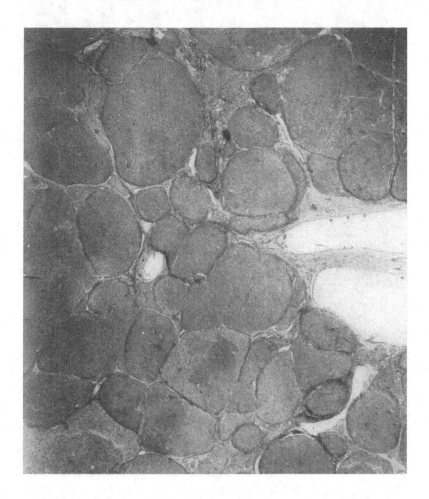

Abb. 8. Wilsonleber: Durchschnitt bei Lupenvergrößerung (7 mal). Verschieden große Leberzellinseln.

falls untersucht hat, ist der Ansicht, daß der Befund einen Entwicklungsstadium der primären Leberzirrhose entsprechen könne, er könne aber auch als Regenerationsresultat nach einer primären degenerativen Erkrankung des Leberparenchyms gedeutet werden, sei es nach einer akuten gelben Leberatrophie, sei es nach einem chronisch verlaufenden (toxischen) Degenerationsprozeß. Meiner Ansicht nach spricht die sehr starke Milzvergrößerung für die letzte Auffassung.

In dem Falle von A. Westphal läßt sich in der Leber keine deutliche azinöse Zeichnung erkennen, radiäre Anordnung der Leberzellbalken zu den Gefäßen war nirgends festzustellen. Leberzellen deutlich vergrößert, oft mit mehreren Kernen, die einen oder mehrere Kernkörperchen enthielten. Fettige Infiltration. Prym nimmt an: alte zirrhoseähnliche Veränderungen der Leber mit ausgedehnten Hypertrophien der Leberzellen und völligem Umbau des Lebergewebes. Die Milzvergrößerung ist in diesem Falle nicht zu verwerten, weil die Patientin an Typhus gelitten hatte. Ich führe den Westphalschen Fall im Anschluß an Meyer und Rumpel an, weil Prym zwar nicht eine Entwicklungsstörung, aber eine in früher Jugend, wahrscheinlich sogar schon

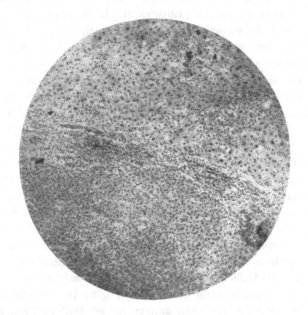

Abb. 9. Wilsonleber, 90mal vergrößert. Oberhalb des querverlaufenden bindegewebigen Septums große, helle, junge Leberzellen. Unterhalb desselben gut ausgebildete Lebersubstanz ohne jede Leberzellanordnung und Azinusbildung.

im Embryonalleben erfolgte Schädigung des Lebergewebes annimmt, die zu dem eigentümlichen Umbau geführt hat.

In den meisten übrigen Fällen wird, soweit eine genauere mikroskopische Untersuchung der Leber vorliegt (Wilson, Fischer, Jelin, Bostroem, Kleiber, Kubitz-Staemmler, Economo, Dziembowsky, Stöcker), das Bild von degenerativen und regenerativen Veränderungen der Leberzellen beherrscht. Meist finden sich auch zellige Infiltrationen, die teils als entzündliche, teils als reaktive aufgefaßt werden. Fast immer waren Gallengangswucherungen vorhanden, von denen sehr wahrscheinlich die Neubildung der Leberzellen ausgeht. Weniger ausgesprochen scheinen diese Degenerations- und Regenerationsvorgänge in den Fällen von Schminke und Schneider gewesen zu sein, obwohl sie sonst in bezug auf Zellinfiltrationen, Gallengangswucherungen und den ganzen Umbau der Leber offenbar gut zu den übrigen Befunden passen. Auch bei Homén spielten Nekrosen keine Rolle.

In einer vor kurzem erschienenen Veröffentlichung von Sjöval und Söderbergh bei einem Falle Wilsonscher Krankheit bzw. Pseudosklerose (Gehirnbefund steht noch aus) wird eine Leberveränderung beschrieben, die sich insofern mit der von Meyer und Rumpel deckt, als auch hier die äußere Form der Leber und die Größenverhältnisse der einzelnen Lappen zueinander erhalten geblieben sind. Ferner besteht eine Ähnlichkeit mit den letzterwähnten Fällen von Schminke und Schneider in dem Punkte, daß Nekrosen der Leberzellen nicht vorhanden sind; wie bei Schminke und Schneider finden sich dagegen Zellinfiltrationen im Bindegewebe, Gallengangswucherungen, und die Leberzellbalken zeigen keine Anordnung in Azinusform. Die Verf. neigen auf Grund vergleichender Betrachtungen zu der Annahme, daß sowohl für ihren Fall, wie auch für die von Meyer und Rumpel, eine Entwicklungshemmung nicht in Frage kommt. Sie halten diese Lebererkrankung nicht für prinzipiell verschieden von denen der übrigen Autoren, sondern nehmen nur eine mildere Form derselben an. Daß in den Fällen von Meyer und Rumpel im Gegensatz zu den anderen die Azinusform der Leber erhalten ist bei Fehlen proliferativer Vorgänge, schließt nicht aus, das gefundene Bild als hervorgerufen durch Regeneration des Lebergewebes nach einer Parenchymschädigung zu deuten. Sjöval erklärt sich das Erhaltenbleiben der Leberstruktur so, daß die Schädigung nur die Leberzellen, aber nicht das Gerüst der Gefäße usw. betroffen hat; dies blieb vielmehr erhalten, und die Leberzellen hatten so Gelegenheit, nach Beendigung der parenchymzerstörenden Phase sich in der ursprünglichen Struktur zu regenerieren. Vielleicht spielen neben den Kapillaren auch die intakten Gitterfasern eine Struktur erhaltende Rolle, worauf ich früher schon hingewiesen habe. Auch hat Fischer durch entsprechende Färbungen gezeigt, daß das bindegewebige Gerüst im Bereich der Nekrosen noch fast ganz intakt ist.

Zu der Annahme eines milden Verlaufs der erwähnten Fälle paßt gut der Umstand, daß entzündliche Veränderungen, die nach Söderbergh zu dem Wesen der ganzen Erkrankung gehören, hier ganz in den Hintergrund treten und auch sonst proliferative Erscheinungen an den Gallengängen und im Bindegewebe fehlen. Meiner Ansicht nach ist es aber ebensogut möglich, daß hier zufällig nur ein anderes Stadium der Leberveränderung vorliegt, daß z. B. die Fälle von Meyer und Rumpel zum Exitus kamen an einem Zeitpunkt, in dem akute Schädigungen der Leber seit längerer Zeit abgeklungen waren, so daß das Gewebe Zeit zur Regeneration und Erholung gehabt hat. Bei anderen Fällen, ich weise dabei besonders auf den von mir untersuchten hin, findet man gleichzeitig verschiedene Stadien von Veränderungen der Leber vor; diese sind teils als stationär gewordene aufzufassen, teils handelt es sich um noch im Gange befindliche Degenerations- und Regenerationsvorgänge verschiedenen Alters in der Lebersubstanz in Verbindung mit reparatorischer produktiver Bindegewebswucherung. Dadurch, daß auch neugebildete Leberzellen infolge etwa frisch auftretender Krankheitsprozesse wieder einer Degeneration anheimfallen können, wird das Bild noch komplizierter, und es kann uns nicht wundern, daß wir bei der Untersuchung der Leber recht verschiedene Bilder bekommen, je nachdem, in welchem Stadium der Tod eingetreten ist.

Jedenfalls halte ich es nicht für berechtigt, in den Fällen von Meyer und Rumpel Entwicklungsstörungen der Leber zu erblicken, ganz abgesehen davon, daß eine solche auch nicht die in beiden Fällen vorhandene Milzvergrößerung erklären könnte.

Eine andere Frage ist die: wann haben die Leberschädigungen eingesetzt und ist es in der Tat möglich, daß es sich, wie Prym für den Westphalschen Fall annimmt, um eine exogene, aber embryonal erworbene Schädigung handelt? Prinzipiell wäre eine solche Möglichkeit nicht von der Hand zu weisen. In den meisten Fällen tritt die Krankheit wohl später auf, ohne daß im einzelnen anatomisch der Zeitpunkt bestimmt werden könnte. Auch klinisch tritt der Beginn der Lebererkrankungen wohl kaum je in die Erscheinung.

Das schubweise Auftreten der Leberschädigung gibt uns gleichzeitig eine Erklärung dafür, warum die in neuester Zeit mehrfach ausgeführten Leberfunktionsprüfungen zuweilen keine Störung aufdecken konnten, zuweilen aber auch positiv ausfielen. Es ist zu verstehen, daß Funktionsstörungen auftreten, während sich die Leber gerade in einem Stadium der Degeneration befindet. Auch während die Regeneration im Gange ist, werden wir nicht mit einer intakten Leberfunktion rechnen können. Ist der Prozeß aber zur Ruhe gekommen, so steht der Annahme nichts im Wege, daß die neugebildeten Leberzellen ihre Funktionen wieder ausüben und den gewöhnlichen Anforderungen einigermaßen gewachsen sein werden.

Daß Aszites und Stauungen nicht beobachtet werden, ist darauf zurückzuführen, daß im Gegensatz zu der Laenneoschen Leberzirrhose die Bindegewebswucherung nicht sehr ausgedehnt ist, weniger zur Narbenbildung neigt und infolgedessen die Blutzirkulation nicht stört. Es ist daher richtiger, diese Lebererkrankung nicht als Zirrhose zu bezeichnen, sondern sie als eine großknotige Hyperplasie aufzufassen. Pathogenetisch hat sie größere Ähnlichkeit mit der akuten gelben Leberatrophie, von der übrigens auch ein geheilter Fall mit großknotiger Hypertrophie von Marchand beschrieben ist.

Meiner Ansicht nach ist also die Frage, ob es sich bei der Leberveränderung um eine Entwicklungshemmung oder um eine im Laufe des Lebens erworbene Krankheit handelt, dahin zu beantworten, daß eine Dysplasie nicht vorliegt, daß vielmehr alles für eine Schädigung dieses Organs nach der Geburt resp. im Laufe des späteren Lebens spricht.

Bei der Lebererkrankung ist die Entscheidung der Frage, wann der Prozeß begonnen hat, deshalb schwer, weil klinische Erscheinungen seitens der Leber nicht bestehen. Bei der Erkrankung des Gehirns können wir wegen der vorhandenen neurologischen Symptome den ungefähren Beginn des Leidens der Krankengeschichte entnehmen. Da die ersten Erscheinungen so gut wie nie vor der Pubertätszeit, meist sogar noch später aufzutreten pflegen, so können wir schon aus klinischen Beobachtungen einen rein kongenitalen Prozeß hier ausschließen. Höchstens könnte die Anlage zu solcher Erkrankung in dem betreffenden Individuum latent vorhanden sein, wofür das zuweilen beobachtete familiäre Auftreten sprechen würde.

Die pathologisch-anatomische Natur der Linsenkerndegenerationen mit ihren frischen Zerfallserscheinungen spricht ebenfalls ohne weiteres dafür, daß es sich um ein im Laufe des Lebens erworbenes und nicht um ein angeborenes Leiden handelt. Größere Schwierigkeiten macht die Beantwortung für die Gliazellerkrankung bei der Pseudosklerose, da die riesigen blassen Gliakerne eine unbestreitbare Ähnlichkeit mit Befunden bei Gliomen und Entwicklungsstörungen (tuberöse Sklerose usw.) haben. Alzheimer, Stöcker und besonders Bielschowsky halten diese Zellen ebenfalls für blastomatös bzw. sie rechnen mit der Möglichkeit, daß es sich um einen in einer fehlerhaften Anlage des Zentralnervensystems begründeten Krankheitsprozeß handelt. Demgegenüber hat Spielmeyer neuerdings betont, daß die blastomatöse Natur der fraglichen Gliazellen noch keineswegs gesichert sei, und er zieht in Erwägung, ob die gliösen Elemente nicht doch Teilerscheinungen eines Degenerationsvorganges sind, zumal da diese Zellen die ausgesprochene Neigung haben, sich rasch zurückzubilden und wieder zu zerfallen, so daß der Vorgang an eine regressive Metamorphose ursprünglich progressiv umgewandelter Gliaelemente erinnere. Dadurch könnten sich auch die merkwürdigen Formelemente bei den Gliazellen erklären.

Gefäßalterationen, auf die Spielmeyer hinweist, sind auch in anderen Fällen (Schütte, Bostroem) nachgewiesen worden. Über ihre Entstehung läßt sich nichts Sicheres sagen, zumal da es sich teils um degenerative Veränderungen, teils um Gefäßneubildungen handelt.

Zu einem ganz bestimmten Resultat wird man wegen der noch ungeklärten Natur der Alzheimerschen Gliakerne nicht kommen können. Aber selbst wenn man an deren blastomatösem Charakter festhält, muß man in den Degenerationsvorgängen akute Erscheinungen einer intra vitam erworbenen Krankheit sehen, und hierin besteht, wie ich schon 1914 zu zeigen versucht habe, eine Übereinstimmung zwischen der Erkrankung der Leber und des Gehirns, daß es sich nämlich um Parenchymschädigungen degenerativer Art handelt, auf die beide Organe, jedes in einer seiner Gewebsbeschaffenheit spezifischen Art, reagieren. Es wäre daran zu denken, daß bei der Pseudosklerose die degenerativen Schädigungen ein Gehirn treffen, das durch das Vorhandensein der Alzheimerschen Gliaelemente eine Abnormität aufweist. Für wahrscheinlich halte ich die Annahme nicht, müßte man doch voraussetzen, daß diese Gliaerkrankung für sich allein symptomlos verlaufen wäre.

Wir kommen somit zu dem Ergebnis, daß wir in Leber- und Gehirnveränderungen nicht abiotrophische Vorgänge im Sinne Gowers' und Bielschowskys, sondern neu aufgetretene Krankheitsprozesse zu erblicken haben.

V.

Die oben schon erwähnten Untersuchungen von Spielmeyer lassen es als möglich erscheinen, daß die beiden pathologischen Vorgänge im Gehirn bei Pseudosklerose und Wilsonscher Krankheit nicht wesensverschieden sind. Wir wären daher auch berechtigt, mit der gleichen Ursache für beide Leiden zu rechnen.

Das regelmäßige Zusammentreffen dieser Gehirnaffektionen mit Lebererkrankung für einen Zufall zu halten, wie es Stöcker und vielleicht auch Cassirer tun, dazu kann ich mich nicht entschließen. Ich glaube vielmehr, daß ein enger Zusammenhang zwischen beiden Erkrankungen besteht, sei es, daß dieselbe Noxe beide Organe krank macht, sei es, daß die Erkrankung des einen Organs die des anderen zur Folge hat. Lues ist, wie oben ausgeführt wurde, mit Sicherheit auszuschließen, Anhaltspunkte für eine bakterielle Erkrankung haben sich ebenfalls nicht finden lassen. Daher bleibt wohl nur übrig, eine chemisch-toxische Schädigung anzunehmen.

Handelt es sich hier um ein von außen eingeführtes Gift oder um eine Erkrankung nach Art einer Autointoxikation? Betrachten wir zuerst die Möglichkeit einer von außen kommenden Giftwirkung, so können wir dem klinischen Verlauf nach eine akute Vergiftung von vornherein ausschließen. Selbst der anscheinend so rasch verlaufene Fall von Economo läßt sich nicht als eine solche auffassen, da auch hier die Prodrome mehrere Jahre zurückliegen. Unter den chronischen exogenen Vergiftungen käme vielleicht die Manganvergiftung in Betracht. Bei ihr werden Erscheinungen beschrieben (Embden, Jacksch, Seelert), die sehr an das Krankheitsbild der Pseudosklerose erinnern. Heilungen bzw. weitgehende Besserungen sind dabei vereinzelt beobachtet, Sektionsbefunde liegen m. W. nicht vor, über Lebererkrankungen wird ebenfalls nichts berichtet. Es läßt sich meiner Ansicht nach nicht mit Bestimmtheit sagen, ob es sich in den beschriebenen Fällen um einwandfreie Manganvergiftungen handelt, oder ob nicht vielmehr eine Pseudosklerose vorliegt, die zufällig einen Braunstein-Müller ergriffen hat; denn es muß immerhin auffallen, daß unter den zahlreichen mit Mangan arbeitenden Personen nur relativ wenig an dieser sogenannten spezifischen Vergiftung erkranken sollten. Bei den sichergestellten Erkrankungen unseres Interessengebietes lassen sich jedenfalls keine Anhaltspunkte für eine Manganeinwirkung finden.

Von anderen Vergiftungen wäre noch die Kohlenoxydvergiftung zu erwähnen, die zuweilen mit Blutungen und Erweichungen im Linsenkern einhergeht (Sibelius, Kolisko, Harzer, Herzog). Es kommen jedoch auch Blutungen in anderen Hirnteilen dabei vor (Sibelius, Hedren, Sölder, der eine Beteiligung der Vorderhornzellen fand). Es ist nicht von der Hand zu weisen, daß Zustände, die mit Sauerstoffverarmung bzw. Sauerstoffentziehung des Blutes einhergehen, besonders leicht zu Schädigungen im Linsenkerngebiet führen. Darauf weist nicht nur die Kohlenoxydvergiftung hin, sondern auch die Vogtsche Beobachtung, daß Kinder mit Status marmoratus häufig asphyktisch zur Welt gekommen sind, ferner der Fall symmetrischer Linsenkernerweichung von Deutsch, die durch einen Erwürgungsversuch veranlaßt worden war. Nach dem Krankheitsbefund muß hier allerdings eine traumatische Ursache ebenfalls in Betracht gezogen werden.

Derartige Zustände von Sauerstoffmangel im Blut kommen ebenfalls für die Entstehung der sicheren Fälle von Pseudosklerose und Wilson nicht in Betracht. Nur könnte der Umstand, daß Blutgifte, wie Kohlenoxyd zu Krankheitserscheinungen im Linsenkern führen, uns veranlassen, ein besonderes Augenmerk auf ähnlich wirkende Schädigungen im Körperhaushalt zu richten.

Die Annahme, daß das mutmaßliche toxische Produkt auf dem Blutwege zum Gehirn gebracht wird, wird wohl keinem Widerspruch begegnen. Die fast immer vorhandene Milzschwellung spricht auch in diesem Sinne. Schwierig ist die Frage nach Ursprung und der Art des Giftes, und hier ist m. E. die Beteiligung der Leber an dem Krankheitsprozeß, besonders in Verbindung mit dem Milztumor, geeignet, uns wichtige Hinweise zu geben. Daß ein Zusammenhang zwischen Lebererkrankung und Gehirnleiden besteht, wird, wie erwähnt, von den meisten Autoren zugegeben. Stöcker lehnt einen solchen ab, weil er glaubt, daß bei der großen Häufigkeit von Lebererkrankungen auch toxische Schädigungen im Gehirn zahlreicher sein müßten. Er faßt vielmehr Leber- und Gehirnerkrankung als unabhängig voneinander entstanden auf, beide als Ausfluß von Anlagefehlern. Eine ähnliche Auffassung scheinen Kubitz und Staemmler, deren Fälle klinisch leider nicht beschrieben sind, zu haben, wenn sie schreiben: »Aller Wahrscheinlichkeit nach verlaufen die Vorgänge an Leber und Gehirn unabhängig voneinander, eine Vorstellung, die um so näher liegt, wenn man bedenkt, daß Syphilis in einem Teil der Fälle im Spiele ist.« Jedoch geht aus dem Schlußabschnitt ihre wirkliche Auffassung nicht klar hervor, da sie hier der von mir 1914 ausgesprochenen Ansicht beizustimmen scheinen. Cassirer läßt die Möglichkeit offen, daß beide Erkrankungen ätiologisch koordiniert seien.

Über die Art des Zusammenhanges von Leber- und Gehirnerkrankung bestehen verschiedene Auffassungen. Es handelt sich dabei zunächst um die Frage, welches Organ primär erkrankt sei. Weitaus die meisten halten die Leber für den zuerst betroffenen Teil, nur Boenheim äußerte vor kurzem die Ansicht, die Gehirnaffektion müsse das primäre sein. Er stützt sich vor allem auf die Untersuchungen von Karplus und Kreidel über die Beziehungen der subthalamischen Gebilde zu dem viszeralen Nervensystem. Er versucht, seine Ansicht weiter zu belegen durch Beobachtungen von Rothmann und Nathanson (kataleptiforme Lethargie mit vorübergehender Leberstörung ohne Sektion); ferner führt er den von A. Westphal beschriebenen Fall in diesem Zusammenhang an, der innerhalb sechs bis sieben Wochen zugrunde ging. Bei der Sektion fand sich außer Veränderungen im Linsenkern nur eine beginnende Zirrhose der Leber. Boenheim schließt, daß der rasche Verlauf der primären Gehirnerkrankung es nicht zu typischen Veränderungen an der Leber habe kommen lassen. Die Beweiskraft dieser Fälle ist meiner Ansicht nach sehr gering einzuschätzen, da bei dem ersten keine Sektion vorliegt, und da es sich bei dem Westphalschen Patienten möglicherweise um eine andere Art der Erkrankung handelte. Auch ist es hier gar nicht gesagt, daß die Leberveränderung wirklich als beginnende Zirrhose aufzufassen ist.

Das Auftreten von Urobilinogen bei Grippe als zerebral bedingt anzusehen, wie Boenheim es tut, halte ich nicht für richtig. Denn es ist bekannt, daß Infektionskrankheiten auch ihrerseits Leberfunktionsstörungen hervorrufen können. Wenn Boenheim dagegen anführt, daß die Urobilinogenausscheidung auch bei länger dauerndem Fieber nur vorübergehend bestand und nur bei gewöhnlichen Erkrankungen mit Beteiligung des Nervensystems auftrat, so läßt sich dies ebensogut auch im gegenteiligen Sinne verwerten, nämlich so, daß die Schädigung der Leber zuerst bzw. als Folge der Infektion entstanden ist, und daß dann durch die Leberschädigung infolge des Ausfalls des Leberschutzwalles Körper und Gehirn mit Toxinen überschwemmt wurden, wodurch das Gehirnleiden erst hervorgerufen sein könnte.

Offenbar denkt Boenheim sich, daß im Zwischenhirn ein Zentrum für die Leberfunktion, vielleicht auch für die Ernährung des Organes besteht; nach Erkrankungen dieses Hirnteiles müßte es dann zu einer Schädigung auch der Leber kommen. Vorausgesetzt, wir hätten ein Zentrum für die Leber im Zwischenhirn, das diesem Organ gegenüber eine ähnliche Bedeutung hätte wie etwa die Vorderhornzellen für Funktionen und Ernährung der

Muskeln, so könnte man bei einer primären Schädigung dieses Hirnteiles etwa noch eine Verkümmerung des von hier aus versorgten vegetativen Organes, vielleicht auch eine Zelldegeneration verstehen. Ich kann mir aber nicht erklären, wie unter diesen Umständen die so oft und reichlich beobachtete Regeneration der Leberzellen zustande kommen sollte, zumal da das übergeordnete Zentralorgan erkrankt bleibt, so daß von hier aus nicht etwa wieder belebende Reize auf die Leberzellen ausgeübt werden können. Auch kann ich mir die anderen proliferativen Vorgänge der Lebererkrankung nicht als abhängig vom Gehirn denken, ferner fehlt bei dieser Annahme jede Erklärungsmöglichkeit für das Zustandekommen der Milzschwellung. Gegen die Boenheimsche Annahme läßt sich klinisch Fall 3 von Dziembowsky verwerten, bei dem schon eine Leber- und Milzvergrößerung nachweisbar war, bevor Nervensymptome auftraten. Auch in dem von Rumpel untersuchten Falle soll die Leberstörung den Gehirnerscheinungen vorausgegangen sein.

Daher läßt sich die Boenheimsche Auffassung nicht halten, vor allem auch deswegen, weil Boenheim, wie oben ausgeführt wurde, der pathologisch-anatomischen Natur der Lebererkrankung gar nicht Rechnung trägt.

Wilson hält, ebenso wie die meisten anderen Autoren, die Leber für das primär erkrankte Organ, und zwar glaubt er, daß das Toxin in der erkrankten Leber entsteht und eine spezifische Wirkung auf den Linsenkern ausübt. Er weist dabei auf die Beobachtung hin, daß bei Ikterus gravis neonatorum sich gerade im Linsenkerngebiet und im Corpus Luys eine gallige Färbung findet, woraus er auf eine gewisse Affinität dieser Hirnteile zu einem pathogenen Toxin schließt. Oppenheim steht auf dem gleichen Standpunkt wie Wilson. Diese Theorie läßt jedoch ganz die Fragestellung vermissen, wodurch die Lebererkrankung ihrerseits entstanden sein kann. Wie ich früher schon näher ausgeführt habe, steht nichts im Wege, auch die Leberveränderungen als toxisch bedingt aufzufassen. Betrachtet man die Erkrankung der Leber und des Gehirns gemeinsam und trägt dabei auch noch der fast regelmäßig gefundenen Milzschwellung Rechnung, so kommt man auf folgende Entstehungsmöglichkeiten:

1. Dasselbe Toxin schädigt gleichzeitig Leber und Gehirn.

2. Eine Giftwirkung trifft zunächst die Leber, veranlaßt dort das Zugrundegehen von Leberparenchym und die daran anschließenden sekundären Veränderungen in diesem Organ. Die Schädigung des Gehirns ist dann auf folgende Weise denkbar:

   a) Durch das Zugrundegehen von Leberzellen entstehen giftig wirkende Abbauprodukte, die in den Körperkreislauf übergehen und im Gehirn an dazu prädisponierten Stellungen Degenerationserscheinungen veranlassen.

   b) Dasselbe Toxin, das die Leberstörungen hervorgerufen hat, anfangs aber von dem gesunden Lebergewebe zurückgehalten werden konnte, dringt nach Störung der Leberfunktion weiter vor, gerät in die Blutbahn und so ins Gehirn.

   c) Die Erkrankung der Leberzellen bewirkt eine mehr weniger langdauernde Störung der Leberfunktion, so daß u. a. vor allem die Aufgabe Stoffwechselprodukte zu verarbeiten oder zu entgiften, gehindert wird. So wird die Leber für Giftstoffe aller Art durchlässig und auf diese Weise gelangen Endprodukte des Stoffwechsels, die auch im normalen Körperhaushalt gebildet, aber in der Leber unschädlich gemacht werden, infolge Versagens der Leber ins Gehirn. So sagt Biedl, daß die Leber den Organismus vor dem Übertritt giftiger Ammoniakverbindungen und ihrer Derivate schützt.

Prinzipiell weisen diese aufgezählten Möglichkeiten keine allzu großen Unterschiede auf. Die größte Wahrscheinlichkeit hat meiner Ansicht nach der unter 1 aufgeführte Vorgang. Es ist aber nicht von der Hand zu weisen, daß es sich nicht immer um dieselbe Entstehung zu handeln braucht. Es können sich vielleicht auch mehrere Möglichkeiten miteinander kombinieren, etwa so, daß zuerst der unter 1 geschilderte Vorgang in Erscheinung tritt, Leber und Gehirn erkranken. Später kann sich der Vorgang in der gleichen Weise wiederholen. Möglicherweise genügt aber schon die durch den ersten Schub gesetzte Leberschädigung, um infolge Versagens des Leberschutzwalles dem Gehirn neue Schädigungen anderer Art zuzuführen, unter der das schon erkrankte Gehirn besonders zu leiden hat. Es wäre auch daran zu denken, daß jetzt die Reaktion der Gehirnsubstanz eine andere sein könnte, sei es, weil das geschädigte Organ weniger widerstandsfähig ist, sei es, weil das Toxin jetzt anderer Art ist. Diese Möglichkeit vorausgesetzt, drängt sich die Vermutung auf, ob die anatomische Verschiedenheit der Gehirnveränderungen, namentlich auch das Vorkommen der beiden differenten Erkrankungsprozesse nebeneinander nicht seinen Grund in der geschilderten Variationsmöglichkeit der Giftwirkungen hat. So verführerisch derartige Spekulationen auch sein mögen, so ist nicht zu verkennen, daß wir uns hier ganz auf dem Boden der Hypothese bewegen, der aber ein gewisser heuristischer Wert nicht abzusprechen ist.

Weiter hat uns die Frage nach der Art und dem Ursprung des hypothetischen Giftstoffes zu beschäftigen. Eine Lues kann man nach den früheren Ausführungen mit Sicherheit ausschließen. Marburg nimmt an ein Hormontoxin, eine Anschauung, für die weiter keine Stütze beigebracht worden ist.

Um was für ein Gift es sich handelt, wird man auch nur vermutungsweise kaum sagen können, wohl aber scheint mir, kann uns die Art der Leberveränderung einen Anhaltspunkt dafür geben, woher das schädigende Agens stammt. Nach Analogie mit der atrophischen Leberzirrhose, die mit der vorliegenden Lebererkrankung wenigstens hinsichtlich des Vorkommens von Degenerations- und Regenerationserscheinungen übereinstimmt, und mit der akuten gelben Leberatrophie werden wir darauf hingewiesen, daß der Giftstoff aus dem Quellgebiet der Pfortader, also im wesentlichen aus dem Magen- und Darmkanal stammt. Es ist dies ein Punkt, auf den ich zuerst in meiner früheren Arbeit hingewiesen habe. In späteren Untersuchungen haben sich mancherlei Anhaltspunkte für die Richtigkeit dieser Auffassung ergeben (Economo, Söderbergh) insofern, als sich bei ihnen ebenso wie bei meinem Fall bei der Autopsie Darmerkrankungen gefunden haben. Auch Strümpell hebt das Vorkommen von gastrointestinalen Störungen und deren Bedeutung hervor. Auf derartige Störungen ist naturgemäß kein besonderes Augenmerk gerichtet worden; um so bemerkenswerter erscheint es, wenn unter den etwa 30 sicheren Fällen 14mal von Darmerkrankungen berichtet wird.

Rechnen wir mit einem aus dem Darmkanal herrührenden Gift, so muß zunächst wieder an einen von außen eingeführten Stoff gedacht werden, wofür sich aber nirgends Anhaltspunkte finden. Es bleibt dann noch die Entstehung durch ein Gift, das sich im Magen-Darmkanal bildet, sei es infolge abnormer Stoffwechselvorgänge, sei es als Endprodukt normaler Verdauung. Derartige Produkte werden in den meisten Fällen vom Darm entleert und nur dann resorbiert, wenn die Darmschleimhaut erkrankt ist; man kann sich die Vorgänge etwa ähnlich vorstellen wie bei der Leber, daß nämlich erst irgendwelche schädigende Ursachen einen Darmkatarrh hervorgerufen haben, daß die in ihrer Tätigkeit gestörte Darmschleimhaut dann entweder diese Giftstoffe aufnimmt, oder daß sie durch diese Erkrankung nicht mehr imstande ist, die gewöhnlichen ebenfalls toxisch wirkenden Produkte der Verdauung zurückzuhalten. Auf diese Weise geraten diese Toxine in den Pfortaderkreislauf und von dort zur Leber und Milz; als Ausdruck dieser Darmschädigung finden wir häufig die erwähnten Darmkatarrhe oder intensive intestinale Beschwerden.

Dieser Ausführung gemäß wäre der Weg der toxischen Einwirkung etwa folgender: Schädigungen der Darmschleimhaut, die dadurch für Toxine aus dem Darm durchlässig wird; diese Giftstoffe dringen zur Leber vor, setzen hier eine weitere Schädigung des Leberparenchyms, gelangen entweder im gleichen Schub in den Körperkreislauf und damit zum Gehirn oder das Undichtwerden des Leberschutzwalles durch Degeneration der Leberzellen gibt Giftstoffen gleicher oder anderer Art die Möglichkeit, in den allgemeinen Kreislauf zu gelangen und somit auch das Gehirn zu treffen, das anscheinend in bestimmten Teilen eine besondere Empfindlichkeit für derartige Stoffe besitzt. Ob vor dem Zustandekommen der Gehirnerkrankung erst noch der Plexus chorioideus, der von vielen als Schutzmechanismus des Gehirns angesehen wird, in seiner Funktion geschädigt wird, muß dahingestellt bleiben; möglich ist diese Vermutung immerhin, bis jetzt liegen anatomische Untersuchungen darüber noch nicht vor[1]).

Es fragt sich, warum kommen solche Gehirnveränderungen bei Darm- bzw. Lebererkrankungen nicht häufiger vor? Namentlich könnte man annehmen, daß bei der atrophischen Leberzirrhose, die biologisch auf gleiche oder ähnliche Vorgänge zurückzuführen ist wie die hier vorliegende Erkrankung ähnliche Folgen entstehen können. Bezüglich dieses Punktes verweise ich wieder auf meine frühere Arbeit, wo ich ausgeführt habe, daß bei der atrophischen Leberzirrhose der Krankheitsprozeß mehr schleichend verläuft und nie die ganze Leber auf einmal zu schädigen pflegt. Es bleibt vielmehr ein Teil des Lebergewebes auch während der akuten Phase funktionstüchtig. Ferner ist mit der Möglichkeit zu rechnen, daß das jugendliche Gehirn, und um ein solches handelt

---

[1]) Nach Abschluß dieses Abschnittes erschien die Arbeit von A. Fuchs über Experimentelle Encephalitis, die eine experimentelle Bestätigung der hier vertretenen Anschauung von dem Zustandekommen von Hirnveränderungen infolge einer Leberinsuffizienz bringt. Er zeigt, daß durch die Ausschaltung der Leber auch die Schutzkraft dieses Organs gegenüber giftigen Harnstoffvorstufen wegfällt. Kommen letztere in den Organismus, so reagiert das Gehirn auf diese Giftwirkungen mit Erkrankung, in diesem Falle Encephalitis. Verf. weist selbst auf die Bedeutung dieser Erfahrungen für das Zustandekommen der Wilsonschen Krankheit hin.

es sich hier fast immer, leichter auf derartige Einwirkungen reagiert als es bei älteren Individuen der Fall sein würde. Mir scheint außerdem noch ein weiterer Grund einen wesentlichen Unterschied zwischen beiden Erkrankungen zu bedingen. Dieser liegt in der anatomischen Differenz beider Lebererkrankungen: bei der gewöhnlichen atrophischen Leberzirrhose überwiegt die Bindegewebswucherung, es kommt zu förmlicher Narbenbildung, und durch den Druck dieser bindegewebigen Prozesse entsteht eine Behinderung der Blutzirkulation und im Anschluß daran Aszites. Gerade diese Kreislaufverhältnisse bei der atrophischen Leberzirrhose erschweren mechanisch die Passage und verhindern es, daß das bis zur Leber vorgedrungene Gift weiter in den allgemeinen Körperkreislauf eingeschleppt wird. Im Gegenteil dazu ist die reparatorische Bindegewebswucherung bei der Wilsonleber relativ geringfügig, es kommt nicht zu einer mechanischen Kreislaufschädigung, und deshalb wird auch nie Aszites beobachtet. Da die Leber wegen ihrer Funktionsstörung ihre entgiftende Eigenschaft eingebüßt hat, da andererseits kein mechanisches Hindernis die Leberpassage erschwert, ist die Möglichkeit, daß Giftstoffe unbehindert die Leber passieren, gerade bei der Wilsonleber besonders groß.

Über die Art der präsumptiven Giftstoffe können wir nur Vermutungen äußern. Zu der Hypothese einer enterogenen Entstehung des Leidens paßt es gut, daß fast in allen Fällen, soweit darauf geachtet worden ist, eine Milzvergrößerung vorhanden war (25 mal unter den sicheren Fällen).

Das Vorhandensein eines Milztumors könnte aber noch auf eine andere Entstehungsmöglichkeit der Erkrankung hinweisen, die mit der Aufgabe der Milz im Zusammenhange steht. Ich denke dabei an eine Erkrankung des Blutes. Wesentliche Veränderungen in der morphologischen Beschaffenheit des Blutes sind bei den allerdings spärlichen Untersuchungen nicht gefunden worden (Dziembowski, Strümpell, eigene Untersuchungen). Teilweise war die Zahl der roten Blutkörperchen herabgesetzt, in einigen Fällen bestand auch Polyglobulie. Auf das Verhalten der Thrombozyten ist ebenfalls nur wenig geachtet worden. Vielleicht lassen sich zwei weitere Punkte für einen Zusammenhang des Leidens mit einer Bluterkrankung verwerten, nämlich das Auftreten des eigentümlichen Pigments in der Hornhaut, sowie die zuweilen beobachtete Pigmentierung an inneren Organen, namentlich an den Leberzellen (W. Fischer, Bostroem, A. Westphal, Fleischer-Rumpel, Schminke). Strümpell und Söderbergh erwähnen eine abnorme Hauptpigmentierung. Es muß freilich dahingestellt bleiben, ob diese Pigmentierung hämatogener Abkunft sind. (In vereinzelten Fällen ist die Eisenreaktion negativ gewesen.) Rumpel ist auf Grund chemischer Untersuchungen zu der Ansicht gekommen, daß es sich um eine Argyrose handeln müsse. Fleischer, der denselben Fall untersuchte, hält Silber für ausgeschlossen, ohne seinerseits zu einem bestimmten Resultat zu kommen. Auch Kubitz und Staemmler haben die Leber und andere innere Organe chemisch untersucht, ohne daß mikroskopisch eine Pigmentierung der Leberzellen aufgefallen wäre. Es konnten nur Spuren von Kupfer und etwas Eisen, das ja einen normalen Bestandteil des Blutes bildet, nachgewiesen werden, Silber war nicht zu finden.

Ob es sich bei dem Pigment in den inneren Organen um wesentliche oder zufällige Befunde handelt, ist ebenfalls noch fraglich. Jedenfalls ist die Pigmentierung in verschiedenen Fällen, bei denen darauf geachtet worden ist, auch vermißt worden (Kubitz-Staemmler, Söderbergh, Kleiber).

Ob die etwas häufiger, aber bis jetzt nur bei Pseudosklerosefällen beobachtete Hornhautpigmentierung mit der vereinzelt vorkommenden Pigmentierung am Körper und an den inneren Organen irgendwie im Zusammenhange steht, muß unentschieden bleiben, da wir über die Natur beider Pigmentierungen nur Vermutungen äußern können. Fleischer hat das Hornhautpigment in einem Falle untersucht, ohne auch hier zu einem bestimmten Resultat zu kommen; es soll sich um Stoffe handeln, welche durch die befallenen Gewebe reduziert werden. Sichere Schlüsse, ob ein Zusammenhang mit Blutveränderungen vorliegt oder ob das Pigment als Blutpigment aufzufassen ist, lassen sich daher nicht ziehen. Um auf die Frage einer hämatogenen Entstehung der Leiden zurückzukommen, so sei darauf hingewiesen, daß vielleicht gewisse entfernte Ähnlichkeiten mit der ebenfalls rätselhaften Bantischen Krankheit bestehen, die mit Milztumor beginnt, zu dem sich später eine zirrhoseartige Erkrankung der Leber allerdings mit Aszites hinzugesellt.

Die Frage, ob es außer der toxischen Entstehung nach primärer Erkrankung der Leber bzw. des Darms noch eine andere Ätiologie gibt, ist deswegen in diesem Zusammenhang von wesentlicher Bedeutung, weil die Hornhautpigmentierung bis jetzt nur bei der Pseudosklerose gefunden worden ist. Sollte diese Hornhautpigmentierung Ausdruck einer besonderen Erkrankung vielleicht des hämatopoetischen Apparates oder des Adrenalsystems sein, so würde diese Ätiologie nur für die Pseudosklerose in Betracht kommen und damit einen Unterschied gegenüber der Wilsonschen Krankheit bedingen. Vorläufig bewegen wir uns in dieser Frage jedoch nur auf dem unsicheren Gebiet der Vermutungen; gestreift werden mußte diese Möglichkeit jedoch immerhin.

Nachdem die einzelnen Gebiete besprochen sind, haben wir folgendes zu registrieren:

Die klinischen Symptome der Wilsonschen Krankheit und der Pseudosklerose können recht verschieden sein, jedoch gibt es zahlreiche Misch- und Übergangsfälle. Das einzige Symptom, das bis jetzt nur bei einer der beiden Erkrankungen, nämlich bei der Pseudosklerose beobachtet wurde, ist die Hornhautpigmentierung. Die pathologisch-anatomischen Unterschiede beider Erkrankungen scheinen hinsichtlich des Gehirnbefundes auf den ersten Blick recht groß zu sein, bei näherer Betrachtung hat sich aber herausgestellt, daß 1. auch hier Übergänge vorkommen und daß 2. die Gehirnveränderungen nicht so prinzipiell verschieden sind, daß sie nicht als Folgen derselben Krankheitsprozesse aufgefaßt werden könnten. Große Übereinstimmung zeigt der Leberbefund der großknotigen Hyperplasie bei beiden Erkrankungen, scheinbare Verschiedenheiten lassen sich als verschiedene Stadien des gleichen Krankeitsprozesses auffassen. Die wichtige Rolle, die die Leber im Krankheitsbild namentlich für die Äthiologie der Krankheiten spielt, macht es wahrschenlich, daß für beide Formen der Gehirnerkrankung jedenfalls im wesentlichen die gleiche Krankheitsursache in Betracht kommt. Nach allem diesem haben wir es bei der Pseudosklerose und Wilsonschen Krankheit zu tun mit einer primären, offenbar gleicher Ursache entspringenden Lebererkrankung, durch welche eine

im Prinzip gleichartige, in der Ausdrucksform und Lokalisation wechselnde Erkrankung des Gehirns hervorrufen wird. Die klinischen Symptome auf neu-
rologischem Gebiet können entsprechend der verschiedenen Lokalisation im
Gehirn in weitem Spielraum wechseln, sie beschränken sich aber auf das extrapyramidale motorische Gebiet. Wir haben also die Pseudosklerose und Wilsonsche Krankheit als verschiedene, durch Kombinations- und Übergangsformen
miteinander verbundene Symptomenbilder einer im Grunde gleichartigen Erkrankung anzusehen.

3. Neurologische Symptome und Symptomkombinationen.

I.

Nachdem die biologische Frage und die klinische Zusammengehörigkeit der
Pseudosklerose und Wilsonschen Krankheit erörtert sind, wende ich mich
zu den neurologischen Symptomen, ihrer klinischen Bedeutung und pathophysiologischen Stellung. Die Symptome der Paralysis agitans müssen in diesem
Zusammenhang mitbesprochen werden, da sie prinzipiell zu denen der Wilsonschen Krankheit gehören, wenn es sich auch um eine andere Krankheitseinheit handelt. Die Symptomengruppe, die für diese Krankheiten bezeichnend
ist, hat Stertz als akinetisch-hypertonisches Syndrom zusammengefaßt und sie
einerseits dem spastisch-athetotischen und andererseits dem choreatischen Syndrom gegenüber gestellt. Die Bezeichnung ist wie schon in der Einleitung erwähnt für die Parkinson-Westphal-Strümpell-Wilsonsche Gruppe nicht sehr
günstig gewählt, weil wie wir gesehen haben, Fälle von Pseudosklerose ganz ohne
Hypertonie einhergehen können.

Die Beschreibung der Grundsymptome muß daher zunächst die Fälle von
Pseudosklerose mit Hypotonie außer acht lassen und innerhalb der klinisch-
nosologischen Gruppe, der Parkinson-Westphal-Strümpell-Wilsonschen
Krankheit den Parkinson-Wilsonschen Symptomenkomplex herausar-
beiten. Die Beschreibung dieser Symptome stützt sich dabei nicht nur auf
Fälle von Paralysis agitans und Wilson, sondern auch auf symptomatische
Fälle, namentlich Encephalitisfolgen.

Versuche ich dies Symptomenbild zu zerlegen, so komme ich, wenn zunächst
die Nebensymptome vernachlässigt bleiben, zu folgenden Komponenten, die
jedoch nicht in jedem Falle vertreten sind: Störungen im Muskeltonus, Störungen
beim Zustandekommen der Bewegungen und Störungen im Verlauf kinetischer
und statischer Innervation durch Zittern, Wackeln usw.

Es wird praktisch nicht immer möglich sein, diese verschiedenen Störungen
auseinanderzuhalten, weil sie einander beinflussen, sodaß z. B. eine Erhöhung
des Muskeltonus den Bewegungsablauf sekundär beeinträchtigen kann. Man
wird daher auch mit sekundären Störungen zu rechnen haben.

Die Veränderung des Muskeltonus, die Hypertonie, wird von vielen
für das wesentlichste Symptom gehalten, das geeignet erscheint, die meisten
anderen Symptome als sekundäre aufzufassen, eine Ansicht, der jedoch verschiedene Beobachtungen widersprechen. Von vornherein sei noch einmal hervorgehoben, daß es eine Anzahl sicherer Fälle von Pseudosklerose gibt, bei denen

die Hypertonie fehlt; gerade diese scheinen geeignet zur Nachprüfung verschiedener motorischer Symptome unbeeinflußt von Tonusveränderungen.

Die charakteristische Hypertonie, die wir im Gegensatz zu der echten spastischen Hypertonie bei Pyramidenschädigungen als Rigor bezeichnen, besteht in einer Agonisten und Antagonisten gleichmäßig befallenden Steifheit und Spannungserhöhung der Muskeln. Diese fühlen sich oft schon in der Ruhe hart an, ihre Konturen treten bisweilen deutlicher hervor; bei dem Versuch, die betreffende Extremität zu bewegen, begegnet man einem zähen wachsartigen Widerstand, und zwar sowohl beim Beugen wie beim Strecken, ein Widerstreben, das sich von dem federnden Widerstand des Pyramidenspasmus meist unschwer unterscheiden läßt, u. a. auch dadurch, daß beim Pyramidenspasmus brüske Bewegungen zu einer Erhöhung des Widerstandes und zu Klonus führen. Auch die Reflexe zeigen nicht die bei Pyramidenschädigungen charakteristische Steigerung; daß sie auch lebhaft gefunden werden, beruht nicht auf einer Beteiligung der Pyramidenbahn, sondern ist gewissermaßen äußerlich bedingt durch die vorhandene Anspannung der Muskeln, sie ist, wie sich Söderbergh ausdrückt, „simuliert", jedenfalls handelt es sich nicht um eine spastische Steigerung, was schon aus dem Fehlen des Klonus und des Babinskischen Zeichens hervorgeht.

Auch hinsichtlich der Verteilung ergeben sich Unterschiede: Während die Pyramidenspasmen sich in ihrer Verteilung oder dort bezüglich ihres Stärkegrades in der Regel nach dem von Wernicke und Mann angegebenen Prädilektionstyp richten, finden wir beim Rigor eine ziemlich gleichmäßige Beteiligung der Agonisten und Antagonisten, eine Bevorzugung gewisser Teile besteht jedoch auch insofern, als die proximal gelegenen Muskeln der Extremitäten in der Regel stärker betroffen zu sein pflegen, so daß die Ausführung passiver Bewegungen am Oberschenkel und Oberarm schwer, oft unmöglich ist, während an den Händen passive Bewegungen relativ leicht vorgenommen werden können. Es erscheint dies zunächst deshalb etwas erstaunlich, weil die oft beobachtete gleichmäßige Handhaltung (Pfötchenstellung) die Annahme nahelegt, sie sei durch eine bedeutende Muskelspannung bedingt. Daß in der Tat eine gewisse Muskelspannung auch hier vorliegt, ist allerdings wahrscheinlich; denn Hand und Finger kehren immer wieder in die gleiche Stellung zurück, die man eben noch ohne Mühe und ohne jeden Kraftaufwand hatte ausgleichen können. Insofern, aber auch nur hierin, besteht eine gewisse Ähnlichkeit mit den oben als athetotische Dauerhaltung bezeichneten Zuständen; auch dort findet man, daß typische Stellungen immer wieder eingenommen werden, obwohl eine eigentliche Fixation durch stärkeren Muskelzug nicht nachweisbar ist.

Als weitere Prädilektionsstellen für den Rigor kommen noch in Betracht die vorderen Halsmuskeln, deren Anspannung eine dauernde Neigung des Kopfes zur Folge hat, sowie eine Beteiligung bestimmter Rumpfmuskeln, deren dauernde Innervation eine Kyphose bzw. eine Neigung des Oberkörpers nach vorn bewirkt. Hieran scheinen u. a. zuweilen auch die Bauchmuskeln beteiligt zu sein. Bemerkenswert ist, daß gerade die vorderen Halsmuskeln auch die Prädilektionsstellen für die katatonischen Muskelspannungen sind.

Mitbetroffen von der Hypertonie ist ferner auch zuweilen die Gesichtsmuskulatur. Ein solcher Rigor wird jedoch leicht vorgetäuscht durch das

Fehlen mimischer Bewegungen, die auch ohne Hypertonie vorkommen und einen maskenartigen Gesichtsausdruck bewirken kann. Vielfach sind beide Symptome nicht sicher auseinanderzuhalten, zumal da eine Prüfung auf Rigidität an den Gesichtsmuskeln nicht leicht ist.

Besonders hingewiesen auf eine solche ist von Söderbergh; deutlich war sie auch vorhanden in dem oben wiedergegebenen Falle Rosine G. Eine derartige Steifheit der Gesichtsmuskeln hat zur Folge, daß mimische Ausdrucksbewegungen, wie Lachen usw. nicht rasch abklingen, sondern wie versteinert eine Zeitlang bestehen bleiben. Sehr stark von der Hypertonie befallen sind auch oft die Kau- und Schluckmuskeln sowie die beim Sprechakt beteiligten Muskeln. Es kommt hierdurch zu Kaubeschwerden, Dysphagie, Dysarthrie, oft zu vollständiger Stummheit. Ein Beweis dafür, daß wirklich die Muskelspannungen diese letztgenannten Störungen veranlassen, kann man vielleicht in einem von Rothmann angestellten Versuch erblicken; ihm war es durch leichte Chloroformierung gelungen, die Sprachstörung in einem entsprechenden Falle für die Dauer der Muskelentspannung während der Narkose zu überwinden. Ob diese Muskelspannungen alleine für die genannten Störungen verantwortlich zu machen sind, erscheint mir jedoch zweifelhaft, wahrscheinlich sind gewöhnlich auch noch die später zu besprechenden paretischen Komponenten mit daran beteiligt.

Eine mechanische Muskelerregbarkeit geht mit der Muskelrigidität meist nicht einher. Erwähnt wird eine solche nur einmal von Söderbergh, bei dessen Fall der Biceps brachii nach mechanischen Reizen pathologisch lange in einem Kontraktionszustand verharrte. Ähnliche Beobachtungen machte Stertz in seinem zweiten Falle. Eine Veränderung des elektrischen Verhaltens ist ebenfalls von Söderbergh beschrieben worden. Sie bestand darin, daß alle mit faradischem Strom gereizten Muskeln eine gewisse Nachdauer der Kontraktion zeigten. Bei einigen Muskeln trat nach Entfernung der Elektrode erst langsame Erschlaffung ein. Einen Augenblick später kam es dann wieder zu einer erneuten Kontraktion, die dann noch langsamer verschwand. Eine etwas verlängerte Nachdauer der Kontraktion habe ich auch bei einigen Paralysis agitans-Fällen beobachten können; auch Stertz berichtet davon in seinem Fall 2. Die von Söderbergh als dysmyotonische Reaktion bezeichnete Erscheinung habe ich nicht gefunden.

Während beim Pyramidenspasmus nach Ausführung einer passiven Bewegung das betreffende Glied dem Zug der Prädilektionsmuskeln folgend, wieder in die ursprünglich innegehabte Stellung zurückkehrt, besteht bei dem echten Rigor die Neigung, passiv gegebene Stellungen beizubehalten. Hierauf beruht auch die Erscheinung des Westphalschen paradoxen Phänomens, das jedoch in seiner ursprünglichen Form (Dorsalflexion des Fußes) nicht allzu häufig beobachtet wird, vielleicht gerade deswegen nicht, weil der Rigor an den distalen Enden der Extremitäten nicht so ausgesprochen ist wie weiter proximalwärts. Das Verharren in Haltungen läßt sich bei diesen Kranken besonders leicht dann erreichen, wenn die betreffende Extremität durch einen gewissen Druck in diese Lage gebracht wird. Die Neigung dazu wird offenbar dadurch verstärkt, daß die Muskeln, deren Insertionspunkte einander genähert werden, die Tendenz haben, diese Kontraktionszustände beizubehalten, während die Antagonisten durch die erfolgte Dehnung nicht zu einer Gegeninnervation gereizt werden. Diese Annahme würde sich decken mit Befunden von F. H. Lewy, der bei Aufnahme von Muskelstromkurven bei Rigiden gefunden hat, daß hier der nach Ablauf einer Bewegung normalerweise auftretende Muskelstrom im Antagonisten (Rückstoß) ausbleibt. v. Strümpell hat dieses Symptom als Fixationsrigidität bezeichnet, in ihr erblickt er einen wesentlichen Bestandteil des amyostatischen Symktomenkomplexes. Am charakteristischsten ausgeprägt ist diese Fixationsrigidität bei seinem Kranken Emil H., dessen rechtes Bein mit kurzen Unterbrechungen und ganz geringen Ermüdungserscheinungen freischwebend gehalten wird. Ein derartig extremer Grad von Fixationsrigidität ist sonst meines Wissens noch nicht beobachtet, aber zur Fixierung in gegebenen Haltungen oder zur Einnahme bestimmter Stellungen kommt es bei ausgeprägtem Rigor häufig, wie uns die Betrachtung vieler Fälle von Paralysis agitans zeigen kann, noch häufiger ist diese Flexibilitus cerea bei Encephalitisfällen mit Parkinsonschem Symptomenkomplex. Die spontan innegehabte Haltung wird im wesentlichen durch die Verteilung der Muskelrigidität bedingt. Am meisten finden wir eine leicht gebückte Rumpfhaltung, wobei die Arme im Ellenbogen gebeugt, die Finger in Interosseusstellung fixiert zu sein pflegen. Auch die Beine sind während der Bettruhe in Hüfte und Knie meist leicht gebeugt. Die Stellung der Füße ist nicht immer die gleiche; oft besteht Plantarflexionsstellung. Diese uns von der Paralysis agitans her bekannte Haltung läßt sich bei der Wilsonschen Krankheit zuweilen auch beobachten; oder man findet sie wenigstens angedeutet bzw. zum Teil verwirklicht.

Die Augenmuskeln sind bei der Paralysis agitans von der Rigidität meist ausgenommen, und gerade ihre lebhaften Bewegungen stehen in seltsamem Gegensatz zu dem sonst unbewegten Körper.

Als eine besondere Eigenschaft der rigiden Glieder sei noch folgendes hervorgehoben: Setzt man einer möglichst kraftvollen Bewegung eines Rigiden einen lebhaften Widerstand entgegen und gibt dann plötzlich nach, so tritt nur ein ganz minimales, oft gar kein Ausfahren der losgelassenen Extremität ein. Es ist dies ein Zeichen dafür, daß bei den Rigiden trotz gewollter Kraftanstrengung gleichzeitig auch der Antagonist eine nicht unwesentliche Innervation behält, d. h. nicht erschlafft; dadurch wird ein Ausfahren nach Nachlassen eines zu überwindenden Widerstandes verhindert. Diese Erscheinung bildet gewissermaßen die Umkehrung des Stewart Holmschen Phänomens (Kleinhirnerkrankungen), bei dem das Ausfahren nach beseitigtem Widerstand übertrieben heftig ist, weil hier ein Bremsen durch den normalerweise eintretenden Rückstoß fehlt.

In vorgeschrittenen Fällen kann die Rigidität der Muskeln übergehen in Kontrakturen myogener Art. Sie sind als sekundäre Erscheinungen aufzufassen und haben meiner Ansicht nach mit dem Wesen des Prozesses nichts zu tun.

Um den Rigor sicher von Pyramidenspasmen unterscheiden zu lernen, hat man versucht, das Verhalten der rigiden Muskeln bei aktiven und passiven Bewegungen, die Prädilektionstypen der Verteilung und die Eigenart der dadurch bedingten Haltungen näher zu studieren. Gleichzeitig war man dabei bemüht, Kriterien für eine Einteilung verschiedener Rigorarten zu gewinnen. Über diese Arbeiten sei kurz berichtet:

Ein Fall von Economo zeichnet sich durch eine sehr hochgradige Hypertonie aus, der ganze Körper war bretthart. Die unteren Extremitäten waren in Streckstellung fixiert, ebenso nahmen Rumpf und Nacken eine Streckhaltung ein. Nur die oberen Extremitäten zeigten eine leichte Beugung. Durch diese Streckhaltung unterscheidet sich der Fall von den meisten anderen. Nur Gowers hat einen Fall ebenfalls mit „Streckspasmen" beschrieben. Passive Bewegungen lösen die vorhandene Hypertonie nur in ganz geringem Maße.

Ebenfalls mit Streckspannung einher geht der Fall von Economo und Schilder, der zwar nicht eigentlich zur Wilsongruppe gehört, sich aber symtomatologisch hier einreihen läßt. Auch bei ihm finden sich deutliche Veränderungen an den basalen Partien des Kopfes des Nucleus caudatus, ferner im Globus pallidus und im Putamen. Er betraf jedoch auch noch Teile der Großhirnrinde und des Kleinhirns. Charakteristisch für die beschriebene Hypertonie war außer der Bevorzugung der Streckmuskeln der Umstand, daß sie bei brüsken passiven Bewegungen zunahm, während langsame passive Bewegungen mildernd wirkten. Willkürliche Bewegungen gelangen nach verzögerter Entspannung, wurden dann relativ frei fortgesetzt und durch jäh einsetzende Hypertonie wieder gebremst. Der auch normalerweise vorhandene Rückstoß nach Bewegungsbremsung war erhöht, und zwar so stark, daß es zu hampelmannartigen Bewegungen kam.

Der Fall von Söderbergh zeigt dagegen eine Abnahme des Rigor bei passiven Bewegungen und keine Verstärkung bei brüsker Ausführung derselben. Die in der Ruhe schon vorhandene aber nicht sehr deutliche Starre der Muskulatur wird sehr viel hochgradiger bei aktiven Bewegungen (Bewegungsstarre). Außerdem beobachtete Söderbergh eine andere Art von Muskelstarre, die assoziierte, die dann auftritt, wenn der Kranke komplizierte Bewegungen macht, aufsteht, geht usw.; dann nimmt der Arm oder eine andere nicht unmittelbar an der aktiven Bewegung beteiligte Extremität eine stereotype Haltung ein, offenbar in der Form einer Mitbewegung. Auch hier braucht der Muskel zum Entspannen eine lange Zeit, mehr als die Kontraktionen in Anspruch genommen hatten. Wegen der starken Beeinflußbarkeit des Muskeltonus durch passive Bewegungen will Söderbergh die Bezeichnung Hypertonie durch Dystonie ersetzen. Wie wir sehen werden, ist aber diese Eigenschaft des Tonus nicht so konstant, daß sich deswegen eine andere Bezeichnung rechtfertigen ließe.

Eine Beteiligung der Gesichts-, sowie der Schluck- und Kaumuskulatur war ebenfalls vorhanden. Was die Auslösbarkeit der Tonusanomalie anlangt, so lehnt Söderbergh das reflektorische Moment nicht ab. Die Art der reflektorischen Auslösung müsse aber eine andere sein als bei den Pyramidenläsionen, wo Beziehungen zu den Sehnenreflexen bestehen. Er vermutet, daß Hautreflexe, besonders die Hautweichteilreflexe zu einem besonders starken Hervortreten der Hypertonie Veranlassung geben können.

Strümpell hat in seinem Fall überwiegend Beugerigidität gefunden; er konnte nirgends „die bei spastischen Lähmungen sonst vorhandenen reflektorischen Erscheinungen der plötzlich gedehnten Muskelsehne feststellen", bei passiven Bewegungen wurden die Muskeln immer nachgiebiger. Er hebt als Haupteigentümlichkeit hervor, daß die hypertonischen Muskeln die Glieder stets in der angenommenen Stellung fixieren (Fixationsrigidität), die namentlich bei Emil H. sehr deutlich vorhanden ist. Dieser Zustand veranlaßt auch die Extremität in passiv erteilten Stellungen zu verharren.

Die mimische Starre betrachtet Strümpell als eine Teilerscheinung der allgemein veränderten Muskelinnervation.

Während Strümpell, wie schon erwähnt, von einer reflektorischen Auslösung der Hypertonie abgesehen wissen will, zieht Stertz in Erwägung, die Fixationsrigidität mit einer Steigerung eines subkortikalen Reflexvorganges in Verbindung zu bringen, dessen normaler Ausdruck in einem bestimmten gegenseitigen Spannungszustand antagonistisch wirkender Muskelgruppen bestehen soll. Diese Annahme hätte den Vorteil, daß der Ausdruck Fixationsrigidität auch angewandt werden könnte für Fälle, bei denen die Hypertonie keine Rolle spielt. Diese müßte man sich dann so erklären, daß antagonistisch wirkende Muskelgruppen im jeweiligen Ruhezustand in das Verhältnis gegenseitiger Spannung treten, wodurch der Eindruck der Starre hervorgerufen würde. Stertz hält demnach die Steigerung des Fixationsreflexes und die dauernde Hypertonie nicht für identisch, da sie auch einzeln vorkommen können; ihre recht häufig beobachtete Kombination ist kennzeichnend für ihre nahe Verwandtschaft, und durch diese Kombination erhält sowohl die Starre wie die Fixationsrigidität einen enormen Zuwachs.

Klinisch bemerkenswert ist in dem Stertzschen Falle, daß hier passive Bewegungen zu einer Steigerung der Hypertonie führen, was im Gegensatz zu den oben erwähnten Beobachtungen steht.

Bei zwei Fällen Wilsonscher Krankheit, die ich untersuchen konnte, fand ich, daß der Hypertonus durch brüske Bewegungen gesteigert, durch langsame passive Bewegungen nur wenig beeinflußt, dagegen durch aktive Bewegungen rasch überwunden wurde. Fixationsrigidität in dem oben bezeichneten Sinne war hier nicht vorhanden.

Gerstmann und Schilder (Ztschr. f. d. ges. Neur. u. Psych. 58, 266) haben bei einem, allerdings klinisch nicht sicher unterzubringenden Fall von Rigor gefunden, daß der Rigor durch wiederholte passive Bewegungen bis zur Unüberwindlichkeit gesteigert wurde, während aktive Bewegungen sofort entspannend wirkten. Auch hier fehlte Neigung zum Verharren in Haltungen, die bei dem Stertzschen Fall wieder sehr ausgesprochen war. Die Verstärkung durch passiv ausgeführte Bewegungen, sowie das Fehlen der Fixationstendenz unterscheidet den Gerstmann-Schilderschen Fall auch wesentlich von den meisten Formen der Paralysis agitans. Dieselben Autoren beobachteten bei einem anatomisch der Wilsongruppe angehörigen Fall ebenfalls eine Steigerungsmöglichkeit des Tonus durch Ausführung passiver Bewegungen. Hier läßt der Tonus in der Ruhe nach und kann durch brüske und langsame passive Bewegungen gesteigert werden, ebenso findet eine Verstärkung des Tonus durch aktive Bewegungen, durch Hautreize, sowie durch psychische Erregung statt. Bezüglich dieses Falles widersprechen sich die Verfasser, wenn sie von dem Muskeltonus sagen auf Seite 37: „An den oberen Extremitäten rufen passive Bewegungen immer einen Hypertonus hervor" oder „der Hypertonus kann durch brüske, manchmal auch durch langsame passive Bewegungen geweckt werden"; dagegen auf Seite 39: „Eine eigenartige Charakteristik erhält der Hypertonus unseres Falles dadurch, daß er durch passive Bewegungen rasch zum Verschwinden gebracht werden kann".

Neuerdings unterscheiden Gerstmann und Schilder folgende Typen extrapyramidaler Spannung:

1. Typus plasticus. Ausgesprochener Ruheformtonus. Aktive Bewegungen wirken eher entspannend. Passiv gegebene Haltungen werden durch Rigor fixiert. Bei Bewegungen gegen Widerstand wird der Muskel in der aktiv eingenommenen Haltung fixiert. Durch Dehnung wird der Muskelrigor nicht wesentlich geändert, niemals schießt er plötzlich ein, der Muskel erscheint als zähe, plastische Masse, welche sich jeder Stellung anpaßt (Fixationsrigor). Der Typus plasticus findet sich am häufigsten bei der Paralysis agitans, aber man trifft ihn auch bei der arteriosklerotischen Starre und bei einer Reihe von Enzephalitisfällen an.

2. Typus proprio-reactivus. Hier wird der ursprünglich nur wenig erhöhte Ruheformtonus nur durch eine Manipulation verstärkt, durch wiederholte passive Bewegungen. Passiv gegebene Haltungen werden nicht fixiert. Rückstoß normal.

3. Typus reactivus. Fälle, bei welchen der Hypertonus durch eine Reihe von Einflüssen weckbar ist, durch Hautreize, durch aktive Bewegung, durch passive Bewegungen. Der Hypertonus schießt in einzelnen Fällen plötzlich ein, in einzelnen Fällen ist eine Dauerspannung daneben vorhanden, gelegentlich wird aber sogar Hypotonie beobachtet. Rückstoß häufig verstärkt. Neigung zu assoziierten Spannungen. Passiv gegebene Stellungen werden nicht fixiert.

4. Typus reflectoricus. Dieser Typus ist durch das besondere jähe Einschießen des Hypertonus bei Dehnungen des Muskels charakterisiert. — Die Verfasser heben selbst hervor, daß diese Typen nicht scharf geschieden sind und daß Übergänge vorkommen.

Bei verschiedenen Fällen von Paralysis agitans habe ich die Tonusverhältnisse in ihrer Verteilung und in ihrem Verhalten zu aktiven und passiven Bewegungen geprüft, ohne zu einheitlichen Ergebnissen zu kommen. Die Verteilung des Rigor auf Hals, Rumpf und die proximalen Gliedabschnitte findet sich fast überall in der gleichen Weise. Die mimische Starre ist auch meist recht ausgeprägt. In einzelnen Fällen traten die Gesichtsmuskeln plastisch hervor. Auch die gleichmäßige Beteiligung von Agonisten und Antagonisten am Rigor war übereinstimmend zu beobachten. Die Beugehaltung war die häufigere. Nur in einem Falle bestand Streckhaltung der Arme. Das paradoxe Phänomen war einmal vorhanden. Brüske Bewegungen pflegen den Rigor zu verstärken, dagegen konnte der Rigor meist durch langsame, passiv ausgeführte Bewegungen etwas vermindert werden. Nur in einem Falle, der übrigens wegen seines jugendlichen Alters vielleicht in die Wilsongruppe gehört, wurde der Rigor durch passiv ausgeführte Bewegungen verstärkt. Das gleiche beobachtete Stertz in einem ebenfalls ungewöhnlichen Falle von Paralysis agitans. Aktive Bewegungen waren meist ohne wesentlichen Einfluß auf die Stärke des Rigors.

Eine reflektorische Beeinflußbarkeit des Rigors besteht sicher. Diese Beeinflußbarkeit ist aber verschieden von der bei echt spastischen Zuständen, sie steht, wie Söderbergh (siehe oben) sehr richtig bemerkt, nicht in Abhängigkeit von den Sehnenreflexen, sondern weist offenbar eher Beziehungen zu Hautreizen auf. Dafür spricht u. a. die Erfahrungstatsache, daß bei Paralysis agitans die Muskelrigidität durch ein warmes Bad wesentlich gemildert werden kann, während sie in der Kälte stärker wird. Ihre Unabhängigkeit vom pyramidalen Reflexbogen ergibt sich aus Beobachtungen der arteriosklerotischen Muskelstarre, die sehr häufig mit Verlust der Achillessehnenreflexe einhergeht, ohne daß dadurch der Rigor herabgesetzt, bzw. sein Auftreten überhaupt verhindert würde. Ich sah auch einen Fall von Paralysis agitans, kombiniert mit Tabes, bei dem ebenfalls Rigor, allerdings kein sehr starker, neben Areflexie bestand. Andere Beobachtungen scheinen diesem Befund zu widersprechen. Ich halte es für möglich, daß bei solchen Krankheitskombinationen viel davon abhängt, welche Erkrankung zuerst da war, und wie lange sie schon allein das Bild beherrscht hat.

Bei dieser kurzen Zusammenstellung ergibt sich, daß die jeweiligen Eigenschaften des Rigors sehr verschieden sein können. Die einzelnen Angaben wirken zum Teil geradezu verwirrend: Meist bedingt die Hypertonie eine Beugehaltung, zuweilen aber auch eine Streckstellung; langsam ausgeführte, passiv ausgeführte Bewegungen lösen die Hypertonie in zwei Fällen (Economo und Schilder, Economo), sie können sie aber auch verstärken (Stertz, Gerstmann-Schilder). Brüske passive Bewegungen rufen eine erhöhte Hypertonie hervor (Economo, Schilder, eigene Beobachtungen), aktive Bewegungen erhöhen den Tonus im Falle von Söderbergh oder bringen ihn zum Schwinden in Fällen von Gerstmann-Schilder und bei eigenen Beobachtungen.

Ich halte es für verfehlt, aus diesen relativ geringfügigen und unregelmäßigen Differenzen irgendwelche Schlüsse ziehen zu wollen. Ich glaube, daß sich diese Unterschiede nicht allein auf die Eigenart der verschiedenen Tonuszustände beziehen, sondern möglicherweise von dem Stadium abhängen, in welchem sich die einzelnen Fälle gerade befinden. Auch habe ich Beobachtungen gemacht, die dafür sprechen, daß innerhalb des einzelnen Falles das Verhalten der Muskulatur an verschiedenen Tagen nicht das gleiche ist. Es wird sich bei vorgeschrittenen Fällen auch nicht immer entscheiden lassen, ob nicht schon sekundäre Veränderungen der Muskulatur eine Rolle spielen und die Stärke des Tonus sowie seine Abhängigkeit von aktiven oder passiven Bewegungen beeinflussen. Jedenfalls dürfen uns nach den bis jetzt gewonnenen Ergebnissen diese Unterschiede nicht verführen, innerhalb der Rigorzustände Untergruppen zu bilden, für die wir weder sichere klinische noch irgendwelche anatomischen Anhaltspunkte haben. Dagegen sind wir bei der nötigen Übung in den meisten Fällen imstande, auch unabhängig von dem Verhalten der Reflexe einen Spasmus von einer Rigidität zu differenzieren und zwar besonders wegen der zähen, wachsartigen Beschaffenheit der rigiden Muskeln und wegen der gleichzeitigen Beteiligung von Agonisten und Antagonisten.

Lokalisatorisch wird die Hypertonie in allen Fällen mit einer Erkrankung der Linsenkerne in Verbindung gebracht. In diesem Zusammenhange gehe ich nur auf die wenigen Fälle reiner Hypertonie ein, um später auch die Verbindung von Rigor mit Zittererscheinungen näher zu besprechen.

Bei Economo waren ergriffen Putamen und Kopf des Schwanzkerns.

Er faßt den Rigor ohne Reflexsteigerung als pathognomonisches Symptom des Striatum auf und nimmt an, daß dieses eine inhibierende Wirkung auf den Tonus ausübt. Der Anknüpfungspunkt für diese Wirkung könne aber nicht im Vorderhorn zu suchen sein; er könne auch nicht auf dem Wege der Pyramidenbahn verlaufen. Als tonusspendendes Organ nimmt er das Kleinhirn und den Deitersschen Kern an, der ebenfalls über das Kleinhirn seine Wirkung ausübt. Der tonisierende Effekt soll auf dem Wege der Bindearme zum roten Kern und von dort zu dem ventromedialen Thalamuskern verlaufen. Er empfängt vom Striatum zügelnde, bzw. regulierende Einflüsse.

Bei dem Falle von Deutsch war die ebenfalls isolierte Hypertonie Folge einer doppelseitigen Erkrankung des Striatum und Pallidum.

Leider sind die beiden Fälle von Economo und Deutsch nicht für eine exakte Bestimmung eines Striatumsymptoms in Anspruch zu nehmen, weil namentlich im letzten Falle auch das Pallidum beteiligt war. Auch dürften Unterschiede dadurch hervorgerufen werden, je nachdem, ob nur das Putamen oder auch Teile des Nucleus caudatus von dem Krankheitsprozeß mitergriffen werden. Der letztere war in beiden Fällen in verschiedenen Graden beteiligt.

Eine Reihe muskulärer Versteifungen ohne motorische Reizerscheinungen halten C. und O. Vogt für die Folge einer doppelseitigen Pallidumerkrankung und auch Kleist neigt zu der Annahme, daß je mehr innerhalb der basalen Ganglien der Ursprungsort der striofugalen Teile der Linsenkernschlinge, das heißt der Globus pallidus und die Linsenkernschlinge selbst an der Erkrankung beteiligt sind, sich um so häufiger ein Ausfall an Automatismen sowie tonische Erscheinungen bemerkbar machen.

Kurz einzugehen ist in diesem Zusammenhange auf einen experimentell hervorgerufenen Starrezustand, der vielleicht gewisse Beziehungen zu dem hier vorliegenden Krankheitsbild aufweist. Es ist die von Sherrington beschriebene Enthirnungsstarre. Sie wird erzeugt durch einen Schnitt etwa in der Gegend der hinteren Vierhügel. Zunächst scheint sie für die von Kleist, Economo und anderen vertretene Theorie zu sprechen, daß die zügelnden und regulierenden Impulse auf einen vom Kleinhirn ausgehenden Tonus ausgeübt werden; wenn man aber dann erfährt, daß eine Ausschaltung des Kleinhirns nichts an der Enthirnungsstarre ändert, so erheben sich wesentliche Bedenken gegen die oben erwähnte Auffassung, vorausgesetzt, daß es möglich ist, diese Versuche Sherringtons auf den Menschen zu übertragen. Man müßte nach diesen Versuchen als tonusspendendes Zentrum Kerne oder Kerngruppen annehmen, die kaudalwärts und unterhalb der hinteren Vierhügel liegen. Es käme also auch der Nucleus ruber weder als Zentrale noch als Vermittlungsorgan für den Tonus in Betracht. Nach den Versuchen ist anzunehmen, daß das gesuchte tonusspendende Organ vielleicht in der Nähe des Deitersschen Kern gelegen ist, denn erst, wenn bei den Versuchen von Sherrington der Schnitt in die Gegend dieses Kerns gelangte, verschwand die Enthirnungsstarre. Möglich wäre es auch, daß Kerngruppen der Substantia reticularis vielleicht auch die kaudalen Partien der Substantia nigra einen tonusspendenden Einfluß ausüben.

II.

Ähnlich wie es bei der Pyramidenlähmung neben dem Spasmus noch zu einer spastischen Parese kommt, so geht auch der Rigor mit einer Beeinträchtigung der aktiven Bewegungen, der extrapyramidalen Parese einher. Ich meine dabei nicht die durch den Rigor sekundär bedingte Bewegungserschwerung, sondern eine primäre Störung des Zustandekommens aktiver Bewegungen. Gerade diesem Symptom hat man bisher wenig Beachtung geschenkt, vielleicht deshalb, weil es in der Bezeichnung „amoystatischer Symptomenkomplex" keinen deutlichen Ausdruck gefundeu hat. Ich möchte dabei drei Faktoren unterscheiden, 1. eine eigenartige Muskelschwäche, 2. eine Verlangsamung und Schweransprechbarkeit der Bewegungen mit Adiadochokinese, 3. eine Bewegungsverarmung und ein Bewegungsausfall.

1. Große Schwierigkeiten macht es, die schwer faßbare Muskelschwäche zu definieren, die aber offenbar Parkinson bei der Aufstellung des Krankheitsbegriffes schon vorgeschwebt und ihn zu der Namengebung veranlaßt hat. Meist handelt es sich dabei nicht um eine eigentliche Lähmung mit vollkommener Bewegungsunmöglichkeit. Solche kommen vielmehr wohl nur in sehr vorgeschrittenen Stadien des Parkinson-Wilsonschen Symptomenbildes vor. Wilson spricht von einer „Muskelschwäche ohne Paralyse", er glaubt, daß der Patient seine Glieder bewegen kann, außer wenn Kontrakturen, Steifheit es verbieten. Er sei also nicht gelähmt. Damit lehnt Wilson das Vorhandensein einer Lähmung im engeren Sinne ab und betrachtet die Muskelschwäche als sekundär, durch die Hypertonie bedingt.

Strümpell (Neurol. Zentralbl. 1920) faßt die motorische Störung als eine Erschwerung, bzw. Hemmung der myomotorischen (Pyramiden-)Innervation auf und führt sie auf die Steigerung der myostatischen Innervation zurück.

Foerster nimmt für die Paralysis agitans außer der durch den passiven Widerstand der kontrahierten Muskeln bedingten Erschwerung der willkürlichen Bewegung in fortgeschrittenen Fällen eine Erschwerung der willkürlichen Beweglichkeit selbst an und bezeichnet diese Erscheinungen direkt als paretische Komponente. Er läßt es dahingestellt bleiben, ob sich diese zur völligen Lähmung steigern kann. Die Bewegungsarmut und Bewegungsverminderung mag zum Teil dadurch bedingt sein.

Auch C. und O. Vogt sprechen von einer gewissen Herabsetzung der motorischen Kraft bei Striatumerkrankungen ohne näher auf dies Symptom einzugehen.

Auf die Paresen bzw. Lähmungen im engeren Sinne ist bei der Wilsonschen Krankheit noch wenig geachtet worden. Bei den Fällen von Pseudosklerose, die ich gesehen habe, waren derartige Lähmungen nicht vorhanden. Sie verliefen auch ohne Rigidität, so daß man daran denken könnte, ob nicht doch die Tonusveränderungen bei dem Zustandekommen dsr Lähmungen eine gewisse Rolle spielen. Die übrigen Fälle von Pseudosklerose aus der Literatur, die ohne Muskelrigidität einhergingen, zeigten ebenfalls keine Lähmungen (Strümpell und Handmann, Strümpell, Rausch und Schilder).

Vor kurzem konnte ich dagegen zwei Fälle Wilsonscher Krankheit, die Herr Dr. Chotzen in der Breslauer Neurolog. Psychiatrischen Vereinigung vorstellte, daraufhin untersuchen. Bei diesen beiden fanden sich eigentliche Lähmungserscheinungen nicht, nur traten nach längerem Gehen bei dem einen Pat. eine Schwäche der Fußheber rechts auf, die zu einem Nachschleifen der Fußspitze führte. Dies konnte aber, wenn man den Kranken darauf aufmerksam machte, immer wieder für einige Zeit überwunden werden. Von einer eigentlichen Lähmung kann man in diesem Falle nicht sprechen, es dürfte sich um eine gesteigerte Ermüdbarkeit handeln, aus der sich vielleicht im weiteren Verlauf eine Lähmung entwickeln kann.

Stertz hat sich in seiner Monographie etwas ausführlicher mit der Frage der Lähmungen bei der Wilsonschen Krankheit beschäftigt. Er beobachtete bei allen seinen Patienten dauernde Paresen, sie betrafen vor allem die Gesichtsmuskeln und die Zunge; an den Extremitäten waren die distalen Enden mehr betroffen als die proximalen. Von den Pyramidenlähmungen unterschieden sie sich dadurch, daß sie entsprechend dem vorgeschrittenen Krankheitsstadium geringgradig waren, sowie dadurch, daß sie nicht dem bekannten Prädilektionstyp folgten. Im Gegensatz zu Wilson ist Stertz der Ansicht, daß es sich hierbei nicht um eine Folge der Hypertonie handele, weil weder alle rigiden Muskeln paretisch sind, noch die paretischen alle Hypertonie zeigen. Bezüglich der Herkunft der Paresen verweist Stertz auf eine Analogie zu manchen Kleinhirnaffektionen, die ebenfalls Paresen bedingen können, ohne daß man in der Lage ist, bestimmte Schädigungen dafür verantwortlich zu machen.

Vielfache Übereinstimmung zeigen Motilitätsverhältnisse der Wilsonschen Krankheit mit denen der Paralysis agitans. Dies bezieht sich auch auf die Fragen der Paresen. Söderbergh setzt die diffuse Muskelschwäche, die er bei seinem Falle Wilsonscher Krankheit bzw. Pseudosklerose gefunden hat, in nahe Beziehungen zu der bei der Paralysis agitans beobachteten, insofern, als bei beiden eine Dissoziation zwischen der statischen und der dynamischen Kraft vorhanden ist, wobei die statische die besser erhaltene Komponente darstellt.

Diese Erscheinung, die von Dylef zuerst für die Paralysis agitans beschrieben ist, daß nämlich die Kranken kräftiger gegen einen Zug oder Druck Widerstand leisten, als selbst eine Kraftleistung ausüben können, konnte ich bei den vorhin erwähnten Fällen Wilsonscher Krankheit nicht nachweisen, wohl aber fand ich sie bei verschiedenen Fällen von Paralysis agitans gut ausgeprägt. Zum Nachweis dieses Symptoms eignen sich am besten Anfangsstadien oder mittelweit vorgeschrittene Fälle; besonders deutlich erkennt man das Symptom bei der Prüfung des Händedrucks: während bei einer aktiven dynamischen Innervation der Muskeldruck kraftlos erscheint, gelingt es den Kranken, dieselbe Beugehaltung der Finger gegen Widerstand recht kräftig eine Zeitlang beizubehalten. Sehr ausgeprägt sah ich diese Erscheinung bei einem Kranken mit einer einseitigen Paralysis agitans im ersten Beginn. Der Kranke war nicht imstande, trotz guter Muskulatur einen auch nur einigermaßen kräftigen Händedruck auszuüben, es machte ihm aber keine Schwierigkeiten, einen gefüllten Wassereimer lange Zeit in derselben Hand zu tragen. Er hängt dann den Eimer in die in Beugehaltung befindlichen Finger ein, und da diese statische Innervation bestehen bleibt, gelingt die Aufgabe des Eimertragens auffallend gut.

Es muß noch erwähnt werden, daß sich die Prüfung auf Paresen bei den genannten Erkrankungen im wesentlichen auf die Untersuchung der groben Kraft beschränken muß. Der Verlauf der feineren Bewegungen wird durch etwa gleichzeitig vorhandene Tonusanomalien und unwillkürliche Bewegungen häufig schon so sehr gestört, daß man hier nicht mit Sicherheit paretische Erscheinungen isolieren kann. Ganz allgemein kann gesagt werden, daß sich die feinen abgestuften Bewegungen der Finger z. B. sehr vergröbern, und daß die Tendenz besteht, isolierte Bewegungen durch Bewegungen von etwa komplexerem Charakter zu ersetzen, ohne daß es dabei zu sogenannten Massenbewegungen kommt wie bei der Athetose z. B.

Dagegen gehören zu den Paresen zum Teil die sog. bulbären oder pseudobulbären Störungen bei Wilson und Paralysis agitans, die sicher nicht durch den Rigor allein bedingt sind. Diesen letzteren Faktor wird man allerdings nicht immer mit Sicherheit ausschließen können, weil eine Prüfung der Schluckmuskeln auf Rigidität sehr schwer, wenn nicht überhaupt unmöglich ist. Am deutlichsten kann man eine paretische Komponente nachweisen an der Zunge: sowohl bei Paralysis agitans mit bulbären Symptomen als auch bei Wilsonfällen gelingt es den Kranken schwer, die Zunge herauszustrecken; das gleiche gilt von Enzephalitisfällen mit entsprechendem Symptomenbild. Gewöhnlich können die Kranken die Zunge nur gerade bis zur vorderen Zahnreihe bringen. Auch das häufig beobachtete Offenstehen des Mundes dürfte wohl auf eine Schwäche der Kaumuskeln zurückzuführen sein. Ferner gehören noch hierher die Dysphagie, Dysarthrie, Phonationsstörungen, sowie vielleicht auch Atemstörungen.

Daß an diesen paretischen Erscheinungen nicht der Rigor schuld ist, ergibt sich daraus, daß auch nicht rigide Extremitäten die gleichen Erscheinungen aufweisen, und vor allem aus der Tatsche, daß die Leistungsfähigkeit einer Muskelgruppe auch nach der Tenotomie der rigiden Antagonisten nicht besser wird. (Foerster.)

Eine anatomische Ursache für diese Schwächeerscheinung ist nicht bekannt. Über ihre Herkunft kann man nur Vermutungen äußern. Freund hat z. B. angenommen, der Linsenkern besitze neben anderen Eigenschaften auch eine „kraftspendende Funktion". Bei dem häufigen Zusammentreffen dieser Schwächezustände mit extrapyramidalen Bewegungsstörungen wird man jedenfalls Schädigungen der zentralen Ganglien dafür verantwortlich machen können. Interessant wäre es auch zu ergründen, woher die zweifellos oft zu beobachtende Differenz zwischen statischer und dynamischer Muskelleistung kommt. Man hat dabei an getrennte Funktionen der beiden verschiedenen Muskelbestandteile des Sarkoplasmas und des Fibrillenapparats gedacht, und Störungen der fibrillären Innervation bei erhaltener tonischer Leistung des Sarkoplasmas angenommen. Dieses Verhältnis bedarf noch einer näheren Besprechung in anderem Zusammenhang.

2. Die Langsamkeit der aktiven Bewegungen ist eines der auffallendsten Symptome bei dem hier vorliegenden motorischen Symptomenkomplex. Sich selbst überlassen, braucht ein solcher Kranker ein bis zwei Stunden zur Mittagsmahlzeit, das Öffnen eines Knopfes, das Kämmen, die Morgentoilette nimmt erhebliche Zeit in Anspruch. Eine genauere Beobachtung dieser Kranken bei ihren Verrichtungen ergibt, daß zuerst das in Gang setzen der gewollten

Bewegungen langsam vonstatten geht. Man hat gesagt, daß die Übertragung der Willensimpulse auf das Motorium eine geraume Zeit beanspruche. Ich habe mich bei vielfachen Untersuchungen auch vorgeschrittener Fälle von Paralysis agitans nicht davon überzeugen können, daß, guter Wille vorausgesetzt, eine wesentliche Verlängerung der Reaktionszeit zwischen Auffassung eines Befehls und dem Beginn der verlangten Bewegung bestand. Aber gleich bei Beginn der Innervation stößt der Kranke auf Schwierigkeiten, die im wesentlichen darin zu bestehen scheinen, daß der Muskel nicht gleich in richtiger Weise und in der beabsichtigten Stärke anspricht. Stertz hat dieses Symptom als mangelnde Innervationsbereitschaft bezeichnet, die an den distalen Extremitätenden deutlicher und stärker auftritt, als an den proximal gelegenen Gebieten. Als Ursache dieser mangelnden Innervationsbereitschaft kommt in Betracht eine Störung der reciproken Innervation (Sherrington). Diese ist ein Erfordernis jeder willkürlichen Innervation; sie besteht darin, daß der beabsichtigten Innervation eines Muskels eine Erschlaffung seines Antagonisten vorausgeht. Die Verlangsamung des Bewegungsbeginns ist nicht etwa Folge einer Hypertonie, sondern sie wird auch ohne solche beobachtet (Oppenheim, Kleist, Zingerle bei Paralysis agitans, Stertz bei Wilson, eigene Fälle). Es läßt sich aber leicht einsehen, daß das Hinzutreten eines Rigors die Erschwerung der Innervation noch ganz wesentlich verstärken wird.

Ebenso wie die Bewegung langsam beginnt und langsam ansteigt, so klingt sie auch verzögert wieder ab, und es kann in extremen Fällen zu einer Kontraktionsnachdauer kommen, die verhindert, daß z. B. ein ergriffener Gegenstand im gewünschten Augenblick wieder losgelassen werden kann. Auch dies Symptom kann ohne Hypertonie vorkommen, wird aber durch das Vorhandensein eines Rigors erheblich verstärkt.

Besonders deutlich macht sich die Verlangsamung des Bewegungsablaufs bemerkbar auf dem Gebiet des Sprechens, Kauens und Schluckens. Gerade hier treten relativ geringfügige Störungen deswegen besonders leicht hervor, weil die Eigenart dieser Bewegungen es verlangt, daß der Ablauf genau reguliert und alle Teile der Bewegungen gut aufeinander eingespielt sind.

An den Extremitäten macht sich die Verlangsamung des Bewegungsablaufs vor allem dann bemerkbar, wenn man die Kranken auffordert, rasch aufeinanderfolgende antagonistische Bewegungen auszuführen; in schweren Fällen gelingt dies den Kranken überhaupt nicht, in anderen Fällen werden die verlangten Bewegungen zwar ausgeführt, aber von vornherein ist die Umschaltung der Innervation in Gegeninnervation so schwerfällig, und sie verlangsamt sich noch mehr, bis die Bewegungen nach kurzer Zeit ganz aufhören. So entsteht das Symptom der Adiadochokinese, das für die uns hier interessierenden Bewegungsstörungen eine größere Bedeutung gewonnen hat, als für die Kleinhirnaffektionen, für die das Symptom ursprünglich von Babinski beschrieben worden war. Neben der schlechten Innervationsbereitschaft wirkt bei ihrem Zustandekommen die Denervationserschwerung und die Kontraktionsnachdauer einer einmal in Gang gesetzten Innervation mit.

3. Als 3. Faktor der extrapyramidalen Parese kommt ein Ausfall von an sich möglichen Bewegungen und die dadurch bedingte Bewegungsarmut in Betracht. Dieses Symptom ist meiner Ansicht nach nicht immer einheit-

licher Genese. Am reinsten ist es vorhanden, wenn die Bewegungsarmut Folge eines Mangels an motorischer Initiative ist. Dann liegen die Kranken regungslos und ohne jede Bewegung im Bett, obwohl sie weder durch echte Paresen noch durch Muskelspannungen so stark an der Bewegungsfähigkeit behindert sind. Wir haben hier ein ähnliches Bild wie es unter anderem auch bei Stirnhirnerkrankungen beobachtet wird, und wie sie von Kleist, Foerster und anderen als charakteristisches Symptom einer Läsion der Stirn-hirnbrücken-Kleinhirnbahn betrachtet wird.

Außerdem wird es in schweren Fällen zu einer Bewegungsarmut dann kommen, wenn die Kranken allmählich die Erfahrung gemacht haben, daß sie infolge ihrer fehlenden Innervationsbereitschaft und ihrer Schwerfälligkeit nicht imstande sind, motorische Leistungen von Wert zu vollbringen. Daß dabei nicht immer ein Mangel an Antrieb zu bestehen braucht, ergeben Be-obachtungen, daß z. B. der Kranke sich andere Hilfsmittel zur Erreichung seiner Absicht zu verschaffen sucht (vgl. Stertz). Jedoch auch bei der Ent-stehung des Bewegungsausfalls wirken häufig beide Ursachen mit, und der Mangel an Antrieb kombiniert sich mit der durch äußere Verhältnisse beding-ten Bewegungsarmut zu einem Bild erheblicher motorischer Hilflosigkeit, das durch starken Rigor unter Umständen noch verstärkt werden kann.

Die Verarmung der Bewegungen und der Bewegungsausfall ist ganz be-sonders auffallend im Bereich der unwillkürlichen Bewegungen. In erster Linie handelt es sich dabei um die Ausdrucksbewegungen und dann um die physiologischen zweckmäßigen Mitbewegungen bei aktiven Innervationen.

Am deutlichsten springt der Ausfall mimischer Bewegungen in die Augen. Der maskenartige starre Gesichtsausdruck verleiht den Kranken allen eine ge-wisse Familienähnlichkeit, und gerade diese gemeinsame Ausdruckslosigkeit hat neben der Rigidität der Muskulatur zuerst die Aufmerksamkeit auf die Ähn-lichkeit der Wilsonschen Krankheit mit der Paralysis agitans gelenkt. Es liegt nahe, für die mimische Ausdruckslosigkeit in erster Linie eine erschwerte Ansprechbarkeit infolge der Rigidität der Gesichtsmuskulatur verantwortlich zu machen. Zweifellos spielt diese auch unter Umständen eine nicht zu unter-schätzende Rolle. Man sieht bei Paralysis agitans zuweilen einzelne Muskeln im Gesicht förmlich plastisch hervorspringen. Durch diese Rigidität wird auch sicher das Haften eines einmal eingenommenen mimischen Ausdrucks bewirkt, z. B. das langdauernde Verharren eines Lächelns auf dem Gesicht, das noch bestehen bleibt, auch wenn dem Kranken infolge einer inzwischen vorgenom-menen Gesprächswendung nicht mehr zum Lachen zumute ist. (Eigene Be-obachtung). Daß auch allein die Hypertonie der Gesichtsmuskulatur einen starren Gesichtsausdruck bewirken kann, kann man z. B. bei Fällen von amyo-tropischer Lateralsklerose sehen.

Die Beobachtung lehrt aber, daß diese periphere Komponente der Muskel-rigidität doch nicht die alleinige Ursache für den Mangel an Ausdrucksbe-wegungen ist. Es besteht sicher auch ein mehr zentral bedingter Ausfall an Mimik. Zu demonstrieren war dies sehr deutlich bei einem Fall von Pseudo-sklerose mit ausgesprochen starrer Mimik, erstauntem hilflosen Gesichtsaus-druck (Pat.-Gö.), bei dem sich weder an den Extremitäten, noch am Körper, noch am Gesicht eine Spur von Rigor fand. Speziell die Gesichtsmuskulatur

erwies sich bei wiederholtem Betasten als durchaus weich. Aktive Innervation
der mimischen Muskeln zeigte nicht die geringste Behinderung durch Lähmung
oder Steifheit. Auch rasch aufeinanderfolgende Bewegungen im Fazialisgebiet
waren durchaus möglich, wenn man den Kranken dazu aufforderte. Auch
der Lidschlag war keineswegs selten; trotzdem zeigte der Kranke stets den
gleichen starren Gesichtsausdruck. (Vgl. Abb. 10.) Im Gegensatz dazu läßt
sich bei Parkinson- und Wilsonkranken eine deutliche Rigidität der Gesichtsmuskeln feststellen, die unter Umständen plastisch hervortreten. (Vgl.
nebenstehende Abb. 11, die den von Stertz beschriebenen Wilsonkranken
darstellt. Für die Überlassung dieses Bildes bin ich Herrn Prof. Stertz zu
großem Dank verpflichtet.) Ich glaube in diesem Falle einen Beweis für die
Anschauung erblicken zu können, daß die mimische Starre nicht Folge der

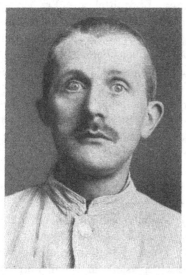

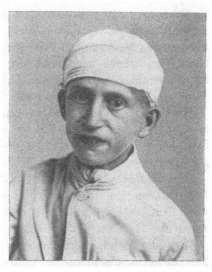

Abb. 10. Starrer Gesichtsausdruck ohne
Rigidität der Muskeln (Pseudosklerose).

Abb. 11.   Maskenartiger Gesichtsausdruck
mit Rigor der Gesichtsmuskulatur (Wilsonsche Krankheit).

Hypertonie der Gesichtsmuskeln ist, sondern als primäres Symptom aufgefaßt werden muß.
    Wie bei den Störungen der willkürlichen Bewegungen ist natürlich auch
hier das Hinzutreten eines Rigors geeignet, die Symptome noch deutlicher
zutage treten zu lassen. Und offenbar finden wir ja auch in den vielen
Fällen die primäre Ausdruckslosigkeit mit einem Rigor der Gesichtsmuskeln
vereinigt. Eine Ausnahme davon scheinen nur die wenigen Fälle von Pseudosklerose zu bilden, die ebenso wie Fall Gö. und der früher erwähnte Fall R.
ohne Muskelrigidität einhergehen. Es ist bemerkenswert, daß gerade hier der
Gesichtsausdruck von den Autoren wohl als bewegungsarm, aber nicht so maskenartig starr bezeichnet wird, wie bei der Wilsonschen Krankheit (Rausch-
Schilder, Fall 2, Strümpell 1916, Fall 1).
    An der allgemeinen Bewegungsarmut der Gesichtsmuskeln beteiligen sich
die äußeren Augenmuskeln bei der Wilsonschen Krankheit nur sehr selten

(Fall Stöcker). Bei der Paralysis agitans ist jedoch auch ein Festhalten der Blickrichtung, ein dauerndes Vorsichhinstarren zuweilen zu beobachten. Eine Blickparese ist auszuschließen, es handelt sich vielmehr im wesentlichen auch hier um einen Mangel an Initiativbewegungen. Daß es sich nicht um eine Hypertonie der Augenmuskeln handelt, geht aus den Beobachtungen von Cordt hervor (Fehlen der Muskelgeräusche und Fehlen eines Enophthalmus).

Recht häufig sind von der Bewegungsarmut die Lidbewegungen betroffen, die Seltenheit des Lidschlags bei wohlerhaltenem Blinzelreflex gibt dem Gesichtsausdruck ein noch starreres Gepräge. Eigentümlich ist es, daß auch die Lider selbst wie verdickt erscheinen und zwar im wesentlichen deshalb, weil die feinen Runzeln und Fältchen der Augenlider auch in der Umgebung der Augen fehlen. Die Haut ist fast glatt. Wenn man bedenkt, wie gerade die Mimik von dem Spiel dieser feinen Fältchen abhängig ist, so erscheint es verständlich, daß das Fehlen dieses mimischen Ausdrucksmittels auch dazu beiträgt, dem Gesicht den Ausdruck des Maskenhaften zu verleihen.

Das paretische Offenstehen des Mundes kann den Eindruck der mimischen Starre noch mehr verstärken. Dies Symptom kann jedoch nur als äußere zufällige Beimengung angesehen werden und hat mit dem primären Mangel an Ausdrucksbewegung nichts zu tun. Daß im übrigen eine Parese der Gesichtsmuskulatur nicht an der mimischen Starre mit schuld sein kann, geht aus den oben angeführten Untersuchungen des Kranken Gö. hervor, die sich durch andere leicht bestätigen lassen. Wir finden jedenfalls eine ausgesprochene Differenz zwischen aktiver und mimischer Innervation im Fazialisgebiet, ein Symptom, dessen einseitiges Auftreten Notnagel schon vor langer Zeit als Zeichen einer Thalamuserkrankung beschrieben hat. Ich glaube, wir können dieses Symptom der mimischen Ausdruckslosigkeit nicht nur als unabhängig von Paresen und Rigor hinstellen, sondern wir müssen es auch trennen von der durch Mangel an Antrieb allgemein bedingten Bewegungsarmut, und wir dürfen dafür in Anspruch nehmen die Schädigung eines speziell für die Automatismen der Mimik vorhandenen Gebietes im Gehirn, das wir, wie schon die Notnagelsche Beobachtung zeigt, in die basalen Ganglien zu lokalisieren haben.

In engeren Beziehungen zu diesen mimischen Bewegungen stehen noch eine Reihe anderer unwillkürlicher Bewegungen, die man als Ausdrucksbewegungen des Körpers bezeichnen könnte, hierher gehören die Gestikulationsbewegungen, zum Teil wohl auch die Haltung des Körpers, die ebenfalls wohl oft unserer Stimmungslage Ausdruck verleihen kann. Charakteristisch ist für sie jedenfalls der Umstand, daß alle diese Bewegungen normalerweise fast automatisch ablaufen. Gerade sie gehen bei dem Parkinson-Wilsonschen Symptomenkomplex frühzeitig und meist vollständig verloren.

Neben diesen als Ausdrucksbewegungen im weiteren Sinne zu bezeichnenden gibt es unter den automatisch vor sich gehenden Bewegungen noch eine ganze Reihe wichtiger Bewegungen, die für den geordneten Ablauf unserer aktiven Innervationen zum Teil unentbehrlich sind. Es handelt sich um die von Foerster so bezeichneten zweckmäßigen Mitbewegungen, u. a. das rhythmische Pendeln der Arme beim Gehen. Bei einem Fall eigenartiger Paralysis agitans war der Ausfall dieser rhythmischen Mitbewegungen der Arme, beim Gehen das erste Symptom, durch das der Kranke beim Militär unliebsam auffiel. Darauf aufmerksam gemacht, konnte er das Pendeln der Arme im Takt beim Marschieren ausführen, sowie er aber nicht daran dachte, unterblieb es wieder. Störender als dieser Schönheitsfehler machte sich aber der Ausfall an automatisch ablaufenden Mitbewegungen bemerkbar, die zum Zustandekommen motorischer Leistungen wichtiger sind als das Mitschwingen der Arme beim Gehen. Er kommt besonders dann zur Geltung, wenn es sich um etwas kompliziertere Mitbewegungen handelt. In vorgeschrittenen Fällen können sich jedoch auch bei einfachen Bewegungen, wie bei Faustschluß solche Ausfälle bemerkbar machen; so bildet Forster die Hand eines Paralysis agitans-Kranken ab, bei der beim Faustschluß die normalerweise auftretende Streckbewegung ausgeblieben ist. Bei komplizierteren Bewegungen wird man auf diese Störungen aufmerksam, weil die Eleganz der Ausführung nachläßt. Erst allmählich verschlechtert sich auch die Qualität der Ausführung, dadurch, daß die kleinen Hilfsbewegungen ausfallen, die sonst die Äußerungen der groben Kraft abstufen, und die Ausführung glätten. Man muß sich vorstellen, daß beim Erlernen und Einüben irgendwelcher, nicht ganz einfacher Bewegungen der Ablauf derselben zunächst in ähnlicher Weise plump und unelegant gewesen ist, weil einerseits die nötigen Hilfsbewegungen sich noch nicht in der richtigen Weise in den Zusammenhang eingefügt hatten, dann aber auch, weil der Körper bei der ungewohnten und deshalb anstrengenden Tätigkeit eine Reihe unnötiger Mitbewegungen ausführte, die die motorische Leistung unnötig komplizierten, zu viel Kraft kosteten und sie dadurch unelegant und plump aussehen ließen. Durch die Übung wird 1. ein genaueres Einspielen der Hilfsbewegungen erreicht und 2. werden die unnötigen Mitbewegungen unterdrückt, so daß schließlich alle Bewegungen glatt vonstatten gehen und trotz der dabei beteiligten zahlreichen Hilfsbewegungen einen einheitlichen Eindruck machten. Diese Hilfsbewegungen bleiben nicht nur dem oberflächlichen Beobachter verborgen, sondern auch die handelnde Person selbst ist sich ihrer nicht bewußt. Wenigstens denkt sie nur an die Lösung der vorschwebenden motorischen Aufgabe. Die dazu gehörenden Nebenbewegungen laufen von selbst ab, ohne daß eine willkürliche Innervation der kleineren Hilfsbewegungen notwendig ist.

Da diese Hilfsbewegungen normalerweise nicht besonders gewollt werden, sondern vielmehr reflektorisch ausgelöst zu sein scheinen, so kann auch ihr Fehlen nicht auf Mangel an Antrieb zurückgeführt werden, der ja nur bei rein willkürlichen Bewegungen eine Rolle spielen kann. In dieser Beziehung hat dieser Bewegungsausfall eine gewisse Ähnlichkeit mit dem Ausfall mimischer Bewegungen.

Vorübergehend gebessert werden können die durch Ausfall der Hilfsbewegungen gestörten motorischen Leistungen dadurch, daß der Kranke seine Aufmerksamkeit auf diese sonst automatisch ablaufenden Bewegungen richtet und sie gewissermaßen dadurch aus unwillkürlichen zu willkürlichen macht[1]. Die Erkrankung eines Teils oder des ganzen Linsenkerns, dem wir offenbar neben anderen Funktionen auch die Regelung derartiger motorischer Mechanismen zuzuschreiben haben, stört den Ablauf erlernter Fertigkeiten dadurch, daß die

---

[1] Die hier in Betracht kommenden Vorgänge habe ich in einer Arbeit: Zum Verständnis gewisser psychischer Veränderungen bei Kranken mit Parkinsonschem Symptomenkomplex (Zeitschr. für die ges. Neurol. u. Psych. 76, 444, 1922) dargestellt.

nötigen Mitbewegungen ausfallen, bzw. sich nicht mehr automatisch abspielen. Gerade auf diesen letzten Punkt ist besonders für die Anfangsstadien großer Wert zu legen; denn diese Bewegungen sind nicht ganz erloschen, sie können vielmehr auftreten, aber nur dann, wenn der Kranke ihre Notwendigkeit einsieht und sie auszuführen beabsichtigt. So gelang es dem obenerwähnten Pat. auf Befehl seine Arme beim Marschieren rhythmisch pendeln zu lassen, aber nur, solange er daran dachte. Daß der Ersatz automatisch ablaufender Bewegungen durch gewollte der ganzen motorischen Leistung nicht zum Vorteil gereicht, ist verständlich, zumal da die Hilfsbewegungen oft zeitlich nicht ganz richtig inneriert werden; ferner können unter Umständen nicht alle notwendigen Hilfsbewegungen durch Intention ersetzt werden, weil sie nicht alle bekannt sind und dann auch, weil man bei dem beschränkten Umfang der Aufmerksamkeit nicht in der Lage ist, mehrere Bewegungen beabsichtigt gleichzeitig auszuführen, die normalerweise, d. h. wenn die Überlegung nicht störend eingreift, ungehindert vonstatten gehen. Dadurch werden die Bewegungen auch langsamer, ihre einzelnen Komponenten erscheinen auseinandergezogen, das Aufeinanderfolgen einzelner Handlungen und Teilakte von solchen verzögert, weil zu jeder Innervation ein neuer Entschluß gehört, dessen Verwirklichung Schwierigkeiten macht.

Auffallend wird der Ausfall automatischer Hilfsbewegungen auch dann, wenn es sich um solche handelt, die den Körper im Gleichgewicht halten sollen. Der Körper kann z. B., wenn sein Schwerpunkt sich irgendwie verändert hat, nicht von sich aus den richtigen Muskel oder die richtige Extremität innervieren, um den Ausgleich zu schaffen. Es ist dies unmöglich, obwohl das Gleichgewichtsorgan und die ihm zugehenden zentripetalen Bahnen nicht geschädigt sind. Es handelt sich daher nicht um eine eigentliche Gleichgewichtsstörung, so wie sie Foerster für die Paralysis agitans in Anspruch nimmt, sondern um einen Mangel von Ausgleichsbewegungen, die für Aufrechterhaltung des Gleichgewichts notwendig sind. Man könnte vielleicht von einer peripher bedingten Gleichgewichtsstörung reden. Auch hier wird zuerst durch Einspringen willkürlicher Bewegungen die Störung nicht allzu hochgradig erscheinen, ebenso wie anfangs bei Störungen des Gleichgewichts infolge Schädigung der zentripetalen Bahn andere Sinnesreize (Gesicht) den sensorischen Schenkel ersetzen können. Im weiteren Verlauf namentlich dann, wenn der Mangel an Innervationsbereitschaft auch die Innervation willkürlicher Bewegungen verlangsamt bzw. unmöglich macht, oder wenn ein Rigor sich noch dazu gesellt, nimmt die Schwerfälligkeit so zu, daß die Kranken das Bild schwerer Asynergie bieten können, bei jeder zufälligen Verlagerung des Schwerpunktes wie steife Klötze hinfallen und motorisch völlig hilflos sind.

Besonders deutlich tritt der Ausfall derartiger Hilfsbewegungen in Anfangsstadien in Erscheinung bei der so oft beobachteten Pro-, Retro- und Lateropulsion, bei denen der Kranke seinem Schwerpunkt gewissermaßen nachläuft und nicht imstande ist, durch richtige Innervation der Bewegung Einhalt zu tun.

Abgesehen von dem Ausfall an Hilfsbewegungen treten übrigens ebenso wie wir es bei dem Vorgang des Einübens erwähnt haben, auch unzweckmäßige Mitbewegungen zuweilen auf, die ihren Ursprung wohl dem Umstande verdanken, daß die handelnden Personen beim Mißlingen der gewollten Bewegungen ihre Ungeschicklichkeit durch vermehrten Kraftaufwand auszugleichen suchen. Wir sehen also, daß diese motorischen Störungen unter anderem gewissermaßen das Gegenteil von Übung und Lernen bewirkt, die Einheit von Hauptbewegungen und Hilfsbewegungen stört, ihre Verschmelzung löst und die einzelnen Komponenten trennt.

Mit dem Bewegungsausfall und der Bewegungsverarmung hängt sehr eng zusammen das Symptom der reinen, d. h. nicht mit Rigor verknüpften Starre, die sowohl auf dem Gebiet der Willkürbewegungen wie auch bei den mimischen und anderen unwillkürlichen Innervationen angetroffen wird. Entsprechend der in der Einleitung erwähnten Definition ist diese Starre keineswegs mit der Rigidität gleichzusetzen, es ist darunter vielmehr zu verstehen die Neigung der betroffenen Glieder und Körperabschnitte in dem gewohnten gegenseitigen Lageverhältnis zu bleiben. (Vgl. hierzu auch Stertz.) In der Ruhe imponiert dies Symptom nur als Bewegungsarmut, es fällt als etwas Besonderes erst dann auf, wenn der Kranke in Bewegung kommt: erhebt sich z. B. ein Gesunder von seinem Sitz, um wegzugehen, so verändert sich bei ihm die Körper- und Kopfhaltung sofort, auch die Arme nehmen eine ganz andere Lage ein. Ganz anders bei dem Parkinsonkranken. Bei ihm erinnert die Rumpfhaltung im Gehen ganz an die im Sitzen, die Arme sind in ihrem Lageverhältnis zum Rumpf kaum verändert, das gleiche gilt von der Kopfhaltung. Seinem Gang fehlt das Elastische, Federnde, das leichte Wiegen in den Hüften; das Lageverhältnis zwischen Becken; Wirbelsäule und Kopf usw. bleibt unverändert, nur die unumgänglich notwendigen Gelenke werden bewegt, alles übrige ist erstarrt.

Auch wenn nur eine Extremität bewegt werden soll, finden wir ähnliche Erscheinungen der Starre: will ein derartiger Kranker z. B. jemand die Hand geben, so bewegt er den Arm fast nur im Schultergelenk. In den übrigen Gelenken bleibt das Lageverhältnis der einzelnen Gliedabschnitte untereinander ungefähr das gleiche.

Sehr deutlich ist dies stets sich gleich bleibende Verhalten zuweilen im Gebiet der Gesichtsmuskeln zu beobachten, am charakteristischsten bei den Augenbewegungen: dreht ein Gesunder den Kopf zur Seite, so wendet sich der Blick nicht in gleicher Weise mit der Kopfbewegung, sondern die Augen setzen unabhängig davon ihre Bewegungen fort, ändern also das Lageverhältnis der Blickachse zur Achse des Gesichts. Liegt es in der Absicht des Betreffenden, der Kopfdrehung auch eine Blickbewegung anzuschließen, um einen Punkt seitlich zu betrachten, so geschieht dies in ganz selbständiger Weise, die nicht von den Kopfbewegungen abhängt, sondern sich nach der Lage des fixierten Objekts richtet. Im Gegensatz dazu behält bei vielen Parkinsonkranken die Blickrichtung auch bei Kopfdrehung stets dasselbe Verhältnis zur Achse des Gesichts und macht alle Kopfbewegungen mit, als ob die Augen fest eingesetzt seien. Zuweilen könnte man auch annehmen, daß die Kranken, wenn sie auf einen optischen Eindruck aufmerksam werden, diesem nicht durch eine Blickhinwendung allein entsprechen, sondern daß die beabsichtigte Spähbewegung nunmehr von einer Kopfdrehung begleitet ist. Es fehlt offenbar die Fähigkeit, die Spähbewegungen mit den Augen, den Kopfbewegungen organisch anzugliedern, so daß die beiden als Komponenten einer Hauptbewegung einander ergänzen, wie es der Gesunde ohne sein

Augenmerk besonders darauf zu richten, jederzeit kann. Wir finden also auch hier dieselbe Erscheinung, die wir schon bei der Besprechung der automatisch ablaufenden Bewegungen beobachten konnten, daß nämlich das Zusammenspiel einzelner Bewegungskomponenten durch den Ausfall einer Anzahl unwillkürlicher, bzw. automatisierter Bewegungen, sehr leidet, und daß dadurch die Gesamtheit des motorischen Verhaltens plump, ungeschickt und langsam erscheint.

III.

Schon mehrfach wurde betont, daß das Zusammentreffen von Hypertonie und primärer Störung der aktiven Bewegungen eine besonders hochgradige Verschlechterung aller Bewegungen zur Folge hat. Ein Einfluß dieser Kombination ist auch für die vorkommenden Haltungsanomalien unverkennbar.

Wir finden z. B. meist eine ausgsprochen kyphotische Haltung der Brustwirbelsäule bei der Paralysis agitans, zuweilen auch bei Wilson. Diese kann das Resultat eines Spannungszustandes der Rumpfbeuger sein; zu dieser Ansicht kommt man besonders leicht, wenn man die Spannung der Halsmuskeln und der Bauchmuskeln in Betracht zieht. Man wird aber auch an eine Schwäche der Erectores trunci denken müssen. Namentlich führt dazu die Beobachtung die ich an mehreren Fällen von Enzephalitis mit dem Bilde der Paralysis agitans machen konnte: diese Kranken konnten sich wohl zu normaler Haltung aufrichten, aber nur für kurze Zeit. Ganz allmählich sanken sie dann mit dem Oberkörper und Kopf wieder nach vorne, ohne daß man eine besondere Spannung der der Untersuchung zugänglichen Rumpfbeuger konstatieren konnte; das allmähliche Zusammensinken der Pat. machte direkt den Eindruck einer Schwäche der Rückenmuskulatur und einer raschen Ermüdung, die durch geforderte Impulse immer wieder vorübergehend ausgeglichen werden konnte, wonach aber in um so kürzerer Zeit eine Erlahmung wieder eintrat. Die Pat. selbst können das Gefühl, das sie dabei haben, nicht recht beschreiben: „es sinkt zusammen", „ich muß mich immer wieder neu anstrengen, aber ich kann es nicht lange aushalten," sind die Äußerungen. Ich glaube, aus den Beobachtungen mit einer gewissen Sicherheit schließen zu können, daß auch eine Muskelschwäche gerade bei der Rumpfhaltung eine Rolle spielt, nicht im Sinne einer Lähmung von willkürlichen Muskelgruppen, nein, es macht vielmehr den Eindruck, als ob Muskeln, die die Haltung normalerweise bewirken, diese Funktionen nicht mehr von selbst ausführen, sondern erst durch besondere willkürliche Impulse dazu immer wieder neu angestachelt werden müssen! (Vgl. auch die auf S. 142 zitierte Arbeit.)

Einen ganz sicheren Einfluß besitzt der Rigor in Verbindung mit der extrapyramidalen Parese auf die Fixierung der Haltung. Einerseits erschwert es der Rigor auch bei normal funktionierenden Bewegungen, der betreffenden Extremität oder dem Rumpf eine andere Lage zu geben, unmöglich aber wird eine solche Veränderung, wenn auch noch der Bewegungsantrieb herabgesetzt, wenn die Bewegungen an sich verlangsamt sind und bei Widerstand rasch erlahmen oder wenn paretische Zustände noch hinzukommen. Zu erwähnen ist dann noch der Mangel an unwillkürlichen Bewegungen, die ebenfalls in der Lage wären, die Fixierung und Dauerhaltung zu stabilisieren.

Schwer verständlich erscheint mir die Beobachtung, daß bei der Paralysis agitans die typische Handhaltung (Interosseusstellung der Finger zuweilen mit Ulnarwärtswendung und Oppositionshaltung des Daumens) so häufig ohne eigentliche Muskelspannung zustande kommt. Man hat zunächst den Eindruck, die Handhaltung müsse durch lebhafte Muskelanspannung fixiert sein; biegt man die Hand auf, so erfolgt häufig gar kein oder nur ein ganz geringer Muskelwiderstand. Die Hand läßt sich leicht öffnen, und trotzdem nehmen die Finger, wenn man sie losläßt, sehr rasch die ursprüngliche Lage ein, ja oft schnellen sie geradezu in die alte Haltung zurück, trotzdem auch hier keine eigentlichen Spannungen vorgelegen haben.

Es erinnert dies etwas an die bei der athethotischen Dauerhaltung beschriebenen Zustände. Ich kann mir beide Erscheinungen nur so erklären, daß anfangs ein Muskelzug bzw. ein dauernder Rigor bestanden hat, der der Hand bzw. den Fingern die Stellung gegeben hat. Diese Stellung ist zur Gewohnheit geworden, und es haben sich dadurch sekundäre Veränderungen in den Muskeln und vielleicht auch in den Gelenken gebildet, die dann Veranlassung gaben, die Haltung immer wieder einzunehmen. Das spätere Auftreten sekundärer Gelenkveränderungen sowohl bei Paralysis agitans wie bei Athetose spricht für diese Annahme. Auch an den Füßen finden wir fixierte Haltungen, meist handelt es sich um Spitzfußstellungen, vereinzelt auch Spitz-Hohlfußstellung mit krallenartiger Biegung der Zehen.

Dieselbe Kombination von Rigor, Bewegungsarmut, Mangel an selbständigem Antrieb ist die Ursache für das oft beachtete Verharren in Haltungen. Die Kranken bleiben nicht nur in passiv gegebenen Stellungen, sondern sie erstarren zuweilen auch während aktiv vorgenommener Bewegungen, sei es spontan oder infolge einer zufälligen Ablenkung.

Die Rigidität prädisponiert deswegen zu solchen Erscheinungen, weil der rigide Muskel ganz besonders die Neigung hat, bei Annäherung der Insertionspunkte in Kontraktionen zu geraten und andererseits durch Dehnung nicht zum Widerstandleisten gebracht zu werden. Die Kontraktion tritt sofort ein, und nicht etwa erst nach längerer Zeit, wie es auch bei Erkrankungen der Pyramidenbahn vorkommen kann.

Foerster hat darauf hingewiesen, daß immer nur ein Glied zurzeit diese kataleptische Haltung annehmen kann. Ich glaube, daß dies zum mindesten, nicht allgemeine Giltigkeit hat; denn in weiter vorgeschrittenen Fällen von Paralysis agitans, arteriosklerotischer Muskelstarre usw. gelingt es ohne Schwierigkeiten, auch mehrere Extremitäten in eine kataleptische Haltung zu bringen. Charakteristisch für die ausgesprochenen Formen dieses Verharrens in Haltungen ist, daß es sich tatsächlich um eine geradezu wächserne Biegsamkeit handelt, der nicht nur die proximalen Extremitätenenden unterworfen sind, sondern auch die Finger bleiben zuweilen in jeder beliebigen Haltung, in die man sie bringt. Die Dauer dieses Verharrens ist oft eine recht lange, Ermüdungserscheinungen treten spät auf; von der Katalepsie bei Katatonie unterscheiden sie sich häufig durch das Gefühl des wächsernen Widerstandes, den passive Bewegungen erfahren.

Die krankhaften Erscheinungen der Sprache, des Schluck- und Kauaktes sind zum Teil ebenfalls durch eine Kombination der Rigidität mit der extrapyramidalen Parese bedingt:

Das Eintönige, Leiernde in der Sprache bei Paralysis agitans ist wohl als Analogon zu der Ausdruckslosigkeit der Gesichtsmimik aufzufassen. Ich glaube, daß die Unmöglichkeit Affekte im mimischen Ausdruck wiederzuspiegeln oder sie durch Körpergesten auszudrücken dem gleichen krankhaften Vorgang entspringt, wie die Unfähigkeit der Sprache Melodie und Ausdruck zu verleihen. Es handelt sich m. E. bei dieser Eigenheit der Sprache um ein Symptom, das dem Ausfall an Mimik unterzuordnen ist.

Das bei der Pseudosklerose oft beobachtete Skandieren läßt sich am besten auf die Innervationserschwerung und die verzögerte Aussprechbarkeit der Sprachmuskulatur zurückführen. Daß es auch ohne Hypertonie der Gesichtsmuskeln vorkommen kann, zeigen die Fälle von Rausch und Schilder sowie meine eigenen Beobachtungen R. und Gö.

Bruns, der bei der Paralysis agitans auf das Vorkommen bulbärer Störungen aufmerksam gemacht hat, führt diese auf eine gleichmäßige, mit Versteifung und Verlangsamung verbundene Parese zurück. Zingerle hat die Erfahrung gemacht, daß sich bei Patienten mit hochgradigsten Schluckstörungen im Verlauf von Paralysis agitans durch energische Anspannung der Initiative schließlich noch willkürliche Schluckbewegungen erzielen lassen. Schon aus diesem Grunde sind die Störungen vollkommen verschieden von den bei Pseudobulbärparalyse. Eine ähnliche Beobachtung berichtet übrigens Economo; hier gelang es, einen an Wilsonscher Krankheit leidenden, mutistischen Patienten durch elektrische Behandlung vorübergehend zum Reden zu bringen. Jedenfalls sprechen diese Beobachtungen dafür, daß nach Überwindung eines Widerstandes, der offenbar in der Rigidität der Muskeln liegt, eine gewisse Leistung noch erzielt werden kann. Wilson führt die bei seinen Fällen beobachteten bulbären Erscheinungen im wesentlichen auf die Hypertonie zurück und erwähnt paretische Erscheinungen nicht in diesem Zusammenhang. Aber schon das Offenstehen des Mundes, das gerade bei den Wilsonschen Fällen auffiel, läßt auch hier eine paretische Komponente erkennen. Man wird also nicht fehlgehen, wenn man die Dysarthrie und Dysphagie zurückführt sowohl auf Schwächezustände gewisser Muskelgruppen und auf Rigidität anderer.

Dazu kommt noch, worauf Stertz auch aufmerksam macht, der Umstand, daß die Erschwerung der Bewegungsfolgen gerade beim Kauen sich sehr störend bemerkbar macht, und daß besonders hier das „Vermögen der Umschaltung der agonistischen in die antagonistische Innervation" sich rasch erschöpft. Ob diese Adiadochokinese der Kaubewegungen durch einen vorhandenen Rigor hervorgerufen oder nur verstärkt wird, ist schwer zu sagen.

Das gleiche gilt auch von der Adiadochokinese der Extremitäten. Es ist fraglich, ob man bei Vorhandensein einer Muskelrigidität überhaupt von Adiadochokinese in eigentlichem Sinne sprechen kann, da die Muskelspannungen schon allein die Aufeinanderfolge rascher Bewegungen verhindern. Vogt spricht daher von Pseudoadiadochokinese. Offenbar kommt aber auch die echte Adiadochokinese vor, wie ein Fall von Rausch und Schilder zeigt, bei dem die Ausführung aufeinanderfolgender antagonistischer Bewegungen beeinträchtigt war, ohne daß gleichzeitig Hypertonie bestand. Ich selbst habe auch einige Fälle beobachten können, bei denen die Adiadochokinese nicht allein durch den nur angedeuteten Rigor vorgetäuscht sein konnte, sondern offenbar echt war.

Am stärksten leiden die feineren willkürlichen Bewegungen unter der Kombination von Hypertonie mit den primären Bewegungsstörungen. Die Fingerbewegungen werden sonderbar vertrackt, man hat den Eindruck, als seien die Finger von Kälte erstarrt, verklammt; die Kranken fassen kleine Objekte nicht mit den Fingerspitzen an, sondern die Gegenstände werden zwischen die Volarfläche des ganzen Daumenvordergliedes und die zweite Zeigefingerphalanx gepreßt. Der ausgeübte Druck ist oft ein übermäßiger, die Kranken umklammern gefaßte Gegenstände krampfhaft und können nicht gleich wieder loslassen.

Im einzelnen wird es sehr schwer sein scharf zu trennen, welche Störung der Bewegungsfähigkeit durch die Rigidität der Muskeln bedingt ist, welche durch Ausfall von Bewegungen, durch Verlangsamung derselben, und welche durch den Mangel an Antrieb überhaupt nicht begonnen werden. Alle diese Symptome können sich durchflechten und dann zu scheinbar einheitlichen Bewegungsanomalien führen, deren Zusammensetzung aus verschiedenen Komponenten besonders solche Fälle vor Augen führen, bei denen eine Teilerscheinung, z. B. der Rigor, fehlt.

Ganz besonders gewinnt man den Eindruck, als ob es durch das Zusammentreffen der verschiedenen Komponenten der Bewegungsstörung unmöglich gemacht wird, feinere Bewegungen, namentlich die Finger isoliert auszuführen, als ob das abgestufte Spiel der Einzelbewegungen besonders stark gelitten hat, während plumpes Zugreifen noch relativ gut erhalten ist und mit guter Kraft ausgeführt wird.

IV.

Das dritte Hauptsymptom des Parkinson-Wilsonschen Symptomenkomplexes besteht in dem Auftreten von Zitter- und Wackelbewegungen. In weitaus den meisten Fällen ist dies Symptom in irgendeiner Form vorhanden. Und zwar gehört es auch zu den Westphal-Strümpelschen Pseudosklerosen. Es fehlt nur vereinzelt bei Wilsonscher Krankheit und bei der sogenannten Paralysis agitans sine agitatione. Wilsonfälle ohne Tremor sind beschrieben von Economo (mit Sektion) und von Stertz; zwei Fälle wurden von Chotzen in der Breslauer Psychiatrisch-Neurologischen Gesellschaft demonstriert. In allen übrigen Fällen Wilsonscher Krankheit tritt ein Zittern stets mehr oder weniger stark hervor. Besonders stark und in die Augen fallend sind die unwillkürlichen Bewegungen bei der Pseudosklerose.

Bei den Zittererscheinungen dieser Gruppe haben wir rein symptomatologisch zu unterscheiden das Ruhezittern der Paralysis agitans, das Intentionszittern der Wilsonschen Krankheit und das grobschlägige Wackeln der Pseudosklerose. Eine Verwandtschaft des Wackelns der Pseudosklerose mit dem Zittern des Wilson ist dadurch gegeben, daß beide Erscheinungen an den Bewegungsablauf geknüpft sind. Da außerdem zahlreiche Übergangsfälle vorkommen, da ferner im einzelnen Fall sich das Zittern zum Wackeln weiter entwickeln kann, ist an der Einheitlichkeit dieser beiden Störungen meines Erachtens nicht zu zweifeln.

Ein gewisser Gegensatz besteht jedoch gegenüber der Paralysis agitans, bei der zwar Erregungen den Tremor verstärken können, während willkürliche

Bewegungen meist, wenigstens vorübergehend, das Zittern zum Schwinden bringen. Daß dieser Unterschied keine grundsätzliche Verschiedenheit zu bedeuten braucht, wurde oben schon angeführt. Die symptomatologischen Differenzen der unwillkürlichen Bewegungen bei Wilson, die ihrer Form nach den Zitterbewegungen der Paralysis agitans ähneln, und den bei Pseudosklerose sind bei der Besprechung des Zusammenhanges beider Erkrankungen ausführlich erwähnt worden. Hier soll zunächst untersucht werden, ob den Tremorformen besondere klinische Eigenschaften zukommen, namentlich mit Rücksicht auf eine feinere Einteilung, sowie auf nähere Lokalisation der Erscheinungen. Auch auf den Zusammenhang von Rigor- und Zitterbewegungen wird einzugehen sein. Zunächst folgt eine kurze Übersicht über die Befunde der verschiedenen Autoren hinsichtlich der unwillkürlichen Bewegungen.

In den meisten Fällen, die Wilson selbst beschreibt, trat der Tremor frühzeitig auf. Es handelte sich um regelmäßige rhythmische alternierende Kontraktionen einer Muskelgruppe und ihrer Antagonisten; die Schwingungszahl betrug vier bis acht in der Sekunde (etwa entsprechend der Paralysis agitans), bei Erregung und intendierten Bewegungen nahm der Tremor zu, zuweilen konnte er jedoch durch den Willen vorübergehend unterdrückt oder vermindert werden. Bei stärkerer Kraftanstrengung verschwindet er unter Umständen in dem innervierten Gliede, um nach einer anderen Extremität auszustrahlen. Die distalen Enden der Extremitäten sind stärker betroffen als die proximalen, die Zunge ist am Zittern meist beteiligt. Mit Fortschreiten der Krankheit wird auch der Tremor stärker. Seine Exkursionen nehmen zu, und er dehnt sich unter Umständen auf den ganzen Körper aus. Bei den chronischen Fällen Wilsons war der Tremor konstant, in anderen, mehr akut verlaufenden, kam es dazwischen zu Attacken von Zittern; ich halte es für möglich, daß es sich dabei um ähnliche Anfälle gehandelt hat, wie wir sie bei der Pseudosklerose beobachten können. Athetotische und choreatische Bewegungen fehlten stets, wie Wilson ausdrücklich hervorhebt. Choreatische Bewegungen aber lagen in dem Fall von Anton vor, und auch Gowers spricht in seinem ersten Falle von Ähnlichkeit mit athetotischen und choreatischen Bewegungen, beim zweiten erwähnt er direkt »choreic movements«. Eine genaue Beschreibung der Bewegungen fehlt. In Ormerods Fall spielen unwillkürliche Bewegungen in der Krankengeschichte noch kaum eine Rolle.

Bei den Fällen Homéns wird nur ein leichtes Zittern der Hände ohne genaue Beschreibung erwähnt, das teils immer bestand, teils anfallsweise auftrat.

In bezug auf den Tremor gleicht den Wilsonschen Originalfällen Fall 2 von Stertz. Der Tremor entspricht auch hier dem der Paralysis agitans, er besteht schon in der Ruhe, wird aber bei Intentionen stärker und geht bei Kraftleistungen in grobes Wackeln über, wie es bei weiter fortgeschrittenen Fällen von Wilson ebenfalls beobachtet wird.

Ähnliches gilt von dem Stöckerschen Fall, nur war hier der Tremor nicht konstant, sondern trat in „Schauern" auf.

Eine genauere Beschreibung der Bewegungsstörungen geben Gerstmann und Schilder in einem Fall von Linsenkernerweichung. Der Tremor ist hier als grobes Wackeln geschildert, das in der Richtung der beabsichtigten Intention vor sich geht. Die oberen Extremitäten sind stärker betroffen, der Tremor setzt vorzugsweise an den Handgelenken ein, im Bereich der Unterextremitäten ist die Oberschenkelmuskulatur befallen. Bei Intentionen wird das Zittern stärker, das Wackeln überdauert häufig die Intentionen, wodurch unter Umständen der Eindruck eines Spontantremors zustande kommt.

Für die bei Wilsonscher Krankheit beobachteten unwillkürlichen Bewegungen kann demnach als charakteristisch angenommen werden ein feines rhythmisches Zittern, ähnlich dem der Paralysis agitans unter vorzugsweiser Beteiligung der distalen Extremitäten. In der Ruhe ist der Tremor geringer oder er fehlt; bei Bewegungsimpulsen wird er stärker, bei Kraftanstrengung kann er in grobes Wackeln übergehen, wozu namentlich die vorgeschrittenen Fälle zu neigen scheinen. Immer ist der Tremor verknüpft mit Rigidität der Muskulatur. Daß der Tremor bei Paralysis agitans prinzipiell von dem bei Wilsonscher Krankheit verschieden ist, glaube ich nicht. Der einzige Unterschied, daß es sich bei der Parkinsonschen Krankheit um einen Ruhetremor handelt, ist nicht so konstant, um eine Trennung der beiden Tremorarten zu ermöglichen.

Strümpell führt das Zittern zurück auf eine Störung in der normalen Gleichzeitigkeit und Gleichmäßigkeit der myostatischen Innervation. Er bezeichnet das typische Zittern als Antagonistentremor, weil die zur Erhaltung der statischen Fixation eines Gelenks erforderliche Innervation der antagonistischen Muskeln nicht mehr gleichzeitig, sondern abwechselnd erfolge. Strümpell will dadurch auch das häufige Zusammentreffen von Zittern mit Rigor, der ebenfalls eine myostatische Störung darstellt, erklären. Dieser Zusammenhang scheint mir nicht durchaus festzustehen, weil der Rigor ja gerade eine gleichmäßige Steigerung der myostatischen Innervation ist. Außerdem treten die Zitterbewegungen bei Wilsonscher Krankheit und bei Paralysis agitans gerade an den distalen Extremitätenenden auf, während der Rigor sich mehr an den proximalen Teilen lokalisiert.

Strümpell unterscheidet das eigentliche oszillatorische, in der Ruhe auftretende statische Zittern, von der ataktischen Unsicherheit der Bewegungen, die auf der mangelhaften sensorischen Regulation der myomotorischen Innervation beruhen soll. Wie schon erwähnt, ist das Zittern der Wilsonschen Krankheit keineswegs ein Ruhezittern, sondern es tritt bei Bewegungen stärker auf. Die Unterschiede zwischen den einzelnen Formen der Zitter- und Wackelbewegungen hält Strümpell für rein quantitativer Natur. Seiner Ansicht nach tritt das Zittern je nach der Stärke der dabei gewissermaßen auseinandergerissenen myostatischen Innervation bald als feinschlägiger oder grobschlägiger Tremor, bald als förmliches Wackeln auf, das am stärksten bei der Pseudosklerose beobachtet wird. Ich glaube auch, daß diese verschiedenen Formen des Zitterns durch fließende Übergänge verbunden sind, dafür spricht auch die Beobachtung, die man bei der Wilsonschen Krankheit gemacht hat, daß das ursprüngliche feine Zittern bei Erregungen gröber und schüttelnd wird und auch gelegentlich weiter um sich greift, ebenso auch bei der Paralysis agitans, wo das in späteren Stadien so oft vorhandene Schütteln der Hände geradezu an Trommelschlagbewegungen erinnert.

Eine andere Frage ist die, ob das grobe Wackeln der Pseudosklerose sich ebenfalls aus den feinen Zitterbewegungen herleiten läßt, oder ob es sich dabei um eine andere Art von Bewegungen handelt. Der Umstand, daß bei manchen Fällen von Pseudosklerose anfangs die Diagnose Paralysis agitans gestellt worden ist, würde für die erste Annahme sprechen. Die meisten Beschreibungen der Zitterbewegungen bei vorgeschrittener Pseudosklerose zeigen aber ein anderes Bild als das feine Zittern der Parkinsonschen Krankheit. Da bis jetzt Zusammenfassungen darüber nicht existieren, und ich selbst in der Lage bin, über mehrere Fälle von Pseudosklerose zu berichten, will ich diese Darstellung etwas ausführlicher gestalten und dabei besonders der Frage nachgehen, ob es sich bei dieser Bewegungsstörung um eine Ataxie handelt. Nicht alle veröffentlichten Fälle sind in gleicher Weise für die Untersuchung zu verwerten, da sie zum Teil von anderen Gesichtspunkten ausgehend beschrieben sind, da ferner zum Teil speziell auf die Einzelheiten der Bewegungsstörungen nicht so genau geachtet worden ist.

Der von Völsch beschriebene Fall scheint ebenso wie die Alzheimers hinsichtlich des Tremors anfangs eine gewisse Ähnlichkeit mit den Wilsonschen Fällen gehabt zu haben, insofern, als auch hier zunächst ein rhythmisches Zittern bestand, das erst allmählich in grobes Wackeln und ausfahrende Bewegungen überging. Hierher gehört auch der Fall, dessen Sektionsbefund ich veröffentlicht habe, bei dem anfangs paralysis agitans-ähnliche Erscheinungen vorgelegen hatten, während in der Zeit kurz vor dem Tode mehr grobe Wackelbewegungen beobachtet wurden.

Der Fleischersche Fall 1 zeigt ebenfalls zunächst feine Zitterbewegungen, die Fleischer als Bewegungstremor einem Intentionstremor gegenüberstellt. Im Laufe der Erkrankung kam es auch hier zu grobem Wackeln des ganzen Körpers. Weniger hochgradig scheint dies im Falle 3 vorhanden gewesen zu sein, allerdings war die Erkrankung hier nicht so weit vorgeschritten. Fall 2 begann ebenfalls mit Zittern, zur Zeit der Untersuchung bestand hochgradiges Wackeln des ganzen Körpers, das bei Intentionen zunahm, starke Ataxie, die Hände waren mehr befallen als die Beine.

Die beiden Patienten, an denen C. Westphal das Krankheitsbild der Pseudosklerose zuerst erkannte, zeigten ein Zittern, das durch Auftreten bei Bewegungen und Nachlassen in der Ruhe charakterisiert war. Es muß schließlich ziemlich erheblich geworden sein, denn die Patienten konnten nicht mehr alleine essen: also auch hier eine Entwicklung vom feinen Zittern zum groben Wackeln.

Die erste genauere Beschreibung des für die Pseudosklerose charakteristischen Wackelns finden wir in der Veröffentlichung von Strümpell 1898. Die Erkrankung begann mit einer Ungeschicklichkeit der Hände; zur Zeit der Untersuchung findet sich ein rhythmisches Zittern in den Armen, das nur bei Intentionen, allerdings schon bei den geringsten Innervationsantrieben auftritt; sowie die Arme unterstützt werden, hört das Zittern auf. Die Zitterbewegungen sind nicht sehr schnell, etwa 120 in der Minute, sie zeigen große Exkursionen und nehmen bei jedem Bewegungsversuch an Heftigkeit sehr rasch zu. Proportional mit der Schwierigkeit der gewollten Bewegung verstärken sich auch die Zuckungen. Sehr charakteristisch ist folgende Beschreibung: Will der Patient die Spitzen beider Zeigefinger aneinanderlegen, so schlägt er fortwährend mit der rechten Hand an die linke und umgekehrt. Soll der Patient ein Taschentuch aus der Hosentasche nehmen, so geraten beide Arme in ein starkes Schlagen und Stoßen. — Strümpell bezeichnet diese Bewegungen als klonische; beteiligt sind fast alle Gelenke der oberen Extremität, bisweilen kann man durch sanftes Festhalten der zitternden Arme die Bewegung vorübergehend zur Ruhe bringen. An den Beinen sind derartige Erscheinungen nicht ausgesprochen.

Auch der zweite Fall der damaligen Veröffentlichung Strümpells zeigt bei allen Bewegungen Zittern und unsicheres Wackeln, keinen rhythmischen Tremor. Eine gewisse Ataxie findet sich hier auch an den Beinen.

Trotz vieler Ähnlichkeiten (z. B. Auftreten bei Intentionen) unterscheidet Strümpell dies Zittern von dem der multiplen Sklerose. Er betont jedoch, daß eine dem Intentionszittern der multiplen Sklerose ähnliche Bewegungsstörung namentlich bei dem zweiten Fall nebenher zuweilen vorkommt. Von dem gleichfalls oszillatorischen Zittern der Paralysis agitans unterscheidet sich nach Strümpell das Zittern der Pseudosklerose deshalb, weil das letztere mehr die proximalen Gelenke betrifft, langsamer verläuft und größere Exkursionen macht.

Der von Strümpell und Handmann 1914, sowie der von Strümpell 1916 publizierte Fall 1 gleichen in bezug auf die unwillkürlichen Bewegungen sehr den zuerst beschriebenen Fällen von Strümpell. Es handelt sich auch hier um ein rhythmisches oszillatorisches Zittern von großer Stärke der Einzelbewegung (schlagen) mit beträchtlichen Exkursionen der bewegten Teile. Bei völliger Entspannung der Muskeln hört das Zittern auf. Bei jeder willkürlichen Bewegung und seelischen Erregung kommt es zum Vorschein und nimmt entsprechend der Schwierigkeit der beabsichtigten Bewegung an Stärke zu. Die Zahl der Schwingungen in der Minute beträgt 120—180, die Stammuskeln verhalten sich verschieden; bei Strümpell und Handmann waren sehr starke Zuckungen im Pectoralis vorhanden, und auch die Schultermuskeln waren erheblich beteiligt, während bei dem zweiten Falle mehr die distalen Enden befallen sind. Der Kopf ist beide Male mit ergriffen, er bewegt sich im ersten Fall in allen möglichen Ebenen, während er im zweiten die sagittale Richtung bevorzugt. Diese Kopfbewegungen werden von Zuckungen der tiefen Nackenmuskeln bewirkt, die äußerlich sichtbaren Halsmuskeln sind frei. Auch bei den Armen ist die Schwingungsebene nicht immer die gleiche; am stärksten tritt das Zittern auf in den Muskeln, die zur Fixation der gerade beabsichtigten Haltungen am nötigsten sind, z. B. bei halber Beugehaltung des Armes im Biceps. Die Beine waren nicht ganz verschont, aber bedeutend weniger am Zittern beteiligt. Bemerkenswert ist, daß beide Erkrankungen ohne Muskelrigidität einhergehen.

Weitgehende Ähnlichkeit zeigt der Fall von Rausch und Schilder. Auch hier fehlt die Muskelrigidität, anfangs besteht nur ein feines Zittern, das im Verlauf der Erkrankung stärker wird und schließlich mehr einem Wackeln oder Schlagen gleicht. Die Verfasser heben hervor, daß jede aktive Spannung, auch wenn sie nur statischen Zwecken dient, in den angestrengten Muskeln und ihren Antagonisten ein Schütteln wachruft. Das grobe Wackeln bleibt meist in der Ebene der Intention; neben dem Wackeln ist eine Ataxie, besonders eine Rumpfataxie nachzuweisen. Auch A. Westphal erwähnt atakische Störungen neben den, den eben erwähnten Fällen fast völlig gleichen Zittererscheinungen. Im Verlauf der Erkrankung tritt das grobe Wackeln auch am Kopf und am Rumpf auf.

Die Steigerung von ursprünglich leichtem feinschlägigen Zittern zu grobem Wackeln im Verlauf der Erkrankung finden wir auch in den Oppenheimschen Fällen. Bei beiden ist der Tremor in der Ruhe schon wenigstens angedeutet vorhanden. Er steigert sich aber auch erheblich durch Intentionen. Im übrigen handelt es sich auch hier um ein langsames Schlagen, Wackeln und Zittern, an dem außer den Armen auch Rumpf und Kopf beteiligt sind, weniger die Beine. Besonders deutlich wird die Störung, wenn der Arm sich in der Mitte zwischen extremer Beugung und Streckhaltung befindet.

Die Fälle von Dziembowski weisen bezüglich des Zitterns keine besondere Abweichung von den zuletzt erwähnten auf. Im Falle Söderberghs handelt es sich um ein sehr feinschlägiges Zittern, das anfallsweise auftritt bzw. durch Intentionen ausgelöst werden kann.

Diese Literaturzusammenstellung kann ich ergänzen durch einige eigene Beobachtungen von Pseudosklerosefällen: Zunächst sei über drei Fälle berichtet, die eine recht erhebliche Übereinstimmung hinsichtlich der Zitterbewegungen zeigen, während der vierte Fall, der klinisch mehr der Wilsongruppe ähnelt, in einigen Punkten von den übrigen abweicht. Die zuerst zu besprechenden Fälle E. R., Gö. und Be. sind frei von jeder Muskelrigidität. Ruhetremor fehlt fast ganz. Am Zittern beteiligt sind am stärksten die Arme und der Kopf. Die Beine sind nur bei E. R. stärker mitbefallen. Bei jeder Bewegungsintention, bei jeder, auch der kleinsten Erregung, wie sie schon das bloße Anreden mit sich bringt, beginnt ein schweres Wackeln aller nicht unterstützter Glieder und des Kopfes, in der Minute treten etwa 80 bis 120 Oszillationen auf, die sehr grobschlägig sind und am meisten an Schlagen und Wackeln erinnern. Die Arme gestreckt zu halten gelingt für einige Sekunden ohne Wackeln, dann beginnt aber ein leichtes Wackeln in den Oberarmmuskeln, so daß die Patienten nach kurzer vergeblicher Anstrengung die Arme sinken lassen. Am stärksten wird das Wackeln übereinstimmend in allen Fällen beim Krümmen der Arme im Ellenbogen. Kaum ist die Beugebewegung erfolgt, so beginnt der Unterarm in groben Schlägen hin und her zu wackeln, und zwar nicht nur in der Ebene der Intention, sondern auch in allen anderen Richtungen, das Wackeln nimmt sehr rasch sowohl an Schwingungsweite wie auch an Tempo zu, die Hand wird dabei locker im Handgelenk hin und her geschleudert, so daß die Fingerspitzen schonungslos gegen jeden in der Nähe befindlichen Gegenstand geschlagen werden, alle Bewegungen nehmen kreszendoartig sehr rasch zu, so daß die Kranken nach wenigen Augenblicken den Arm fallen lassen müssen. Dies verstärkte Auftreten bei Beugebewegung des Armes entspricht anscheinend auch der Beobachtung von Oppenheim, daß die Mittelstellung zwischen Beuge- und Streckbewegung am meisten zu dem Schütteln prädisponiert. Offenbar hat Strümpell eine ähnliche Erscheinung im Auge, wenn er hervorhebt, daß die Zitterbewegungen am stärksten in den Muskeln auftreten, die zur Innehaltung der beabsichtigten Stellung am meisten benötigt werden. Es treten aber bei der hier beobachteten Erscheinung nicht nur der Bizeps, sondern auch sehr rasch alle anderen Oberarmmuskeln mit in Tätigkeit.

Das Zustandekommen der Zitterverstärkuug beim Beugen der Arme kann man folgendermaßen erklären: Die Fixierung des Armes in Streckhaltung gelingt den Kranken offenbar durch eine gleichmäßige Innervation aller Obermuskeln, wodurch der Unterarm gewissermaßen an den Oberarm herangezogen, an die Gelenkfläche gepreßt wird. Das Olekranon unterstützt diese Fixierung noch besonders gut. Dieser Fixierung gelingt es, die Unsicherheit für eine Zeitlang zu überwinden, das Wackeln zu unterdrücken. Wird der Unterarm aber gebeugt, so muß diese Fixierung gelöst werden, und es ist für die Dauer der Bewegung ein elastisches Spannungsverhältnis zwischen der Innervation der Agonisten und Antagonisten nötig. Die Patienten sind aber nur zu groben, unabgestuften Innervationen fähig, und so kommt bei den Bewegungsversuchen das heftige Wackeln zustande.

Sowie man den Arm ausgiebig unterstützt, gelingt es in jeder beliebigen Lage das Zittern zu beseitigen. Die Patienten selbst haben, wie es übrigens auch bei manchen Beschreibungen erwähnt ist, fast alle eine gewisse Haltung oder einen Kunstgriff, vermittels derer es ihnen gelingt, das Zittern zu beseitigen, so daß sie zu den notwendigsten Handlungen noch fähig sind. Pat. E. R. verschränkte z. B. die Arme hinter dem Rücken, wenn sie gehen wollte, andere legen sich den Arm hinter den Kopf, usw.

Der Kopf wackelt meist in sagittaler Richtung, am stärksten beim Gehen. Das Kopfwackeln tritt besonders auch dann in die Erscheinung, wenn der Oberkörper eine Beugung erfährt, wie beim Bücken oder Aufrichten aus dem Liegen. Offenbar verstärken auch hier die unsichereren mechanischen Verhältnisse der Beugehaltung die Zitter- und Wackelbewegungen.

Neben diesen charakteristischen groben Wackelbewegungen sieht man bei Gö. und E. R. zuweilen auch in der Ruhe ganz feine leichte Zitterbewegungen an den Fingern, die etwas an das Drehen der Paralysis agitans erinnern, aber ganz im Krankheitsbild zurücktreten.

Das grobe Wackeln der Kranken mit Pseudosklerose bei Bewegungen ist symptomatologisch nicht zu unterscheiden von einer Ataxie. Bei dem Vorherrschen grober Wackelbewegungen ist zum mindesten der Nachweis nebenher bestehender Ataxie nicht möglich. Höchstens läßt sich eine solche in der Form der Rumpfataxie nachweisen, die namentlich bei E. R. vorhanden war. Diese Patientin zeigte beim Aufrichten, Hinsetzen, Gehen, Umdrehen starke Unsicherheit, die ganz an die Erscheinungen der Asynergie erinnerte. In leichterem Grade waren diese Erscheinungen auch bei den anderen Patienten angedeutet.

Der vierte Fall, 28, W. unterscheidet sich insofern von den eben beschriebenen, als er auch eine ausgesprochene Hypertonie der ganzen Körpermuskulatur aufweist, außerdem zeigt sich bei ihm eine Haltungsanomalie im Sinne einer Kyphoskoliose, in die er beim Stehen und Gehen verfällt. Das ziemlich grobschlägige Zittern besteht hier schon in der Ruhe, wird durch Intentionen deutlich, aber nicht allzu erheblich vermehrt, steigert sich bei Erregung zu grobem Wackeln.

Bei dieser Zusammenstellung ergibt sich, daß die Wackelbewegungen der Pseudosklerose im allgemeinen recht große Übereinstimmung zeigen; eine Verbindung mit dem Zittern der Wilsonschen Krankheit ist dadurch gegeben, daß in den Anfangsstadien der Pseudosklerose nur ein Zittern bestand, das sich erst im Verlaufe der Erkrankung zu dem groben Wackeln und Schlagen ausgestaltete, wie es in geringerem Maße auch bei einzelnen Wilsonfällen vorkommen kann, ferner dadurch, daß beide Erscheinungen an den Bewegungsablauf geknüpft sind. Es ist also möglich, daß es sich bei beiden Bewegungsstörungen um prinzipiell gleiche, nur quantitativ verschiedene Erscheinungen handelt. Beruht nun diese Bewegungsstörung auf einer Ataxie? Zuerst eine Vorfrage: Was könnte vorliegen, wenn die Bewegungsstörung nicht als Ataxie aufzufassen wäre? In diesem Falle müßte man an das Auftreten unwillkürlicher, zuckender Bewegungen denken, ähnlich wie bei der Myoklonie oder bei der Chorea. Dagegen spricht zunächt der Umstand, daß das Zittern und Schlagen fast immer bei Zielbewegungen stattfindet, während die unwillkürlichen Spontanbewegungen, wie sie z. B. bei Chorea und ähnlichen Erkrankungen vorkommen, auch die ruhenden Glieder nicht verschonen.

Die kennzeichnende Eigenschaft der Ataxie, das Ungeordnete, Unkoordinierte in den Bewegungen und der übermäßige Kraftaufwand bei dem Versuch, ein Ziel zu erreichen, finden wir namentlich bei der Pseudosklerose sehr deutlich ausgesprochen. Gerade bei den für die Prüfung der Ataxie üblichen Untersuchungsmethoden (Fingernasenversuch — Kniehackenversuch) tritt die Störung klar zutage. Wir unterscheiden meist die vor allem bei Tabes vorhandene spinale Ataxie, eine zerebellare und eine zerebrale Form. Mit dieser Unterscheidung hat man auf den Sitz der jeweils die Ataxie bedingenden Erkrankungen hingewiesen. Allen Ataxien gemeinsam ist jedenfalls eine Störung an irgendeinem Punkte der verschiedenen übereinander geschalteten Reflexbögen, die den geordneten Ablauf der Bewegung überwachen. Der zerebellaren Ataxie kommt noch als besonderes Kennzeichen die Störung des Gleichgewichts beim Gehen und Stehen zu, die durch die nahen Beziehungen des Vestibularissystems zum Kleinhirn begründet ist.

Rausch und Schilder wollen bei der Pseudosklerose das Zittern von der Ataxie trennen, obwohl sie das Zittern auf einen Ausfall motorischer Hilfsapparate, welche den ungestörten Vollzug der Bewegungsleistungen garantieren, zurückführen und somit unter die ataktischen Bewegungsstörungen einreihen. Zugegeben werden muß, daß Symptome besonderer zerebellarer Ataxie unter Umständen auch neben dem Wackeln nachgewiesen werden können, weil gerade die Störung des Rumpfgleichgewichts sie von einer allgemeinen Koordinationsstörung unterscheidbar macht.

Solche Störungen waren bei der ersten Patientin von Rausch-Schilder vorhanden, sie waren auch bei meiner Patientin E. R. nachweisbar. Rausch und Schilder sehen offenbar die rhythmischen Wackelbewegungen, die bei Erheben eines Armes auftreten, nicht als Ataxie an, sondern als grobes Zittern und bezeichnen nur Störungen bei der Zielbewegung als Ataxie. Offenbar legen die Verfasser auch Wert auf die Erscheinung, daß das Wackeln des Armes bei Fassen nach einem Gegenstand in der Bewegungsrichtung bleibt und daß es sich dadurch von Ataxie unterscheide. Daß dies Beibehalten der Intentionsrichtung beim Wackeln nicht ein charakteristisches Symptom der Pseudosklerose ist, zeigten mir meine Fälle, bei denen das Wackeln sich nicht auf die Bewegungsrichtung beschränkte, sondern in allen möglichen Ebenen auftrat.

Aber auch das gleichmäßige Rhythmische des Zitterns darf uns nicht daran hindern, eine Ataxie anzunehmen, denn ein gleichmäßiges Wackeln tritt auch bei Pseudosklerose auf und zwar dann, wenn einfache Bewegungen, wie z. B. Erheben eines Armes, gefordert werden; dabei fällt das Suchen nach einem Ziel fort und den Muskeln kommt nach der kurzen dynamischen Innervation des Armerhebens eine mehr statische Aufgabe zu; die Koordinationsstörung bei statischer Innervation macht sich bemerkbar als ein mehr rhythmischer Tremor und nicht als Schlagen und Wackeln, wie es Rausch und Schilder allein als Ataxie anerkennen.

Bei dieser Gelegenheit sei gleich auf die Frage eingegangen, ob man den Ruhetremor auch als Ataxie bezeichnen darf. Die Verwendung des Begriffes Ataxie setzt voraus, daß bestimmte, auf irgendein Ziel gerichtete Innervationen vorhanden sind, deren Ablauf und Zusammenarbeit gestört wird. Wir wissen, daß jede Ruhelage nicht eine völlige Erschlaffung darstellt, sondern daß allerhand Muskelinnervationen auch zur Aufrechterhaltung des in der Ruhelage vorhandenen Muskeltonus notwendig sind; allerdings sind wir uns dieser Muskeltätigkeit nicht bewußt, gleichwohl handelt es sich bei der Ruhelage auch um Innervationen mit einem bestimmten Ziel. Es besteht also sehr wohl die Möglichkeit, daß auch die Koordination der Ruhe gestört wird und Economo hat in ähnlichem Sinne direkt von einer Ataxie der Ruhe gesprochen. Auch Strümpell bezeichnet mit Myastasie, die auch den Tremor und die Wackelbewegungen umfaßt, ähnliche Erscheinungen, die er darauf zurückführt, daß die zur Fixierung eines Gelenks in der Ruhe nötigen Muskelinnervationen nicht geordnet und nicht zur rechten Zeit eintreten. Die so entstandene Störung entspricht ganz dem Begriff der Ataxie. Ich glaube, daß man daher auch den Ruhetremor der Paralysis agitans als eine Störung der Koordination im weiteren Sinne bezeichnen kann. Der Umstand, daß bei der Paralysis agitans durch Bewegungen das Zittern unterdrückt werden kann, braucht nicht gegen seine Auffassung als Koordinationsstörung zu sprechen. Diese Unterdrückung des Tremors pflegt meist nur in den Anfangsstadien zu gelingen, und außerdem ist es dem Kranken nur für kurze Augenblicke möglich, durch eine willkürliche Innervation das Zittern zu unterdrücken. Besonderen Wert möchte ich darauf legen, daß das Zittern bei der aktiven Bewegung nicht aufhört, sondern offenbar durch eine erhöhte Kraftanstrengung unterdrückt wird. Dies ist nur möglich in einem Stadium, in dem die Koordination für Zielbewegungen noch besser erhalten ist, als die bei Paralysis agitans offenbar zuerst verlorengehende Koordination der Ruhelage. Die weitere Entwicklung der Erkrankung scheint mir diese Auffassung zu bestätigen. Während im Anfange das Zittern nur in der Ruhe vorhanden ist und bei Bewegungen jeglicher Art, auch bei statischer Innervation, nicht beobachtet werden kann, bemerkt man in weiter vorgeschrittenen Stadien, daß das Ruhezittern während der Dauer einer Bewegung wohl ausbleibt, daß es aber bei statischer Innervation, wenn z. B. der Arm geradeaus gehalten werden soll, nach wenigen Augenblicken oder auch sofort wieder anfängt. Im weiteren Verlauf wird der Tremor auch durch Bewegungen nicht mehr zum Schwinden gebracht, sondern der Kranke schüttelt auch während der Bewegungen immer weiter, und schließlich werden die Zitterbewegungen immer gröber und heftiger, so daß sie unter

Umständen fast an das Schlagen der Pseudosklerose erinnern können. In solchen Fällen wird man sich nicht scheuen, von Ataxie zu sprechen, auch wenn es sich nicht unbedingt um Zielbewegungen im engeren Sinne handelt. Ich glaube, man ist nicht berechtigt, für das anfängliche und der ganzen Entwicklung nach offenbar nur graduell verschiedene Zittern eine andere Auffassung als für die Höchstgrade der Bewegungsstörung zu wählen, nämlich die einer Ataxie. Dieselbe Erscheinung beobachten wir im Verlauf der meisten Fälle von Linsenkerndegeneration: Anfangs Tremor, später ausfahrende Bewegungen. Noch auffallender macht sich diese Umwandlung bei manchen Fällen der Pseudosklerose bemerkbar, hier hat anfangs auch meist nur ein Tremor bestanden. Dieser entwickelt sich im Laufe der Erkrankung zu dem groben Schlagen und Wackeln, das am stärksten bei den Fällen von Pseudosklerose ohne Hypertonie zu sein scheint, vielleicht weil die Dämpfung, die die Schwerbeweglichkeit der Muskeln ausübt, fortfällt. Es erscheint mir gezwungen, anzunehmen, daß bei den Anfangsstadien der Erkrankung eine nichtataktische Bewegungsstörung bestehen soll, die sich später in eine Ataxie umwandelt. Ich glaube daher, daß wir es von vornherein mit einer dem weiten Rahmen der Ataxie zugehörenden Bewegungsstörung zu tun haben.

Ähnliches gilt meiner Ansicht nach für die multiple Sklerose. Als eines der Kardinalsymptome hat Charcot den »Intentionstremor« bezeichnet. Beim Beginn der multiplen Sklerose gleicht die Bewegungsstörung auch ganz einem Tremor. Rhythmisch zitternd nähert sich die Hand bei dem bekannten Versuch der Nase; in weiter vorgeschrittenen Stadien würde es niemandem mehr einfallen von einem Tremor zu sprechen bei dem Anblick des wilden Wackelns, das der Kranke ausführt, wenn man nicht von dem zum geflügelten Wort gewordenen Ausdruck »Intentionstremor« beeinflußt wäre. Es handelt sich auch hier fraglos um eine Ataxie, und ich sehe nicht ein, warum man den Anfangsstadien derselben eine andere Bezeichnung geben soll, es sei denn, daß man unter dem Wort Tremor überhaupt eine Koordinationsstörung, eine Ataxie verstehen will.

Daß psychische Einflüsse den Tremor verstärken, ist kein Gegengrund gegen seine Auffassung als Ataxie, sehen wir doch, daß auch bei Gesunden, wenn sie aufgeregt sind, Bewegungen ungeschickt, fast inkoordiniert werden können. Noch einem weiteren Einwand ist zu begegnen: Im Begriffe der Ataxie liegt es nicht, daß diese Störung immer vorhanden ist und bei jeder Bewegung derselben Extremität auftritt. Es spricht daher nicht gegen Ataxie, wenn wir sehen, daß ein Pseudosklerotiker einmal eine koordinierte Bewegung mit seinem sonst ataktischen Arm ausführen kann. Dies Zustandekommen einer wohlgelungenen Bewegung ist aber meines Erachtens nicht so aufzufassen, daß der Kranke einen von Zittern oder Wackeln freien Augenblick zur Ausführung seiner Bewegung abwartet, wie es z. B. die Choreatiker tun, sondern ebenso wie dem Aphasiker unter dem Einfluß heftiger Affekte Worte zur Verfügung stehen, die er sonst nicht findet, so gelingen auch dem Ataktischen doch durch die Einwirkung besonderer Innervationen zuweilen koordinierte Bewegungen. Offenbar ist hierauf auch das Sistieren der Zitterbewegungen bei Paralysis agitans während aktiver Bewegungen zurückzuführen.

V.

Was die pathophysiologische Deutung der Grundsymptome anlangt, so wird der Rigor jetzt wohl allgemein durch den Wegfall einer normaliter den Muskeltonus beherrschenden Hemmung erklärt. Das Zittern und Wackeln, das meines Erachtens als Koordinationsstörung kinetischer oder statischer Innervation aufzufassen ist, ließe sich auf den Ausfall zentripetaler Regulationen zurückführen. Unsicher sind die Deutungen für das Zustandekommen der einzelnen Faktoren der extrapyramidalen Parese. Man hat von einem kraftspendenden Einfluß des Linsenkerns gesprochen, für den Mangel an Antrieb hat man Läsionen in der fronto-ponto-zerebellaren Bahn verantwortlich gemacht.

Die ungefähre Lokalisation ist uns durch die Wilsonschen Befunde gegeben. Die späteren Erfahrungen haben aber gezeigt, daß die Veränderungen nicht auf den Linsenkern beschränkt bleiben, daß sie nicht immer die gleichen Teile des Organs befallen. Von Bedeutung ist es ferner, daß die Erkrankung sich bei der Pseudosklerose über weite Teile des Gehirns, wenn auch mit besonderer Bevorzugung der zentralen Ganglien und des Zerebellums ausbreiten. Es ist daher vorläufig noch nicht möglich, die einzelnen klinischen Symptome auf bestimmte umschriebene Schädigungen zu beziehen. Dem entsprechend sind von einzelnen Autoren recht verschiedene Theorien aufgestellt worden, die sich aber alle darin einig sind, den Rigor als Wegfall einer Hemmung aufzufassen infolge einer Erkrankung im Gebiet der basalen Ganglien. Die Theorien über das Zustandekommen des Tremors und der Wackelbewegungen differieren recht erheblich.

Wilson denkt sich das Zustandekommen der Erscheinungen folgendermaßen: Eine Erkrankung des Corpus striatum und hauptsächlich des Linsenkerns (also Putamen), besonders wenn sie bilateral und von genügender Ausdehnung ist, hebt einen beruhigenden oder inhibierenden Einfluß auf, den jener Kern normalerweise auf die kortikospinale Bahn ausübt. Dieser Einfluß soll entweder über den Thalamus auf die Rinde oder auf dem Wege des lentikulo-rubro-spinalen Systems auf die Vorderhornzellen ausgeübt werden. Der Ausfall dieser Hemmung veranlaßt die kortikospinalen Zellen so zu reagieren, daß eins der Resultate in Zunahme des Tonus aller Muskeln besteht, die von der Pyramidenbahn erreicht werden. Die Frage, welches das tonusspendende Organ ist, das vom Corpus striatum gehemmt werden soll, wird von Wilson nicht berührt. Daß er den Pyramidentonus nicht meint, wie aus den oben zitierten Worten vielleicht hervorgehen könnte, ergibt sich aus dem Zusammenhang.

Den Tremor faßt Wilson ebenso wie Athetose und Chorea als unwillkürliche Bewegungen auf, nicht als Koordinationsstörung; während aber Athetose und Chorea auf der Läsion zentripetaler Bahnen, nämlich der zerebello-rubro-thalamo-kortikalen Bahnen beruhen soll, hält Wilson den Tremor für bedingt durch eine Schädigung einer efferenten Bahn, nämlich der lentikulo-rubro-spinalen; durch ihre Zerstörung wird der inhibierende Einfluß, den das Corpus striatum auf die Vorderhornzellen ausübt, unterbrochen, die beständige Innervation der Vorderhornzellen wird geschwächt, und je mehr die Pyramidenbahn innerviert wird, desto ausgesprochener wird der Tremor, d. h. er nimmt bei willkürlichen Anstrengungen zu. Einen Bewegungsausfall hebt Wilson nicht besonders hervor, und geht deshalb auch auf seine pathophysiologische Bedeutung nicht ein.

Economo schreibt ebenfalls dem Linsenkern, und zwar, wie aus seinem Falle hervorgeht, dem Putamen eine inhibierende Wirkung auf den Tonus zu. Die hemmende Wirkung richtet sich auf einen vom Kleinhirn oder vom Deitersschen Kern (wohl auch über das Kleinhirn) ausgeübten Tonus; der tonisierende Effekt des Kleinhirns, der wohl auf dem Wege der Bindearme zum roten Kern verläuft, wird durch die Impulse, die dieses Organ durch die Linsenkernschlinge vom Pallidum und dadurch auch vom Striatum erfährt, inhibiert bzw. reguliert.

Zu einer ähnlichen Auffassung kommt auch Deutsch, nur läßt sich hier kein isolierter Bestandteil der zentralen Ganglien für die Störung verantwortlich machen, weil Linsenkern (Putamen + Globus pallidus) und Nucleus caudatus erweicht waren.

Da bei dem Economoschen Fall, ebenso wie bei dem von Deutsch Zitterbewegungen fehlten, ist Economo der Ansicht, daß dies Zittern nicht auf eine Linsenkernläsion zurückgeführt werden könne. Er bringt sie vielmehr in Zusammenhang mit Erkrankungen des roten Kerns und seiner Strahlungen. Hierfür spricht auch die Tatsache, daß bei der Pseudosklerose, die sich durch besonders starkes Auftreten derartiger Bewegungen auszeichnet, die Erkrankung sich nicht auf die zentralen Ganglien beschränkt, sondern wesentlich umfangreicher ist — Economo neigt übrigens dazu, keine scharfe Grenze zwischen Spontanbewegungen und Ataxie zu ziehen —; für eine rein ataktische Störung scheint er die Zitterbewegungen allerdings nicht zu halten.

Foerster führt die Rigidität wie Economo auf eine Enthemmung einer vom Kleinhirn ausgehenden tonisierenden Wirkung zurück. Als Organ, das diese Hemmungen normalerweise ausübt, sieht er das Pallidum an, sein Ausfall führt also zur Hypertonie. Außerdem sind im Pallidum Zentren für primäre Automatismen, vor allem für Ausdrucksbewegungen anzunehmen. Eine Erkrankung dieser Teile des Pallidums würde also zu Ausfall an Ausdrucksbewegungen führen. Andererseits werden diese dort lokalisierten Ausdrucksbewegungen vom Putamen gehemmt und eine Erkrankung des letzteren bei intaktem Pallidum könnte so zu einem Übermaß an Ausdrucksbewegungen führen, wie wir es bei der Athetose sehen. Über das Zustandekommen des Tremors äußert sich Foerster nicht näher. Er läßt es unentschieden, ob es sich dabei um eine dauernde pathologische Irritation motorischer Abschnitte des Nervensystems handelt (zerebellare Kerne, roter Kern), oder ob das Zittern die Folgen des ungehemmten Zustroms zum Zerebellum ist. Dagegen führt er die paretische Komponente bei der Paralysis agitans, sowie den Bewegungsausfall, die Bewegungsverlangsamung zurück auf Störungen an irgendeiner Stelle der Stirnhirn-Brücken-Kleinhirnbahn, die er auch bei der willkürlichen Innervation eine gewisse allerdings geringe Rolle spielen läßt.

In bezug auf die Bedeutung des Pallidum für das Zustandekommen der Rigidität vertreten C. und O. Vogt eine ähnliche Auffassung wie Foerster; für die Erkrankung beider Pallida nehmen sie eine vollständige Versteifung der Muskulatur als charakteristisch an.

C. und O. Vogt weisen dabei auf die Schwierigkeit hin, die Symptome eines isolierten Pallidumausfalls festzustellen, weil bei der Durchsetzung des Pallidums mit Fasern, die zwischen Thalamus und Striatum verlaufen, immer eine Schädigung des Striatums mit im Spiele sein müsse. Man könne daher das Pallidumsyndrom nur erschließen durch die Veränderung, die das gleichzeitig vorhandene Striatumsyndrom aufweist gegenüber. reinen Striatumerkrankungen. Hierbei ergibt sich, daß eine einseitige Pallidumerkrankung keine weitere Veränderung hervorruft, während der doppelseitige Ausfall der Pallida eine allgemeine Versteifung herbeiführt. Das Striatumsyndrom ist nach C. Vogt ausgezeichnet »durch eine durch periphere und psychische Reize, aber nicht durch Dehnungsreflexe steigerungsfähige, meist Agonisten und Antagonisten gleichmäßig befallende, eine gewisse Abnahme der Muskelkraft, Bewegungsverlangsamung und eine Pseudoadiadochokinese bedingende Spastizität, oder (in seltenen Fällen) durch eine Hypotonie, Spasmus mobilis, choreatische und athetotische Bewegungen, Zittern, Mitbewegungen, Zwangsweinen und Zwangslachen, durch das Fehlen gewisser primärer Automatismen, welche zu der Bewegungsarmut (speziell im Mienenspiel, Mitbewegungen, Positionsveränderungen, Orientierungsbewegungen, Schutz- und Abwehrreflexen) Störung gewisser Willkürbewegungen (besonders der Sprache, des Schluckens und des Gehens) und einer mäßigen allgemeinen motorischen Schwäche führen; durch das Fehlen von Störungen in den Sehnenphänomenen, den Bauchdeckenreflexen, der Trophik, der Sensibilität und der Intelligenz«.

Daraus geht hervor, daß C. und O. Vogt für die Rigidität offenbar nicht nur das Pallidum verantwortlich machen, sondern daß auch eine Erkrankung des Striatum eine solche, wenn auch offenbar nicht so hochgradige, hervorzurufen vermag. Andererseits kann es nach Vogt auch zu einer Hypotonie oder zu Spasmus mobilis kommen bei der Erkrankung des Striatums. Überhaupt umfaßt dies Striatumsyndrom derartig verschiedene, einander zum Teil ausschließende Symptome, das man von einem Syndrom im eigentlichen Sinne nicht sprechen kann. Großen Wert scheinen C. und O. Vogt auf das Vorkommen hyperkinetischer Erscheinungen, wie choreatische, athetotische Bewegungen bei Striatumerkrankungen, zu legen. Demgegenüber betont Wilson ausdrücklich, daß in seinen Fällen choreatische und athetotische Bewegungen nie aufgetreten sind, daß vielmehr die Linsenkerndegeneration streng von der Athétose double zu trennen sei. Auch der Fall von Economo weist darauf hin, daß hyperkinetische Störungen nicht unbedingt zum Bilde der Striatumerkrankungen gehören. Ähnliches gilt von dem Fall Deutsch. Bezüglich der athetotischen Bewegungen wird übrigens auch von Vogt angenommen, daß sie so gut wie immer nur bei Linsenkernerkrankungen in frühester Kindheit auftreten.

Was die pathophysiologische Bedeutung der Hyperkinesen anlangt, so kommen C. und O. Vogt zu der Ansicht, daß es sich sowohl bei der Hypertonie wie auch bei Tremor, Chorea und Athetose um substriäre Hyperkinesen handele, die auf einen Wegfall der Hemmung seitens des Striatums beruhen. Eine Reizung des Organs könne nicht in Betracht kommen, da ein Reiz bei der chronischen Erkrankung nicht von derartig langer Dauer sein könne.

C. und O. Vogt setzen Striatum und Pallidum in ein ähnliches Verhältnis zueinander, wie es zwischen der motorischen Hirnrinde und den von ihr abhängigen Grisea besteht; ebenso wie eine Läsion des höherstehenden Teils, nämlich der motorischen Rinde, eine Aufhebung der kinetischen Funktionen, aber auch eine Enthemmung subkortikaler Gebiete bewirkt, so findet man bei Zerstörung des Striatums striäre Akinese vereinigt mit substriärer Enthemmung.

Auch Kleist faßt die hyperkinetischen Erscheinungen bei Striatumerkrankungen auf als Folge einer Enthemmung, in letzter Linie des Globus pallidus als dem motorischen Organ des Striatums. Als hemmendes Organ, dessen Wegfall namentlich choreatische Bewegungen auslöst, zieht er auch das Kleinhirn in Betracht, wenigstens gegenüber dem roten Kern, der hauptsächlich Statik und Muskeltonus beherrscht. Er weist aber darauf hin, daß man nicht einseitig die Zitterstarre, doppelseitige Athetose und choreatische Bewegungsstörungen als Symptom des Corpus striatum konstatieren dürfe, obwohl sie bei im groben gleicher Lokalisation vorkommen können, daß man vielmehr unbedingt feinere Unterschiede in der Lokalisation annehmen müsse. Offenbar handele es sich dabei um Vermischung von Systemen verschiedener Bedeutung.

Für das Zustandekommen der subkortikalen Akinese — hierzu rechnet Kleist auch die Rigidität — macht Kleist das Zusammentreffen von Striatumzerstörungen und Degeneration der Linsenkernschlinge verantwortlich, eine Annahme, die an den Beobachtungen von Stöcker und an einigen Wilsonschen Fällen eine Stütze findet. Die Unterbrechung der Linsenkernschlinge müßte besonders im Verein mit Schädigung des Linsenkerns selbst die Entäußerung von Automatismen unmöglich machen und gleichzeitig den roten Kern von einem durch den Linsenkern ausgeübten, hemmenden Einfluß befreien. Bei Verletzung an Linsen- und Schwanzkern ohne Degeneration der Ansa lenticularis tritt der Ausfall an Automatismen und die Starre zurück gegenüber der Regulationsstörung und Enthemmung im Ablauf der automatischen Bewegungen selbst.

Als tonusspendendes Organ sieht Kleist das Zerebellum an; auf den von ihm beherrschten Reflexbogen übt der Linsenkern eine hemmende bzw. regulierende Wirkung aus. Aber auch das Großhirn kann auf dem Wege der Stirnhirn-Brücken-Kleinhirnbahn diesen Reflexbogen beeinflussen.

Auch Stertz sieht in dem Kleinhirn das Zentrum, das den extrapyramidalen Muskeltonus hervorbringt, der von Seiten der Linsenkerne regulierende und hemmende Einflüsse empfängt.

Hinsichtlich der funktionellen Bedeutung der extrapyramidalen motorischen Systeme kommt Stertz zu folgendem Resultat:

Dem spino-zerebello-frontalen System liegt die Sorge für die räumliche Komponente, das Ausmaß der Bewegungen ob, während dem extrapyramidalen, motorischen Hilfsapparat die Regulierung des zeitlichen Ablaufs, des prompten An- und Ausklingens der Bewegungen, der Innervationsbereitschaft zukommt. Es entspricht diese Störung offenbar einer Unordnung der reziproken Antagonistenhemmung (Sherington), ein Mechanismus, der wohl in dem Gebiet der Stammganglien lokalisiert zu denken ist. Dieselbe Bedeutung, die dieser Mechanismus für die Bewegungen hat, besitzt nach Stertz die Stellungs- oder Haltungsreflextätigkeit für die Ruhe bzw. für die Statik. Die Steigerung dieses Reflexes führt zur Starre, zur Fixationsrigidität. Beide Mechanismen sind eng zu einer funktionellen Einheit verknüpft, so daß eine isolierte Läsion praktisch kaum in Betracht kommt.

Mann nimmt an, daß bei der striären Bewegungsstörung ein Mechanismus gestört sei, welcher in den willkürlichen Bewegungsapparat eingeschaltet ist, ein Apparat, welcher durch Abgabe von regulierenden und hemmenden Impulsen die regelrechte Funktion des Pyramidensystems ermöglicht. In diesem Sinne faßt er die striäre Bewegungsstörung als eine Abart der Ataxie auf, und zwar ist bei dieser Koordinationsschädigung die richtige Abstufung der gegenseitigen Spannungsverhältnisse von Agonist und Antagonist gestört. Es liegt dem ein Mißverhältnis zwischen Innervation und Denervation der Antagonisten zugrunde (reziproke Innervation). Die Ursache für dieses unrichtige Zusammenarbeiten ist zu suchen in der Schädigung einer zentripetalen Bahn; diese Bahn denkt sich Mann eingeschaltet in die regulierende, d. h. Innervationsmerkmale übermittelnde Bahn; sie dient dazu, die der Rinde zustrebenden, der Koordination dienenden Nachrichten noch zu verfeinern. — Nach diesem Prinzip wäre der Rigor zu erklären durch das Ausbleiben der zweckmäßigen Denervation der Antagonisten; die Verlangsamung der Bewegungen aber zurückzuführen auf eine mangelhafte Entspannung der Antagonisten, desgleichen die Adiadochokinese. Auch die Bewegungsarmut und der Mangel an Antrieb läßt sich verständlich machen, wenn man mit Hering annimmt, daß die Auslösung von willkürlichen Bewegungen der zentral zuströmenden Erkrankungen bedürfe. Mann glaubt, daß gerade diejenigen Nachrichten, welche die eingetretene Denervation signalisieren, den Antrieb zu neuen Bewegungen geben. Auf diese Weise wäre durch das Ausbleiben bzw. durch die Störung der Übermittlung dieser Nachrichten der Mangel an selbständigem Bewegungsantrieb und an Mitbewegungen zu erklären.

Sehr verschieden von den bisher beschriebenen lentikularen Symptomen und den darauf gegründeten pathophysiologischen Theorien ist das von Mingazzini aufgestellte Linsenkernsyndrom. Es besteht in einer leichten, auf Fazialis und Glieder derselben Seite beschränkten Parese, in einer gleichfalls homolateralen Sehnenreflexsteigerung, in einer leichten Anisokorie, wozu sich bisweilen noch eine Atrophie der Extremitäten und leichte Hypästhesie gesellen können. Bei einer Beteiligung der hinteren Vierfünftel des linken Ganglions tritt eine Dysarthrie bzw. Anarthrie ein (nach Vogt sind die sprachlichen Funktionen des Linsenkerns in die oralen Partien lokalisiert). Nach den neueren Arbeiten über Linsenkernsymptome und besonders auch nach den klinischen Erfahrungen kann man wohl annehmen, daß diese von Mingazzini beschriebenen Symptome nicht reine Linsenkernerscheinungen sind, zumal da in einigen seiner Fälle auch Teile der Hirnrinde mit verändert waren.

Weiter muß noch auf die Lokalisationsmöglichkeit und Pathophysiologie der Zitter- und Wackelbewegungen eingegangen werden.

An sich erscheint es möglich, daß zwischen Muskelhypertonie und Zittererscheinungen ein direkter Zusammenhang besteht, d. h. daß der Tremor die Folge der Hypertonie ist. So geraten auch bei aktiver Muskelanspannung nach einiger Zeit die Muskeln in ein Zittern, das als Ermüdungszittern zu bezeichnen wäre. Auch bei Hypertonie in Form von Pyramidenerkrankungen sehen wir in der Form von klonischen Muskelzuckungen Zittererscheinungen auftreten. Der Umstand aber, daß Linsenkerndegenerationen ohne Zitter- und ohne Wackelbewegungen einhergehen können, sowie die Existenz des Krankheitsbildes der Paralysis agitans sine agitatione weisen uns darauf hin, daß diese Zitterbewegungen nicht unbedingt oder zum mindesten nicht zu jeder Erkrankung des Striatums gehören. Umgekehrt zeigen Fälle von Pseudosklerose, daß Wackelbewegungen nicht mit Rigidität zusammenzuhängen brauchen. Auch das Zittern der Paralysis agitans findet man gerade an den vom Rigor ver- hältnismäßig oft verschonten distalen Gliedabschnitten am häufigsten; auch sieht man zuweilen Fälle von typischem Paralysis agitans-Zittern ohne Rigor.

Kleist faßt den Tremor nicht als ein direktes Striatumsymptom auf, sondern denkt dabei an eine Funktionsstörung der motorischen Haubenzentren, besonders des roten Kerns. Wie ich oben zu zeigen versucht habe, sind die Wackelbewegungen der vorgerückten Stadien bei Wilsonscher Krankheit sowie auch die ausfahrenden Wackelbewegungen bei Pseudosklerose prinzipiell nicht von einem Intentionstremor zu unterscheiden, und auch die Übergänge zwischen Ruhetremor und Intentionstremor sind fließende. Ich glaube daher, daß man die Pathophysiologie dieser Bewegungsstörungen zusammen besprechen kann. Wir sind dabei leider fast ganz auf Hypothesen angewiesen, denn die ana- tomischen Untersuchungen einschlägiger Fälle haben keine Veränderungen aufgedeckt, die mit Sicherheit für die Lokalisation des Tremors oder ent- sprechende Erscheinungen verwertet werden könnten, weil sie teils zu diffus sind (Pseudosklerose), teils wie bei der Wilsonschen Krankheit keine sicheren anatomischen Unterschiede zwischen tremorfreier und mit Zittern einher- gehender Wilsonscher Krankheit erkennen lassen.

Wo haben wir also die Schädigung zu suchen, die das Auftreten von Zitter- und Wackelbewegungen zur Folge hat? Die Auffassung dieser Erscheinungen als eine Art Ataxie weist darauf hin, die Schädigung in einer zentripetalen Bahn oder an einer motorischen Umschaltstelle zu suchen, man wird dabei an das Gebiet des roten Kerns in seinen Ausstrahlungen denken. Ich möchte dabei auf eine auffallende klinische Ähnlichkeit aufmerksam machen, welche das Wackeln der Pseudosklerose aufweist mit dem ataktischen Hin- und Her- fahren, wie wir es bei einem Herd in der vorderen Vierhügelgegend sehen; offenbar bewirkt hier der Druck auf den Nucleus ruber oder seine Aus- strahlungen die genannten motorischen Erscheinungen, und gerade diese auf- fallende klinische Ähnlichkeit legt den Gedanken nahe, Erkrankungen des roten Kerns oder seiner Bahnen mit dem Auftreten der Zittererscheinungen und Wackelbewegungen in Zusammenhang zu bringen. Diese Möglichkeit ist auch von anderer Seite schon gestreift worden (Kleist, Wilson u. a.). Sichere Anhaltspunkte für eine so vollständige Zerstörung des roten Kerns, daß daraus ein Ausfall seiner Leistungen resultierte, finden wir nirgends. Eine Reizung des roten Kerns müßte dieselbe Wirkung haben, wie der Wegfall der auf ihn hemmend wirkenden Organe.

Hemmende Impulse empfängt der rote Kern seitens des Kleinhirns, des Linsenkerns und seitens des Stirnhirns. Nach den Erfahrungen von Bon- hoeffer, Kleist-Bremme kann Wegfall der Bahnen vom Kleinhirn zu choreatischen Bewegungen (Bindearmchorea) Veranlassung geben, die mit Hypotonie einhergehen. Eine derartige Schädigung käme also für die Entstehung der Wackelbewegungen nur dann in Betracht, wenn gleichzeitig eine Hypotonie vorhanden ist, wie wir sie ja in der Tat bei einigen Fällen von Pseudosklerose finden. Weiter hätte man mit der Möglichkeit zu rechnen, daß die Befreiung des roten Kerns vom Linsenkerneinfluß das Symptom auslöst.

Die Bahnen vom Linsenkern zum Nucleus ruber verlaufen zumeist in der Linsenkernschlinge, und wir treffen dadurch auf die oben erwähnte Kleistsche Theorie, daß nämlich eine Schädigung der Linsenkernschlinge und des Pallidum besonders oft zur Rigidität Veranlassung gibt. Es käme also diese Lokalisation wohl nur für eine Kombination von Rigor mit Zitter- oder Wackelbewegungen in Frage. Möglich wäre auch noch, daß das Fehlen einer Hemmung seitens des Stirnhirns zu dem Symptom des Zitterns führt. Anatomisch gestützte Krankheitsfälle, die dafür sprechen könnten, existieren m. W. nicht. Immerhin muß an die Möglichkeit gedacht werden.

Für sehr wohl möglich halte ich es aber, daß die beiden erst erwähnten Schädigungen zusammen, nämlich der Ausfall der zerebellaren und der lentikularen Hemmung auf den roten Kern die hyperkinetischen Erscheinungen hervorrufen. Je nach dem Überwiegen der einen oder anderen Komponente kann der Rigor oder die Hypotonie im Vordergrunde stehen, kann es sich bald mehr um einen Tremor, bald mehr um ein ataktisches Wackeln handeln.

Man muß sich darüber klar sein, daß diese Erwägungen alle nur hypothetischen Wert haben. Ich halte es aber für angebracht, daß man bei dem Suchen nach anatomischen Grundlagen für die einzelnen klinischen Erscheinungen von bestimmten Theorien, die im Bereich der Möglichkeit liegen, ausgeht. Daß der rote Kern mindestens als Schaltstation eine große Bedeutung für das Zustandekommen der extrapyramidalen motorischen Störungen hat, glaube ich bestimmt annehmen zu müssen, und zwar aus folgendem Grunde:

Wenn auch die Pyramidenbahn mit den hier geschilderten Dyskinesien nichts zu tun hat, so ist doch das »ausführende« Organ bei pyramidalen und extrapyramidalen Bewegungen und Bewegungsstörungen jedesmal der Skelettmuskel, der seine motorischen Impulse von den Vorderhornzellen empfängt. Irgendwo müssen also die normalen oder anormalen extrapyramidalen Impulse sich den motorischen Organen mitteilen, und zwar sind offenbar die Vorderhörner schon im Besitz der regulierenden und hemmenden Einflüsse; andererseits verlaufen diese sicher nicht in den Pyramidenbahnen des Rückenmarks, da' sonst das Fehlen extrapyramidaler Hemmungen häufiger mit Pyramidenbahnsymptomen einhergehen würde. Die einzige Bahn, die Impulse von den subkortikalen Ganglien aufnehmend das Rückenmark hinunterzieht und sich hier offenbar mit den Vorderhornzellen in Verbindung setzt, ist die Monakowsche rubrospinale Bahn. Inwieweit die tektospinale Bahn und andere Bündel für eine ähnliche Funktion in Betracht kommen, bleibe dahingestellt. Die Erwägung, daß für diese wichtige Funktion dieses verhältnismäßig sehr dünne Bündel kaum genügen kann, läßt erwarten, daß vielleicht noch andere Verbindungen existieren. Vorläufig scheint aber nur diese Bahn in Betracht zu kommen, und dieser Umstand verleiht dem roten Kern und seinen Verbindungen eine wichtige Rolle.

Ich habe die mir bekannten Theorien über das Wesen der Parkinson-Wilsonschen Bewegungsstörung lediglich referendo und möglichst objektiv wiederzugeben versucht. Es ist nicht meine Absicht, das Für und Wider der einzelnen Hypothesen hier zu erörtern, da m. E. heute für eine kritische Würdigung uns noch die notwendigen Unterlagen fehlen. Einwände wird man wohl oft berechtigt finden, in manche Punkte wird man Zweifel setzen können, ohne ihren heuristischen Wert verkennen zu wollen. Das Resultat einer solchen Kritik würde aber insofern negativ sein, als es noch nicht möglich ist, etwas Positives, d. h. besser Bewiesenes, an die Stelle des Angezweifelten zu setzen.

Ich will mich daher beschränken, aus den verschiedenen Theorien und Möglichkeiten kurz das herauszuheben, das nach unserer heutigen Anschauung dem Wesen der Parkinson-Wilsonschen Bewegungsstörung am meisten gerecht wird, und das auch der Grundanschauung der meisten Autoren in den Hauptpunkten zu entsprechen scheint:

Die Regelung des geordneten Bewegungsablaufs wird besorgt von einem Reflexbogen, bestehend aus den spino-zerebellaren Bahnen als afferenten Schenkel, dem Kleinhirn (Nucleus dentatus) als Zentrum und tonusspendendem Organ; die ableitenden Bahnen verlaufen in den Bindearmen zum roten Kern und von dort auf dem Monakowschen Bündel nieder zum Rückenmark. Das Zentrum dieses Reflexbogens empfängt noch eine andere afferente Bahn vom Nukleus Deiters, welche Nachrichten über die Körperhaltung vermittelt. Dieser Reflexmechanismus unterliegt Einflüssen von seiten des Linsenkerns, die man wohl mit ziemlicher Sicherheit als hemmende und zügelnde Einwirkungen auffassen kann; ihr Wegfall läßt den Muskeltonus anschwellen und veranlaßt den Rigor. Welcher Teil des Linsenkerns diese Wirkung ausübt, ist noch nicht ganz sicher, am meisten vertreten wird heute die Ansicht, daß der Globus pallidus diese Rolle spielt. Möglicherweise empfängt dieser seinerseits wieder hemmende Impulse seitens des Putamens. Verschiedene Fälle (Wilson-Economo u. a.) sprechen allerdings dafür, daß auch eine Erkrankung des Putamen einen Rigor zur Folge haben kann. Auch Vogt hat diese Möglichkeit bei der Aufstellung seines »Striatumsyndroms« in Betracht gezogen. Daß wir im Pallidum außerdem noch ein Organ für automatische Bewegungen, insbesondere Ausdrucksbewegungen, vor uns haben, ist möglich, so daß eine Erkrankung dieses Teiles des Pallidum zu einer Verarmung an Ausdrucks- usw. Bewegungen führen müßte. Ob sich die Hemmung seitens des Putamen gerade auf die Auslösung der Ausdrucksbewegungen bezieht, oder auch auf tonische Vorgänge, ist m. E. nicht mit Sicherheit zu entscheiden. Ebenso unsicher ist es, ob dem Putamen für das Auftreten unwillkürlicher Bewegungen die Bedeutung zukommt, die ihm von C. und O. Vogt beigelegt wird.

Ich persönlich glaube, daß Tremor und Wackelbewegungen bei den uns hier interessierenden Krankheitsbildern als eine Art ataktischer Bewegungsstörung aufzufassen sind, die man zum Teil vielleicht auf anatomische Läsionen im Gebiet des roten Kerns zurückzuführen hat.

Möglicherweise steht aber der Reflexmechanismus noch unter dem Einfluß der in ihrem Verlauf allerdings noch nicht ganz sicheren fronto-ponto-zerebellaren Bahn, die ihr vielleicht anregende Impulse zufließen läßt. Unter diesen Umständen könnten Störungen im Bereich dieser Bahn eventuell für die Erscheinungen der extrapyramidalen Parese verantwortlich gemacht werden.

4. Psychische Veränderungen.

Die bei dieser Krankheitsgruppe vorkommenden psychischen Symptome lassen sich in drei verschiedene Formen einteilen:

1. Akzessorische psychische Veränderungen; es handelt sich dabei im wesentlichen um das Auftreten seniler Erscheinungen, wie sie besonders bei den vorgeschrittenen Fällen von Paralysis agitans beobachtet werden.

2. Psychische Veränderungen besonderer Art, die namentlich bei Pseudosklerose nicht selten vorkommen, aber auch die Wilsonsche Krankheit und bisweilen auch die Paralysis agitans nicht verschonen.

3. Eine psychische Umstellung, die bei Paralysis agitans und Wilsonscher Krankheit auftritt, die durch das Wesen der Krankheit bedingt zu sein scheint und offenbar mit den motorischen Erscheinungen der Erkrankung aufs engste verknüpft ist.

1. Das unter 1 erwähnte Vorkommen seniler Veränderungen bei vorgeschrittenen Fällen von Paralysis agitans oder anderen senil gewordenen Amyostatikern bedarf keiner besonderen Besprechung; ebenso kann ich mich mit der bloßen Erwähnung des Vorkommens psychogener Störungen begnügen, wie sie bei langdauernden Leiden oft beobachtet werden, und deren Entstehung vollkommen verständlich ist. Daß viele Paralysis agitans-Kranke ungeheuer klagsam und empfindlich, oft ängstlich sind, ist dem Wesen des qualvollen Leidens ebenfalls durchaus angepaßt. Besonders frühes Auftreten seniler Störungen kommt vor, ist aber keineswegs die Regel. Auf der anderen Seite können auch Kranke mit vorgeschrittener Paralysis agitans trotz hohen Alters unter Umständen von den eigentlichen senilen Geistesstörungen völlig frei bleiben.

2. Daß bei den oft recht ausgebreiteten Veränderungen, die die Pseudosklerose auch an der Hirnrinde setzt, psychische Defekte auftreten, ist nicht verwunderlich. Was die klinische Beurteilung anlangt, so darf man sich nicht allein durch den unbelebten Gesichtsausdruck und den Mangel an Bewegungen oder ähnliche motorische Symptome dazu verleiten lassen, eine Demenz zu konstatieren. Gerade bei diesen Kranken ist die beliebte Bemerkung: »der Kranke macht einen stumpfen oder dementen Eindruck« nicht zutreffend, denn der äußere Eindruck täuscht hier außerordentlich häufig.

Im allgemeinen werden psychische Defekte mehr als eine Besonderheit der Pseudosklerose angesehen, jedoch ist die Wilsonsche Krankheit keineswegs immer frei davon. Wilson selbst fand bei acht von seinen zwölf Fällen hierher gehörende psychische Veränderungen, die er registriert, ohne sie als einen wesentlichen Teil der Erkrankung hinzustellen, da einige Fälle ganz frei davon waren. Den Ausdruck »Demenz« hält er für ungeeignet; er spricht lieber von einer Verengung des geistigen Horizontes und einer gewissen Kindlichkeit. Merkfähigkeit und Wahrnehmung waren unverändert, jede Ähnlichkeit mit senilen Demenzformen und Dementia praecox werden abgelehnt. Beobachtet sind außerdem eine gewisse Reizbarkeit und Zwangslachen.

Bei einem Fall von Cadwalader, der sich bei der Sektion als Wilsonsche Krankheit herausstellte, war auf Grund der psychischen Symptome die Diagnose Dementia praecox gestellt worden.

Bei den übrigen Fällen reiner Wilsonscher Krankheit, die oben aufgeführt sind, bestehen nur unwesentliche psychische Veränderungen (Economo-Stertz). Nur den Fall von Stöcker, der auch anatomisch Übergänge zur Krankheitsform der Pseudosklerose aufweist, zeigt eine geringe Demenz, Stumpfheit und ein auffallend ungeniertes Verhalten.

Die Pseudosklerose geht auch nicht in allen Fällen mit psychischen Störungen einher. In den im Anfangsstadium beschriebenen Fällen von Dziembowsky (Fall 3), Fleischer (Fall 4), sowie im Fall Strümpell-Handmann, traten psychotische Erscheinungen nicht in den Vordergrund. Bei den übrigen Fällen kann man folgende Arten von psychischen Störungen unterscheiden:

Eine geistige Schwäche, die sich zum Teil in einer Herabminderung des Kenntnisbesitzes unter Abnahme des Gedächtnisses und der Merkfähigkeit äußert, zum Teil mehr als allgemeine Stumpfheit und Interesselosigkeit mit Mangel an Spontaneität in die Erscheinung tritt; zum Teil besteht auch eine ausgesprochene Urteilsschwäche und ein läppisch kindisches Verhalten. Übereinstimmend wird festgestellt, daß es sich nicht um angeborene Zustände dabei handelt, sondern immer entwickelt sich die Demenz erst im Laufe der Erkrankung. Ausführliche Untersuchungen über die Art der Demenz existieren bis jetzt noch nicht, nur Focher hat vor kurzem eine psychische Untersuchung eines derartigen Kranken veröffentlicht. Er fand gute Merkfähigkeit, ein schlechtes Gedächtnis, Kritikschwäche, erschwerte optische Auffassung, Perseverationsneigung, fehlende Krankheitseinsicht. Im Laufe der Erkrankung machte sich eine deutliche Verschlechterung der psychischen Leistungen bemerkbar. Zur Feststellung der Allgemeingültigkeit dieser Befunde bedarf es noch weiterer Beobachtungen.

Vielleicht noch auffallender als die Herabsetzung der Intelligenz ist die Veränderung der Persönlichkeit, des Charakters der Kranken, die verschiedentlich hervorgehoben wird; mehrfach wird betont, daß die Kranken trotzig, boshaft, mißtrauisch geworden sind, sich unanständig, ungeniert benehmen.

Am regelmäßigsten beobachtet wird eine Veränderung des affektiven Verhaltens. Reizbarkeit, Jähzorn, Neigung zu Wutausbrüchen, Erregungszustände. Die Kranken sind unverträglich, aufbrausend, meist beruhigen sie sich jedoch bald wieder. Graduell kann die Affektlabilität und emotionelle Inkontinenz sehr verschieden sein. In einigen wenigen Fällen war Unterbringung in eine Irrenanstalt notwendig, meist kommt es aber nur zu kurzdauernden Erregungszuständen, oder es handelt sich bloß um eine relativ geringe, reizbare Schwäche. Viermal wird von paranoischer Einstellung berichtet (C. Westphal, Fall 2, A. Westphal, Alzheimer-Hößlin und Fleischer, Fall 1). Offenbar handelt es sich bei letzteren nicht um ein durch den Krankheitsprozeß bedingtes psychisches Symptom, sondern um eine bestehende Veranlagung, die vielleicht unter dem Einfluß der erhöhten Reizbarkeit zum Vorschein gekommen ist.

In letzter Zeit ist man auf gewisse symptomatologische Ähnlichkeiten der hier in Rede stehenden Krankheitsgruppen zu den Schizophrenien aufmerksam geworden. Namentlich die motorischen Symptome zeigen nicht selten eine

Reihe übereinstimmender Merkmale bei beiden Erkrankungen. In erster Linie wäre hier die Flexibilitas cerea zu nennen, die übrigens bei den Erkrankungen der subkortikalen Ganglien sehr viel »typischer« und ausgesprochener sein kann, als wir sie bei den katatonen Zustandsbildern zu sehen gewohnt sind. Auch die von Spannungszuständen bevorzugten Muskelpartien sind bei beiden Leiden meist die gleichen. Es kommt hinzu, daß auch gewisse Symptome seitens des vegetativen Nervensystems bei beiden Erkrankungen auftreten. Es ist lohnend und interessant, diese Beziehungen noch näher zu verfolgen. F. Fränkel hat kürzlich im Zusammenhang darauf hingewiesen, daß einerseits die körperlichen Symptome der Katatonie auf den Hirnstamm hinweisen, daß aber ganz besonders die psychischen Vorgänge bei den Erkrankungen der subkortikalen Ganglien am meisten Ähnlichkeit mit katatonen Zustandsbildern haben. Er kommt dabei zu dem Schluß, daß auch für die Dementia praecox in den subkortikalen Ganglien der Angriffspunkt der schädigenden Noxe sich werde finden lassen.

Ähnliches vermuten C. und O. Vogt für die hysterischen Störungen. Sie ventilieren die Möglichkeit, daß die Symptome der Striatum- + Pallidumerkrankungen bei ihrer Ähnlichkeit mit gewissen hysterischen Phänomenen einen Fingerzeig für den Sitz der den letzteren zugrunde liegenden pathologischen Veränderungen geben könnten. Als Begründung dafür führen sie an, daß ein guter Teil der hysterischen Symptome nichts anderes sei, als krankhaft intensive oder ihrer Qualität nach pathologisch modifizierte Ausdrucksbewegungen; dies weise auf Beziehungen zum Striatum hin, wo ja ein Zentrum für automatische Ausdrucksbewegungen sei. Ich glaube nicht, daß diese äußere Ähnlichkeit zu solch weitgehenden Schlüssen berechtigt. Als weitere Stütze dieser Hypothese wird der Umstand aufgeführt, daß ein großer Teil dieser motorischen Störungen zu Verwechselungen mit Hysterie geführt hat oder noch führt. Demgegenüber möchte ich folgendes geltend machen: wenn bei einem als hysterisch angesprochenen Symptomenbild sich später eine organische Grundlage finden läßt, so beweist das nicht, daß die hysterischen Erscheinungen in dem betreffenden Gebiet lokalisiert sind, sondern nur, daß die fragliche Erkrankung keine hysterische war.

Die als Punkt 3 schon kurz erwähnte psychische Umstellung, die wir bei Paralysis agitans, Wilsonscher Krankheit und den hierher gehörigen Symptomgruppen beobachten können, hängt auf das engste zusammen mit den hier vorkommenden motorischen Störungen. Die Feststellung und Analyse dieser Erscheinungen ist deswegen schwer, weil die Kranken so gut wie nie Auskunft über ihr Erleben geben können, nur sehr selten sind Fälle zu solchen Untersuchungen brauchbar. Wenn man aber einmal auf das Wesen dieser motorischen Störung und ihrer Rückwirkung auf das psychische Verhalten der Kranken aufmerksam geworden ist, so wird man auch bei anderen Fällen analoge Verhältnisse in ihren Grundzügen erkennen können.

Ich habe in einer vor kurzem erschienenen Arbeit an der Hand zweier Krankengeschichten die psychomotorische Umstellung dieser Kranken genauer charakterisiert, so daß ich mich hier auf das Notwendigste beschränken kann. Das Wesentliche bei dieser Umstellung ist, daß der Ausfall der normalerweise automatisch ablaufenden Hilfs- und Nebenbewegungen sowie der eines Teiles der Mitbewegungen bei diesen Kranken durch willkürliche Bewegungen ersetzt werden muß. D. h. die Kranken sind nur dadurch imstande, die vielen, bei allen motorischen Akten notwendigen Hilfsbewegungen auszuführen, daß sie jeder einzelnen ihr besonderes Augenmerk schenken, sie einzeln innervieren. Dadurch leidet natürlich die Promptheit und die Qualität der Bewegungen; denn die Eleganz einer gut eingeübten oder geläufigen Bewegung besteht gerade darin, daß alle dazu notwendigen Komponenten genau ineinander eingespielt sind, daß keine unnötige Kraftanstrengung und keine nicht dazugehörige Mitbewegung gemacht wird. Wenn nun ein Kranker mit dem hier besprochenen Symptomenkomplex des Ausfalls unwillkürlicher Bewegungen bei jeder Bewegung zu überlegen hat, welche Innervation im gegebenen Augenblick erfolgen muß, so ist es klar, daß daraus von vornherein eine Verlangsamung des Bewegungsablaufs resultiert. Eine weitere Folge ist aber auch eine Steifheit und Unbeholfenheit; es sieht aus, als mache der Kranke diese Bewegung zum ersten Male, als habe er keine Übung darin, als sei er nicht imstande, die gewünschte Bewegung als eine Einheit zu betrachten. Diese Störung hat also gewissermaßen zu einer Auflösung des im Laufe des Lebens erworbenen Übungsgewinnes geführt.

Es ist weiter verständlich, daß dieser Ersatz der für gewöhnlich unwillkürlich ablaufenden Bewegungen durch willkürliche wegen der immer wiederkehrenden Notwendigkeit, besonders darauf zu achten, sehr viel mehr Anstrengung kostet als der normale Vorgang. Dementsprechend tritt eine stärkere Ermüdbarkeit ein. Die Kranken erlahmen und verzichten schließlich auf die Ausführung vieler Bewegungen.

All die geschilderten verschiedenen Umstände kommen zusammen, um den Kranken motorisch besonders hilflos zu machen und als eine gegenüber gesunden Zeiten durchaus veränderte, motorisch eingeengte Persönlichkeit erscheinen zu lassen. Mit weiterem Fortschreiten der Erkrankung wird man die geschilderten Vorgänge nicht mehr im einzelnen beobachten können, aber auch die Restsymptome lassen die Veränderung der motorischen Persönlichkeit erkennen und sie aus der psychomotorischen Einengung verstehen. Diese läßt sich durch folgendes kurz charakterisieren:

Die Kranken sind darauf angewiesen, ausgefallene normaliter automatisch ablaufende Bewegungen durch Willkürbewegungen zu ersetzen. Sie sind so genötigt, jeder an sich belanglosen Hilfsbewegung ihr besonderes Augenmerk zuzuwenden. Dadurch, daß der Ausführung von Haupt- und Nebenbewegungen dieselbe Beachtung geschenkt werden muß, verliert die Hauptbewegung an Bedeutung, es tritt eine gewisse Nivellierung der Bewegungen ein.

Um den veränderten motorischen Verhältnissen Rechnung zu tragen, wird die Aufmerksamkeit der Kranken in erhöhtem Maße von den Körperbewegungen bzw. der Körperhaltung in Anspruch genommen. Bei dem beschränkten Umfange der Aufmerksamkeit und bei der Unmöglichkeit, eine auch nur kleine Anzahl von Innervationen gleichzeitig willkürlich zu leisten, wird die Ausführung namentlich der zusammengesetzten Handlungen sehr erschwert. Die Handlungen werden in ihre einzelnen Akte auseinandergezogen, denn jede Einzelheit muß ja für sich als selbständige Handlung innerviert werden, bedarf eines besonderen Anstoßes. Die Folge ist eine hochgradige Verlangsamung,

Umständlichkeit und schließlich eine durch die motorische Einengung bedingte Hilflosigkeit.

Eine weitere Folge ist aber auch eine Rückwirkung auf das psychische Leben. Es erscheint verständlich, daß die so gefesselte Aufmerksamkeit äußeren Eindrücken nur in beschränktem Maße zugewandt werden kann; es muß daher die Verwertung der Einwirkungen von außen leiden, zentripetale Anregungen kommen nur in geringem Umfange zur Geltung.

Dadurch wird eine gewisse Abtrennung der Kranken von ihrer Umgebung hervorgerufen; sie sind gezwungen, ein abgeschlossenes Dasein zu führen, ihr Konnex mit der Umwelt leidet. Die meist äußeren Eindrücke gleiten gewissermaßen an der Oberfläche ab, weil nur die verarbeitet werden können, denen der Kranke ausdrücklich seine unabgelenkte Aufmerksamkeit zuwendet. Der Eindruck des Abgekapseltseins wird noch verstärkt dadurch, daß auch das seelische Erleben der Kranken motorisch nicht zum Ausdruck kommt, weder in Körpergesten noch in der Mimik.

Schließlich erscheint es verständlich, daß auch Denkvorgänge durch die geschilderten Störungen beeinflußt werden können, zunächst natürlich nur für die Zeit, in der die Kranken motorisch irgendwie beansprucht und so an allen anderen Betätigungen gehindert sind. Hierdurch muß es zu einer Verringerung der Konzentration kommen, ferner könnten die Denkleistungen durch Einstellstörungen im Sinne Kleists ungünstig beeinflußt sein.

Es erscheint diskutabel, ob nicht das, was wir als Akinese bei unseren Kranken bezeichnen, mit der hervorgehobenen Fesselung der Aufmerksamkeit zum Teil wenigstens in einem psychologischen Zusammenhang steht.

Die hier geschilderte psychische Umstellung ist ja offenbar die Folge einer ursprünglich motorischen Störung, sie kann ihrerseits aber auch wieder auf das Motorium eine Rückwirkung ausüben, die dann eine Vertiefung und Verstärkung des akinetischen Zustandes herbeiführt.

Ob das Wesen der Akinese durch motorische Symptome restlos erklärt werden kann, ist noch nicht sichergestellt. Diese motorischen und psychischen Komponenten lassen sich hier nur schwer voneinander trennen. Auch bei den akineseähnlichen Zuständen der Parkinsonschen Syndrome spielt offenbar eine Wechselwirkung zwischen Psyche und Motorium, besonders die hier dargestellte motorische Einengung und die durch sie bewirkte psychische Umstellung eine wesentliche Rolle.

5. Bedeutung des vegetativen Nervensystems.

Erscheinungen, die auf Störungen im Gebiet des vegetativen Nervensystems zurückzuführen sind, finden wir bei der Paralysis agitans recht oft. Als solche sind aufzufassen der Speichelfluß, eine starke Schweißsekretion, die Hitzeempfindung und trophische Störungen, wie wir sie in Gestalt der Glanzhaut beobachten. Der Speichelfluß wird auch bei Fällen Wilsonscher Krankheit und Pseudosklerose beschrieben. Ferner sind namentlich sekretorische Störungen der Haut (das sogenannte Salbengesicht) auch bei den Parkinsonschen Symptomenkomplexen nach Enzephalitis beobachtet worden.

Eine Ursache für die in der Tat recht häufig vorkommende Glanzhaut bei der Paralysis agitans ist noch nicht sicher bekannt. Offenbar handelt es sich um eine trophische Störung, deren Zusammenhang mit dem vegetativen System möglich, aber keineswegs erwiesen erscheint.

Eine gewisse entfernte Ähnlichkeit mit der Hautveränderung bei der Sklerodermie liegt insofern vor, als die Haut trocken und gespannt aussieht. Die am meisten befallenen Körperteile sind Finger und Hände. Gelegentlich macht sich die Erscheinung am Nasenrücken bemerkbar.

Eine Hypersekretion bestimmter Hautdrüsen im Gesicht ist sehr oft zu beobachten. Es handelt sich dabei um ein feuchtglänzendes Sekret, das den Eindruck hervorruft, als sei das Gesicht mit Salbe eingerieben (T. Cohn). Was für eine Art von Sekret hier abgesondert wird, und über die näheren Bedingungen der Absonderungen wissen wir nichts Bestimmtes. Offenbar handelt es sich um ein Sekret der Haut-Talgdrüsen. Im Abstrich kann man Fettropfen sehen. Es liegt nahe, das Symptom mit der Parasympathikusfunktion in Zusammenhang zu bringen, und zwar wohl mit einer Hyperfunktion desselben. F. Stern legt Wert darauf, zu betonen, daß diese Hyperfunktion nicht ein Reizsympton bilde, sondern durch den Ausfall hemmender Einflüsse auf das parasympathische System entstanden sei.

Sehr auffallend ist es, daß bei katatonen Zuständen das gleiche Symptom (Talgschwitzen) beobachtet wird.

Daß der starke Speichelfluß bei Paralysis agitans, Wilsonscher Krankheit usw. auf einem Reizzustand im Gebiet der parasympathischen Nerven oder Zentren beruht, ist meiner Ansicht nach nicht ganz sicher. Die Möglichkeit, daß Hemmungen des parasympathischen Systems fortgefallen sind, liegt natürlich auch hier vor. Abgesehen davon wäre aber auch daran zu denken, ob nicht äußere Reize eine wichtige Rolle bei dem Hervorbringen des Speichels spielen, namentlich könnte das dauernde Offenstehen des Mundes eine erhöhte Speichelsekretion notwendig machen, oder das Zittern der Zunge im Munde wäre imstande, mechanisch die Speichelsekretion zu beeinflussen.

Andererseits braucht der Speichelfluß aber nicht durch eine erhöhte Sekretion bedingt zu sein, sondern kann seine Ursache in einem mangelhaften Abtransport des produzierten Speichels haben. Wir haben gesehen, daß bei den hier besprochenen Erkrankungen die automatisch sich vollziehenden Bewegungen zum Teil ausfallen, und daß beim Schlucken Störungen im Sinne einer Verlangsamung und eines Seltenerwerdens des Schlingaktes vorkommen. Der in normaler Menge abgesonderte Speichel kann deshalb nicht genügend abbefördert werden und muß daher aus dem offenstehenden Munde ausfließen. Man wird diese beiden Bedingungen des Speichelflusses nicht immer unterscheiden können, weil eine Norm weder für die Sekretion noch für das normalerweise durch Verschlucken wieder abbeförderte Qantum bekannt ist. Wahrscheinlich wird man mit beiden Faktoren zu rechnen haben. Bei manchen Fällen von postenzephalitischem Parkinsonschem Syndrom mit sehr reichlichem Speichelfluß wird man unbedingt eine Hypersekretion annehmen müssen, die dann wohl am einfachsten als ein Reizzustand im parasympathischen System anzusehen ist.

Eine ähnliche Genese haben wir wohl für die diffusen Schweißausbrüche dieser Kranken anzunehmen, wenn nicht eine Störung der Wärmeregulation dabei auch eine gewisse Rolle spielt. Letztere macht sich klinisch bemerkbar in einer gesteigerten Hitzeempfindung. Einzelnen dieser Kranken ist auch unter dünner Decke im Winter nie kalt, warme Stuben und starkes Zudecken halten sie nicht aus. Das Hitzegefühl kann bei ihnen oft quälend werden; daß es mit Erweiterungen der Hautgefäße einhergeht, wie Curschmann angibt, konnte ich nicht finden. Eine solche Erweiterung der Hautgefäße würde ja auch nur zu vorübergehenden Hitzewallungen führen und schließlich eben infolge der Erweiterung der Hautgefäße und der dadurch erleichterten Abkühlung des Blutes einem Frostgefühl Platz machen, während die Kranken über langdauernde Hitzezustände klagen. Offenbar handelt es sich dabei um zentrale Störungen der Wärmeregulation, und die beobachteten Veränderungen an der Blutfüllung der Hautgefäße sind nur sekundärer Natur. Ob und inwiefern die Schweißausbrüche der Paralysis agitans mit den subjektiven Hitzeempfindungen zusammenhängen, ist schwer zu sagen, allzu häufig sind die Schweißausbrüche nach meiner Erfahrung bei der Paralysis agitans übrigens nicht.

Alle diese in ihrem Zusammenhang mit dem vegetativen Nervensystem noch keineswegs sicher fundierten Erscheinungen nehmen in der Symptomatologie dieser Erkrankungen nur einen recht geringen Raum ein, sie können meiner Ansicht nach deshalb keine besondere Bedeutung für die Lokalisation der Krankheitsprozesse gewinnen, wie man in letzter Zeit vielfach anzunehmen geneigt ist. Ein gewisser Zusammenhang scheint ja allerdings insofern gegeben zu sein, als in der Nähe der erkrankten Gebiete Kerngruppen liegen, die als Zentren für vegetative Funktionen in Frage kommen. E. Frank schreibt dem Linsenkern neben seiner motorischen Funktion auch hemmende Einflüsse auf einzelne vegetative Zentren im Hypothalamus zu. Seine Zerstörung oder eine Degeneration der zum Hypothalamus führenden Linsenkernschlinge lassen nach dieser Auffassung die Hemmungen ausfallen, und es entsteht ein Erregungszustand im parasympathischen Gebiet, welche die Hypersekretion des Speichels und Schweißes veranlaßt.

Mit dieser Annahme läßt sich jedoch das Fehlen aller sonstigen parasympathischen Reizsymptome nicht gut vereinigen, man müßte doch namentlich auf dem Gebiet der Pupillenfunktion bzw. der Herzarbeit usw. ebenfalls Störungen nachweisen können, wenn man eine Erkrankung der parasympathischen Zentren als vorliegend annehmen will. Daß Beziehungen überhaupt bestehen, soll nicht geleugnet werden.

F. H. Lewi bringt die von ihm bei Paralysis agitans gefundenen Degenerationen im dorsalen Vaguskern, einem Kern im Hypothalamus, im Corpus Luys und in der Substantia nigra mit solchen Störungen in Verbindung.

Frank faßt auch das Zustandekommen des Muskeltonus als eine Funktion des Parasympathikus auf und seine Steigerung als Folge eines Ausfalles von Hemmungen, die der Linsenkern normalerweise auf das im Hypothalamus gelegene parasympathische Zentrum ausüben müßte.

Im einzelnen stellen sich Franks Ansichten über den Muskeltonus und seine Störungen etwa folgendermaßen dar:

Jeder Muskel enthält neben den zu raschen Zuckungen (Tetanus) befähigten Fibrillen noch eine vom Sympathikus innervierte Sarkoplasmasubstanz, deren Funktion eine langsame aber anhaltende Verkürzung hervorruft. Der Zusammenhang dieser beiden Muskelteile ist so zu denken, daß sich im quergestreiften Skeletmuskel ein glatter verbirgt. Ihr physiologischer Unterschied besteht darin, daß der quergestreifte Muskel Glykogen verbraucht, Sauerstoff aufnimmt und Kohlensäure abgibt, und daß in ihm ein diskontinuierlicher Aktionsstrom verläuft. Alle diese Besonderheiten fehlen der plasmatischen Substanz. Bei der Funktion des Sarkoplasma vermehrt sich dagegen das Muskelkreatin, auf dessen Produktion eine rein fibrilläre Muskelaktion keinen Einfluß ausübt.

Die tonische Funktion der Muskeln denkt Frank sich an das Sarkoplasma geknüpft. Dieses erfährt unter dem Einfluß der parasympathischen Nerven (nicht des Sympathikus, der offenbar mehr als trophisches Organ für das Sarkoplasma aufgefaßt wird) eine physikalische Zustandsänderung, welche ihm die Eigenschaft einer plastischen Masse verleiht. Ein Übermaß dieser Reize, hervorgerufen durch den Wegfall einer Hemmung seitens des Linsenkerns, läßt es zur eigentlichen Starre kommen.

Die parasympathischen Innervationen werden nach Frank auf dem Wege der hinteren Wurzeln zum Muskel geleitet, eine Anschauung, die er durch einen bis jetzt noch nicht nachgeprüften Versuch an einem Paralysis agitans-Kranken mit Lumbalanästhesie zu stützen versucht.

Unklar erscheint mir bei diesen Hypothesen das Verhältnis zwischen sympathischer und parasympathischer Innervation, die beide dem Sarkoplasma zugeführt werden. Eine rein antagonistische Wirkung der beiden Innervationen lehnt Frank für diese Fälle ab.

Was die pharmakologischen Versuche, die die Theorie stützen sollen, anlangt, so weist Frank selbst darauf hin, daß die beruhigende Wirkung des den Parasympathikus lähmenden Hyoszins auch auf zentrale Wirkungen des Präparats zurückgeführt werden könnte, auch ohne daß das Bewußtsein in dem Einzelfalle getrübt ist. Das Physostigmin-Injektionen bei Paralysis agitans den Tremor oder die Rigidität steigern, konnte ich bei mehreren darauf untersuchten Fällen nicht finden.

So verlockend manche Punkte der Frankschen Theorie im ersten Augenblick zu sein scheinen, so ist ihre Anwendbarkeit für die hier untersuchten Krankheitsgruppen noch keineswegs erwiesen, zumal, da sichere parasympathische Störungen doch nur eine relativ untergeordnete Rolle im Symptomenbilde spielen.

Sehr bedauerlich ist es, daß die mit diesen Forschungen im Zusammenhang stehenden Untersuchungen über den Kreatinverbrauch, sowie über das Verhalten des Aktionsstromes bei der tonischen Innervation noch nicht zu klaren Resultaten geführt haben. Selbst wenn die Kreatininausscheidungen im Urin uns ein sicheres Bild liefern von dem Kreatinstoffwechsel des Muskels, wird man deshalb keine exakten Resultate erwarten können, weil eine Kontraktion des Sarkoplasmas offenbar nie isoliert auftritt, sondern auch den Fibrillenapparat mit in Bewegung setzt. Aus dem gleichen Grunde können die Untersuchungen über das Verhalten des Aktionstromes uns offenbar ebenfalls nicht sicher darüber orientieren, ob in dem einen Fall eine reine Fibrillenkontraktion mit Aktionstrom oder eine aktionstromfreie tonische Kontraktion vorliegt.

6. Erkrankungen anderer Art mit den Symptomen der Parkinson-, Westphal-Strümpell-, Wilsonschen Gruppe.

I.

Bis jetzt wurde nur von den als Krankheiten sui generis aufzufassenden Leiden gesprochen, nämlich der progressiven Linsenkerndegeneration, der Pseudosklerose und der Paralysis agitans. Als solche wurde auch der Torsionsspasmus erwähnt, wenn auch dessen nosologische Umgrenzung noch keineswegs sicher steht. Dabei mußte allerdings zuweilen, um einzelne Symptome im Zusammenhang zu besprechen, auf andere Beobachtungen zurückgegriffen werden. Die hier zusammengefaßten Symptomenkomplexe kommen auch mehr oder weniger vollständig oder durch weitere Symptome ergänzt, als Erscheinungsformen anderer Erkrankungen vor. Am häufigsten wurde dieser Symptomenkomplex in letzter Zeit beobachtet als Symptomenbild einer Enzephalitis und gerade durch deren Auftreten sind alle diese Erscheinungen sehr bekannt geworden, derartig, daß für viele der amyostatische Symptomenkomplex fast identisch mit Enzephalitisfällen geworden ist.

Außer der Enzephalitis sind Gefäßerkrankungen des Gehirns unter Umständen in der Lage, derartige Symptomenkomplexe auszulösen, z. B. Apoplexie, Lues cerebri usw. Vor allem verdient hier das Krankheitsbild der Arteriosklerose eine Erwähnung. Auch auf die Pseudobulbärparalyse wird kurz einzugehen sein, weil auch bei ihr Erscheinungen beobachtet werden, die gewisse Beziehungen zu dem hier beschriebenen Symptomenbild haben. Ebenso wie eine Blutung im Gehirn, kann auch ein Tumor von entsprechendem Sitz amyostatische Symptome hervorrufen. Bei Idioten, Epileptikern treten bisweilen Erscheinungen auf, die ebenfalls hierher gehören, hier sind sie jedoch mehr zufällige Symptome, die das Bild sehr wenig beeinflussen oder es doch nur zeitweise beherrschen.

Schon bei der Paralysis agitans spielt die Leber, deren Bedeutung beim Zustandekommen der Wilsonschen Krankheit und der Pseudosklerose oben hervorgehoben wurde, keine Rolle. Durch die Wilsonschen Befunde aufmerksam geworden, hat man natürlich bei allen, unter ähnlichen Symptomen einhergehenden Fällen besonders auf die Leber geachtet, und es sind auch bei den nur symptomatisch und nicht nosologisch zu dieser Gruppe gehörenden Fälle, einige mit Leberveränderungen beschrieben worden. Hierher gehören einige Erkrankungen des höheren Lebensalters, die von Woerkom, Henrici, Economo und Schilder beschrieben sind. Bei den von Woerkom publizierten Fällen handelt es sich zunächst um einen 50 jährigen Mann, bei dem sich außer wechselnden senilen Erscheinungen, Steifheit und Langsamkeit der Bewegungen, Muskelspannungen finden, ohne daß Pyramidenzeichen nachgewiesen werden konnten.

Ferner beschreibt er einen 49 jährigen Trinker mit »Verfolgungsdelirien« und Beziehungswahn. Bei beiden finden sich post mortem Leberveränderungen kombiniert mit Atrophien von Hoden und Schilddrüsen. Verfasser führt die Entstehung der Gehirnveränderungen, die aber histologisch weder mit der Pseudosklerose, noch mit der Wilsonschen Krankheit zusammenhängen, auf die Erkrankung der inneren Organe zurück. Die Lebererkrankung gehört nach dem kurz im Referat wiedergegebenen Befunde nicht in die Gruppe der Wilsonschen Leberveränderungen, sondern es liegt offenbar eine gewöhnliche Zirrhose vor. Dasselbe gilt von dem Fall von Henrici, der eine 53jährige Alkoholistin mit Delirien- und Tremorerscheinungen zu den Wilsonschen Fällen, meiner Ansicht nach sehr zu Unrecht, in Beziehungen setzt. Im Gehirn finden sich hier Blutungen in beiden Putamina. Ein ursächlicher Zusammenhang zwischen Leber- und Gehirnerkrankungen, wie ihn Henrici annimmt, liegt meines Erachtens nicht vor, da es sich ja nicht um toxische Erweichungen, sondern um zirkumskripte Blutungen handelt, wie sie auch ebensogut ohne Lebererkrankungen vorkommen. Daß speziell der Sitz dieser Blutungen nichts ganz außergewöhnliches ist, zeigt ein Fall von Hanser, der bei einem aus dem Fenster gestürzten Knaben eine isolierte Blutung in beiden Linsenkernen autoptisch feststellen konnte.

Die Leberveränderungen in dem Falle von Economo und Schilder sind ebenfalls anderer Art, als sie bei Wilson und bei der Pseudosklerose gefunden werden. Degenerationen der Leberzellen scheinen vollkommen zu fehlen und dementsprechend finden sich auch keine Regenerationserscheinungen. Die Verfasser bezeichnen die Leberveränderungen als interstitielle Hepatitis. Das interlobäre Bindegewebe ist leicht vermehrt und mit Rundzellen durchsetzt. Die Verfasser lehnen selbst eine nähere Beziehung zur Pseudosklerose ab, betonen aber die Ähnlichkeit mit den Fällen von Woerkom, Stauffenberg und Adler; sie weisen auf eine allgemeine Ähnlichkeit mit dem Krankheitsbild der Paralysis agitans hin. Ein engerer Zusammenhang könnte allenfalls mit dem ersten Kranken von Woerkom bestehen; ich halte aber die beschriebenen Fälle nicht für Glieder einer besonderen Krankheitsgruppe aus dem hier beschriebenen Gebiet, insbesondere glaube ich auch, daß sich kein pathogenetischer Zusammenhang mit der hier gefundenen Leberveränderung ergibt[1]). Dagegen möchte ich annehmen, daß die beiden zuletzt erwähnten Fälle von Economo und Schilder, sowie der erste Fall von Woerkom, klinisch zu der Gruppe der arteriosklerotischen Muskelstarre gehören. Namentlich läßt die klinische Beschreibung des Economo und Schilderschen Falles mit der Erwähnung der starken Spannungen an den Beinen, sehr an diese Diagnose denken. Eine mäßige Arteriosklerose der Gehirngefäße ist hier auch gefunden worden.

Diese arteriosklerotische Muskelstarre scheint von den hier zu erwähnenden Erkrankungen noch am meisten die Bezeichnung einer Krankheitseinheit zu verdienen.

Foerster, von dem die Aufstellung dieses Krankheitsbegriffes stammt, hat in seinen Fällen eine diffuse Arteriosklerose des Zentralnervensystems festgestellt. Er glaubt, daß der Symptomenkomplex an die Lokalisation der Krankheitserscheinungen in einer bestimmten Stelle gebunden ist. Zwei Fälle von Erweichungen weisen darauf hin, daß vielleicht eine Erkrankung des Brückenarmes das Symptomenbild hervorruft[2]). Economo und Schilder finden in

---

[1]) Auch ist meiner Ansicht nach der Stauffenbergsche Fall keineswegs in dieser Gruppe unterzubringen.

[2]) In seiner nach Abschluß dieser Arbeit erschienenen Veröffentlichung betont Foerster, daß Zirkulationsstörungen auf dem Boden der Hirnarteriosklerose zur Ent-

ihrem offenbar hierher gehörenden Falle Veränderungen im Kleinhirn, im basalen Teil des Striatum, in der Substantia innomminata.

Sehr ausgebreitete Erkrankungen im Gebiet des extrapyramidalen motorischen Systems, werden von Stertz in einem entsprechenden Falle festgestellt.

Ich hatte Gelegenheit, einen Fall zu beobachten, der etwa vier bis fünf Monate nach den ersten Erscheinungen tödlich endete und dessen Entwicklung in vieler Hinsicht für das Krankheitsbild charakteristisch erscheint:

Fall 34. Oswald Böt. (Gehlsheim.) 68 Jahre alt.

Vorgeschichte: Mutter Alkoholistin. Selbst normale Entwicklung, gut gelernt, von Beruf Bäcker. Immer unruhiger Geist, viele Stellungen — lange auf Wanderschaft — heiteres Temperament — keine sexuelle Infektion — früher leichter Potus. Im April 1920 fand er Aufnahme in einem kleinen Landkrankenhause wegen Gliederschmerzen. Damals klagte er auch über Steifheit der Muskeln. Kein Fieber — nach einigen Tagen entwickelte sich nachts motorische Unruhe — er wurde subdelirös — anscheinend allerhand Verkennungen — war im Krankenhaus nicht zu halten und wurde deshalb nach der Psychiatrischen Klinik verlegt.

Befund bei der Aufnahme: Mager — vernachlässigtes Äußere — Herz und Lunge o. B. Blutdruck: 105 mm Quecksilber — leichte Ödeme an den Unterschenkeln — Urin frei von krankhaften Bestandteilen.

Nervensystem: Gesichtsausdruck wenig belebt — verdrossene Miene — keine ausgesprochene maskenartige Starre — Pupillen eng — ein wenig verzogen — Reaktion auf Licht und Konvergenz wenig ausgiebig — Patellarsehnenreflexe und Achillessehnenreflexe schwach — Bauchdeckenreflexe 0 — Gang mit kleinen Schritten nach vorn geneigt — bei der Motilitätsprüfung kein Ausfall, dagegen ausgesprochene Neigung zu Muskelspannungen bei aktiven und passiven Bewegungen — rechts deutlicher als links. An beiden Händen leichtes schüttelndes Zittern. Keine Lähmungen.

Psychisch: Zeitlich und örtlich unorientiert — verkennt seine Umgebung — Merkfähigkeit auf optischem und akustischem Gebiet hochgradig herabgesetzt — zuweilen auf Anregungen Konfabulationen — Auffassungsvermögen stark vermindert — Aufmerksamkeit sehr gering — keine aphasischen oder apraktischen Störungen — zuweilen Perseverationen — oft gereizt — läßt sich nur unter Widerstreben untersuchen, zuweilen ängstlich, glaubt, man wolle ihn töten. Abends delirante Unruhe — glaubt in seinem Beruf zu arbeiten — am Tage schläft er viel.

Im weiteren Verlauf wird er rasch stumpfer, kümmert sich gar nicht um seine Umgebung — ißt schlecht — allmählich entwickeln sich starke Spannungen an der Beinmuskulatur, namentlich die Adduktoren sind hochgradig kontrahiert — an den Armen sind am meisten befallen die Beuger am Oberarm, sowie die Pectoralis, auch der Sternokleido-mastoideus ist stark gespannt, so daß der Kopf lange Zeit vom Kissen abgehoben gehalten wird. Die Hände sind zu Fäusten geballt und lassen sich nur schwer öffnen. Lumbalpunktion ergibt nichts besonderes.

Die Muskelspannungen haben Anfang Juli fast die gesamte Körpermuskulatur ergriffen, so daß der Kranke kaum noch zu bewegen ist — man kann den Körper an dem Kopf wie einen steifen Klotz in die Höhe heben, am stärksten sind die Muskelspannungen an der Nacken- und Halsmuskulatur, an den langen Rückenmuskeln, am Pectoralis — am Biceps brachii, sowie an den Oberschenkelmuskeln. Die Füße sind plantar flektiert — die gebeugten Arme eng an den Rumpf gepreßt — die abgemagerten Muskeln treten plastisch in ihrem Spannungszustand hervor.

---

stehung von Kriblüren und Lakunen, ja auch zu Erweichungsherden im Globus pallidus führen und so die arteriosklerotische Muskelstarre veranlassen können. Die Grenzen gegenüber den extrapyramidalen Folgeerscheinungen mehr zirkumskripter Gehirngefäßschädigungen, wie sie in II. erwähnt werden, müßten unter diesen Umständen als sehr unscharfe angenommen werden.

Die Achillessehnenreflexe fehlen jetzt, kein Babinski — die Pupillen reagieren nur noch sehr träge auf Lichteinfall — unter zunehmendem körperlichen Verfall erfolgt der Tod ungefähr vier Monate nach Beginn der Erkrankung.

Sektion: Piaverdickung vom Stirnhirn bis zu den Zentralwindungen reichend, erhebliche Atrophie des Stirn- und Scheitellappen, die Gefäße an der Basis zeigen geringe Arteriosklerose, die mikroskopische Untersuchung steht noch aus.

Zusammenfassung:

Beginn mit Gliederschmerzen und Muskelsteife — auf psychischem Gebiet von Anfang an Zeichen einer senilen Verblödung mit delirösen Zuständen — allmählich zunehmenden Muskelspannungen, die zur Versteifung des ganzen Körpers führen. Nur geringes Zittern — keine Pyramidensymptome. Im Laufe der Erkrankung schwinden die Achillessehnenreflexe — Pupillenreaktion wenig ausgiebig und träge — unter zunehmender Entkräftung und Verblödung erfolgt der Tod.

Trotz der nicht sehr hochgradigen Arteriosklerose glaube ich den Fall, der symptomatologisch ganz mit den Foersterschen Originalfällen übereinstimmt, zur arteriosklerotischen Muskelstarre rechnen zu sollen. Bemerkenswert erscheint mir, daß in diesem Falle als einziger makroskopischer Befund eine Atrophie des Stirnhirns und Scheitelhirns gefunden worden ist. Dies würde übereinstimmen mit der Foersterschen Anschauung, daß die motorischen Störungen der arteriosklerotischen Muskelstarre zurückzuführen sind auf Erkrankungen an irgendeiner Stelle der Stirnhirnbrücken-Kleinhirnbahn. Möglicherweise decken die mikroskopischen Untersuchungen noch feinere Veränderungen in den zentralen Ganglien, namentlich im Pallidum, auf. In seiner neuesten Arbeit hat Foerster auch auf die Bedeutung der zentralen Ganglien, besonders die Erkrankung des Pallidums für die arteriosklerotische Muskelstarre hingewiesen und die Ähnlichkeit betont, die zwischen Pallidumsyndrom und den Folgen einer Schädigung der fronto-ponto-zerebellaren Bahn bestehen kann.

Wenn ich die in der Literatur vorhandenen Fälle von arteriosklerotischer Muskelstarre zusammen mit eigenen Beobachtungen überblicke, so ergibt sich etwa folgendes Krankheitsbild: Charakteristisch ist vor allem eine sehr hochgradige Muskelrigidität, die allmählich zunimmt und unter Umständen recht bald sekundäre Schrumpfungsvorgänge zur Folge haben kann. Der ganze Rumpf, der Nacken und die Glieder werden steif, die Muskeln fühlen sich oft bretthart an, der Bauch ist gespannt. Die Nackenstarre und der oft eingezogene Leib können unter Umständen das Bild einer Meningitis vortäuschen. Die allgemeine Versteifung der Muskeln führt zuweilen zu den Erscheinungen einer Katalepsie, Gehen und Stehen ist meist unmöglich, der Kranke fällt in seiner Steifheit wie ein Klotz um, auch das Umdrehen im Bette macht schon große Schwierigkeiten. Unter Umständen kann man den Kranken zur Untersuchung gar nicht aufrichten, weil er den Körper im Hüftgelenk nicht biegen kann. Die Wirbelsäule ist oft kyphotisch verkrümmt.

Die Art der Muskelsteifheit entspricht der oben beschriebenen Rigidität, nur pflegt sie hier noch höhere Grade, nämlich eine vollkommene Versteifung, zu erreichen, so daß die Kranken schließlich vollkommen hilflos und unbeweglich sind.

Bevorzugte Handhaltungen, wie die Pfötchenstellung der Paralysis agitans, kommen hier weniger oft vor, vielmehr scheinen die rasch eintretenden Kontrakturen mehr dem Zufall ihre endgültige Stellung zu verdanken. Dementsprechend beobachtet man meist an den Händen Beugekontraktur — an den Füßen Plantarflexion. Fast immer sind die Oberarme an den Brustkasten gepreßt, und auch an den Oberschenkeln bestehen Adduktionsspannungen. Die mechanische Muskelerregbarkeit ist zuweilen erhöht.

Bei der so im Vordergrund stehenden Muskelstarre ist es unmöglich, nachzuweisen, ob daneben oder unabhängig davon noch eine ausgesprochene Bewegungsverarmung und primäre Bewegungsausfälle bestehen. Eine Bewegungsverlangsamung ist durch den Zustand der Muskeln ohne weiteres erklärlich, ebenso das Symptom der Adiadochokinese oder besser einer Pseudoadiadochokinese.

Der Gesichtsausdruck ist meist unbelebt. Foerster beschreibt ihn direkt als maskenartig. Zittern wird nur in einigen Fällen beobachtet. Die Willkürbewegungen sind durch den Zustand sehr behindert, außerordentlich langsam und schwerfällig. Feinere Bewegungen, z. B. eine Sicherheitsnadel zu öffnen, einen Rock zuzuknöpfen, gelingen in späteren Stadien überhaupt nicht mehr. Foerster hebt auch das für die Paralysis agitans charakteristische Mißverhältnis zwischen der kraftlosen Ausführung aktiver Bewegungen und der guten Innervation beim Beibehalten einer einmal angenommenen Stellung hervor.

Da auch ein der Paralysis agitans ähnliches Zittern bei einigen Fällen beobachtet wird, so besteht in der Tat eine nicht unbeträchtliche Ähnlichkeit zwischen beiden Krankheitsbildern; und doch sind auch klinisch immer einige Unterschiede vorhanden, so daß selten Verwechslungen möglich sein werden. Zu unterscheiden sind die beiden Krankheitsprozesse an der Art des Rigors, der bei der Paralysis agitans selten oder nie zu solch hochgradigen Versteifungen des ganzen Körpers führt. Auch fühlen sich hier die Muskeln nicht so hart an. Der Gesichtsausdruck ist bei der arteriosklerotischen Muskelstarre nicht immer so maskenartig starr wie bei der Paralysis agitans. Auch die Handhaltung, die für die letztere Erkrankung charakteristisch ist, pflegt bei der arteriosklerotischen Muskelstarre nicht so ausgesprochen zu sein. Sodann scheint die Gliederstarre bei den Arteriosklerotikern viel früher und in weit höherem Maße zu Motilitätsstörungen zu führen, so daß das Gehen sehr bald unmöglich wird.

Während bei der Paralysis agitans neben der Hypertonie auch der Ausfall von Bewegungen und Störungen der Innervationsbereitschaft die Rolle eines primären Symptoms spielt, überwiegt bei der arteriosklerotischen Muskelstarre die Hypertonie vollkommen und überlagert alle anderen Symptome.

Der klinische Hauptunterschied gegenüber der Paralysis agitans wird gegeben durch eine Reihe von akzessorischen, neurologischen Symptomen, sowie durch das psychische Verhalten der Kranken. Unter den neurologischen Symptomen sind, wie gleich betont werden soll, keine eigentlich spastischen Zeichen wie Babinski vorhanden. Fast regelmäßig fehlen jedoch die Achillessehnenreflexe, zuweilen auch die Patellarreflexe, die Pupillen sind meist eng, die Reaktion auf Licht oft träge und wenig ausgiebig. Diese spinalen Symptome sprechen dafür, daß sich der krankmachende Prozeß nicht auf das

Gehirn beschränkt, sondern daß offenbar auch das Rückenmark unter den allgemeinen arteriosklerotischen Veränderungen gelitten hat oder sekundär verändert ist.

Die psychischen Veränderungen entsprechen im allgemeinen denen bei der senilen Demenz, sie treten oft schon vor den neurologischen Erscheinungen auf. Im Vordergrund stehen Merkfähigkeitsstörungen, unter Umständen verbunden mit Konfabulationen, ferner Desorientierung, allgemeine psychische Schwäche, oft nächtliche Unruhe und delirantes Verhalten. Auf affektivem Gebiet finden sich Reizbarkeit, Ängstlichkeit und unter Umständen paranoide Züge.

Gegen Ende kommt es zu allgemeiner psychischer Einengung und hochgradiger Stumpfheit.

Der Verlauf der Erkrankung ist nach Foerster meist sehr chronisch, der Fall von Economo und Schilder zog sich über mehrere Jahre hin, der von mir hier wiedergegebene Fall mit der Dauer von vier bis fünf Monaten dürfte wohl eine Ausnahme bilden.

II.

Neben dieser mehr allgemeinen Gefäßerkrankung der arteriosklerotischen Muskelstarre, bei der sehr wahrscheinlich auch Schädigungen im Rückenmark vorhanden sind, können auch umschriebene Gefäßerkrankungen, wenn sie ihren Sitz in den zentralen Ganglien haben, extrapyramidale motorische Störungen hervorrufen.

So gibt es z. B. Apoplexien, die eine extrapyramidale Hemiplegie zur Folge haben. Auf ihre Bedeutung hat Böttiener vor kurzem in einer zusammenfassenden Arbeit über eigene und fremde Beobachtungen hingewiesen. Er bezeichnet das resultierende Krankheitsbild als Hemihypertonia apoplectica, die anscheinend in den meisten Fällen in recht frühem Alter (etwa 30 Jahre) aufzutreten pflegt. Die Symptome sind dadurch ausgezeichnet, daß eigentliche Lähmungen nach Abklingen des ersten Schocks nicht bestehen bleiben, die betroffene Seite weist vielmehr nur eine ausgesprochene Hypertonie auf. Es handelt sich dabei nicht um spastische Erscheinungen, Pyramidensymptome fehlen, die mechanische Muskelerregbarkeit ist deutlich erhöht; erhöht scheinen auch manche Hautreflexe zu sein (Palmarreflexe). Durch aktive Bewegungen kann der Hypertonus herabgesetzt werden, während passive Bewegungen ihn verstärken. Offenbar liegt also eine echte Rigidität vor.

Da nur in einem Falle bisher ein Sektionsbefund erhoben werden konnte (Herde im Thalamus und Linsenkern), läßt sich eine sichere Lokalisation dieser Symptome noch nicht geben. Böttiener nimmt auf Grund des Krankheitsbildes an, daß es sich nur um eine Blutung im Linsenkerngebiet handeln könne. Er setzt demgemäß das Krankheitsbild in nahe Beziehungen zur Wilsonschen Krankheit, bezeichnet es geradezu als halbseitiges Analogon dieser Erkrankung. Gewisse Ähnlichkeiten rein symptomatologischer Art scheinen in der Tat vorhanden zu sein, pathogenetisch und pathologisch anatomisch sind jedoch beide Formen durchaus verschieden und streng voneinander zu trennen, handelt es sich doch bei dem von Böttiener aufgestellten Krankheitsbild offenbar um eine Gehirnblutung, die nur zufällig ihren Sitz in den zentralen Ganglien einnimmt, während bei der Wilsonschen Krankheit Degenerationsprozesse die Ursache bilden, die mit einer gewissen Regelmäßigkeit den Linsenkern befallen und offenbar auf die gleiche toxische Ursache zurückzuführen sind, wie die dazu gehörende Lebererkrankung. Ich brauche in diesem Zusammenhang nur auf das Fehlen der Leberveränderungen in den Bötticherschen Fällen hinzuweisen. Ähnliche Beobachtungen wie die eben besprochenen haben übrigens schon Bechterew und R. Pfeiffer veröffentlicht. Die Bechterewsche Hemitonie ist schon im Zusammenhang mit der Athetose besprochen worden.

III.

In gleicher Weise wird man bei allen raumbeengenden Prozessen, die ihren Sitz im Linsenkerngebiet haben, oder einen Druck auf diesen oder seine Bahnen ausüben, amyostatische Symptome finden können. Leider ist aber, soweit unsere jetzige Erfahrung reicht, gerade bei Tumoren die Möglichkeit einer Lokaldiagnose äußerst gering, da Fernwirkungen leicht ähnliche Erscheinungen hervorrufen können, und da offenbar auch ein Sitz an irgendeiner Stelle der Stirnhirn-Brücken-Kleinhirnbahn übereinstimmende Bilder erzeugen kann, ohne daß man immer in der Lage ist schon klinisch zu diagnostizieren, wo der Tumor sitzt. So konnte ich ein der Paralysis agitans sehr ähnliches Symptomenbild mit hochgradiger Bewegungsarmut, Rigidität und leichtem Zittern bei einem Kranken finden, der an einem doppelseitigen Stirnhirntumor litt. Über ähnliche Beobachtungen berichtet Schuster. Es muß für diese Fälle wohl angenommen werden, daß eine Schädigung der fronto-ponto-zerebellaren Bahn an ihrem Anfangspunkt diesen Symptomenkomplex erzeugt hat.

Stertz berichtet über einen Fall, bei dem ein an der Basis extradural gelegener Tumor das Bild einer typischen Paralysis agitans hervorgerufen hat. Nach diesen und ähnlichen Erfahrungen wird es sehr schwer sein, den Parkinsonschen Symptomenkomplex als Lokalsymptom für die Tumordiagnose zu verwenden; besonders weil die zentralen Ganglien auch durch Fernsymptome leicht in ihrer Funktion geschädigt werden können. Dazu kommt noch, daß es immer wieder Fälle gibt, die klinisch anscheinend typische Bilder einer symptomatischen Paralysis agitans darstellen bei völlig negativem Sektionsbefunde. So sah ich erst vor kurzem eine apoplektiform entstandene Hemiparalysis agitans. Der Kranke kam nach etwa sechs Wochen zum Tode. Bei der Sektion fand sich makroskopisch und mikroskopisch nichts Pathologisches am Gehirn.

IV.

Die epidemische Enzephalitis hat in ihrer Vielgestaltigkeit u. a. auch Bilder hervorgebracht, die sich eng an den Symptomenkomplex der Paralysis agitans und der verwandten Krankheitsgruppe anschließen. In Betracht kommen in erster Linie das von Nonne zuerst als Enzephalitisfolge beschriebene Bild der allgemeinen Muskelstarre mit und ohne Zittern, sowie manche Folgeerscheinungen der lethargischen Form der Enzephalitis. Vereinzelte striäre Symptome finden sich aber auch vorübergehend bei anderen von Enzephalitis hervorgebrachten Symptomenkomplexen. Wesentlich neue Züge in der klinischen Symptomatologie haben wir dadurch nicht gewonnen. Nur ist durch das infolge der weiten Verbreitung der Enzephalitis jetzt so oft gesehene Material der sonst relativ seltenen Krankheitsformen die Aufmerksamkeit der Ärzte mehr auf dieses Symptombild gerichtet worden. Leider haben sich jetzt keine Möglichkeiten ergeben, unser Suchen nach der Lokalisation dieser klinischen Erscheinungen weiter zu fördern. Wir konnten durch die Sektionsfälle von Enzephalitis nicht wesentlich mehr erfahren, als wir schon wußten, nämlich, daß die zentralen Ganglien für diese Krankheitssymptome verantwortlich zu machen sind. Bei den außerordentlich zahlreichen Mitteilungen von Enzephalitisfällen in der jetzigen Literatur kann ich wohl darauf verzichten, Krankengeschichten mitzuteilen und mich auf die notwendigsten Erörterungen beschränken.

Ich will dabei nur auf die im Rahmen dieser klinischen Untersuchungen wichtige Frage eingehen: Besteht ein differentialdiagnostischer Unterschied in der Symptomatologie zwischen Enzephalitisfolge und der eigentlichen Paralysis agitans bzw. der Wilsonschen Krankheit.

Von vornherein ist auffallend, daß namentlich die etwas länger anhaltenden Fälle von Enzephalitis mit Starre so typisch das Bild der Paralysis agitans nachahmen, daß eine Unterscheidung lediglich innerhalb des striären Symptomes nicht möglich erscheint. Bemerkenswert ist, daß es sich meistens um das Bild der Paralysis agitans sine agitatione handelt. Zu den wenigen Fällen mit Tremor fiel es mir auf, daß der Tremor meist etwas grobschlägiger und unregelmäßiger war als bei der echten Paralysis agitans und sich weniger in der Gestalt des Ruhetremors bemerkbar machte, als vielmehr an den Bewegungsablauf geknüpft war.

In vielen, vielleicht sogar in den meisten Fällen finden wir jedoch bei den Bildern von Parkinsonismus nach Enzephalitis noch andere Symptome, die wir bei der Paralysis agitans usw. vermissen. Namentlich gilt dies von den ersten Stadien der Erkrankung. Schon die Vorgeschichte wird uns Anhaltspunkte geben insofern, als der akute Beginn häufig mit Fieber, Delirien, psychotischen Erscheinungen den Verdacht auf eine akute Erkrankung besonders Enzephalitis richten muß. Weiter finden wir fast regelmäßig nicht nur in den Anfangsstadien sondern auch später Symptome seitens der Augenmuskeln, namentlich Ptosis, aber auch Doppelsehen und bisweilen Pupillenanomalien.

Nach Abklingen der akuten Erscheinungen sehen wir aber häufig genau das Bild einer Paralysis agitans, und nur die etwas länger bestehenden Augenmuskelparesen und Schlafstörungen können uns, abgesehen von der Anamnese, Anhaltspunkte dafür geben, daß wir es mit einer Enzephalitisfolge und nicht mit einer echten Parkinsonschen Erkrankung zu tun haben. Die außerordentlich frappante Ähnlichkeit bezieht sich dabei nicht nur auf die motorischen Symptome, die Bewegungsarmut, Mangel an Antrieb, Rigor, typische Beugehaltung mit Pfötchenstellung der Finger, sondern wir finden auch hier dieselben vasomotorischen Störungen, das Hitzegefühl, die Hypersekretion der Talgdrüsen, die glänzende Haut und den Speichelfluß. Ein sehr eigentümliches Bild gewährt diese Enzephalitisfolge bei Kindern, die durch die typische Haltung und den ganzen Symptomenkomplex ein greisenhaftes Aussehen gewinnen. Dieselbe Übereinstimmung ist übrigens zu beobachten in bezug auf die gute therapeutische Wirkung des Scopolamins.

Abgesehen von diesen Fällen, die nach einem kurzen Initialstadium den Parkinsonschen Symptomenkomplex bieten und lange Zeit beibehalten, finden wir auch, daß dieser Symptomenkomplex sich entwickeln kann aus ganz verschiedenen Formen der Enzephalitis. So kann die lethargische Form, wie auch die hyperkinetische Form in derartige Endzustände übergehen; unter Umständen wechseln derartige Symptomenkomplexe miteinander ab. Sehr eigentümlich ist es, daß man in der Rekonvaleszenz irgendwelcher Formen von Grippe, ohne daß der eigentliche Parkinsonsche Symptomenkomplex mit Rigor und Zittern vorhanden gewesen wäre, so häufig lange Zeit hindurch einen Mangel an Antrieb, eine herabgesetzte Regsamkeit, Fehlen des Interesses, Entschluß- unfähigkeit findet, alles Symptome, die wir in stärkerer Ausprägung auch bei der Paralysis agitans vorfinden.

Diese Enzephalitisfolgen gewinnen eine große Bedeutung hinsichtlich der Frage, ob es eine juvenile Paralysis agitans gibt. Ich habe in einer früheren Arbeit bereits darauf hingewiesen, daß unter diesen Fällen der juvenilen Paralysis agitans sich sehr wohl Enzephalitisfol- gen verstecken können. Wie groß die symptomatologische Ähnlichkeit sein kann, zeigt die beifolgende Abb. 12. Da andererseits auch die echte Wilsonsche Krankheit meist im jugendlichen Alter auftritt und zuweilen große Ähnlichkeit mit der Paralysis agitans aufweisen kann, so haben wir hier zwei Krankheitsformen, die zu Verwechslungen mit der juvenilen Paralysis agitans führen könnten, und die beide zur Zeit der kritischen Zu- sammenstellung über die Frage von Willige in ihren Einzelheiten noch nicht bekannt waren. Auf diese Weise ist für die Frage der juvenilen Paralysis agitans ein neuer Gesichtspunkt gewonnen, und ich glaube, man wird für die meisten Fälle der juvenilen Form entweder eine Enzephalitis oder eine Wilsonsche Krank-

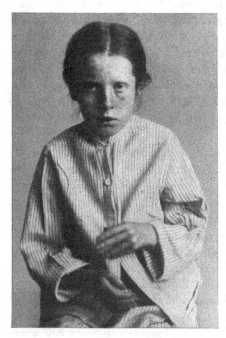

Abb. 12. Parkinsonscher Symptomenkom- plex nach Encephalitis epidemica bei einem Kinde, eine »Paralysis agitans juvenilis vortäuschend«.
(Aus der psychiatr. Klinik Breslau.)

heit verantwortlich machen dürfen. Da- für spricht auch, daß seit der Aufstellung der Wilsonschen Krankheit neue Fälle der juvenilen Paralysis agitans nicht mehr beschrieben sind.

Was die Differentialdiagnose zwischen »Parkinsonismus« nach Enzephalitis und einer Erkrankung sui generis aus der Parkinsonschen Gruppe anlangt, so ist in erster Linie die Anamnese zu berücksichtigen. Auf der einen Seite der akute Beginn mit Fieberdelirien, event. Schlafsucht oder überhaupt Schlafstörungen, auf der anderen Seite ganz allmähliches Einsetzen der Symptome, häufig einseitig. Unter Umständen kann es Jahre dauern, bis die stärkere Be- hinderung der Bewegungen eintritt, und erst eine genauere Erhebung der Anamnese macht dem Kranken klar, daß schon vor längerer Zeit leichte Bewegungsstörungen, Unbehilflichkeit, auf die er gar nicht geachtet hat, als

Symptome der jetzigen Erkrankung existiert haben. Bemerkenswert ist jedoch, daß der Beginn der nervösen Störungen nach Enzephalitis nicht immer unmittelbar nach der akuten Erkrankung eintritt, sondern daß die fieberhafte Erkrankung mehrere Wochen zurückliegen kann. Es ist sogar damit zu rechnen, daß Monate vergehen, bis es zum Entstehen der ersten motorischen Symptome kommt. Wie schon oben erwähnt, ist die Beteiligung der Augenmuskeln, sowie oft eine im Beginn bestehende Lähmung der Bulbärnerven charakteristisch für das Vorliegen einer Enzephalitis. Das gleiche gilt von event. vorhandenen Pupillenanomalien, die insofern noch einen größeren Wert für die Differentialdiagnose haben, als sie längere Zeit anzuhalten pflegen. Die Lähmungen der Bulbärnerven sind unter Umständen zu verwechseln mit der auch bei der Paralysis agitans und Wilsonschen Krankheit vorkommenden eigentümlichen Schwäche. Als Zeichen einer Infektion aufzufassen sind ferner die bei der Enzephalitis häufig vorkommenden polyneuritischen Erscheinungen in Gestalt von Druckempfindlichkeit und Dehnungsschmerz der Nervenstämme.

Die Lumbalpunktion kann in frischen Fällen von Enzephalitis eine Lymphozytose ergeben, ohne daß dies nach meiner Erfahrung immer der Fall wäre, jedoch wird, wenn man einen Enzephalitiskranken im frischen Stadium sieht, die Differentialdiagnose überhaupt keine Schwierigkeiten machen.

Die motorischen Störungen bieten keinerlei differentialdiagnostische Anhaltspunkte; die Art des Rigors, die Starre der Mimik, des Zittern, wenn es vorhanden ist, gibt mit photographischer Treue das äußere Bild der Paralysis agitans wieder. Reflexstörungen pflegen vollkommen zu fehlen, auch Babinski ist so gut wie nie nachweisbar.

Und doch handelt es sich um eine von der Paralysis agitans total verschiedene Erkrankung, die nur zufällig das äußere Bild nachahmt. Hinsichtlich der Ätiologie des Enzephalitis können wir mit großer Bestimmtheit sagen, daß es sich um eine Infektionskrankheit handelt, die wahrscheinlich zu der Grippe irgendwelche Beziehungen hat. Ganz anders verhält es sich mit der Wilsonschen Krankheit, die meiner Ansicht nach als eine toxische Krankheit aufzufassen ist, und wieder anders mit der Paralysis agitans, über deren Ätiologie wir nichts Näheres wissen.

V.

Eine Erkrankung, bei der die Stammganglien häufig mitbetroffen sind, ist die Pseudobulbärparalyse. Auf Grund solcher Beobachtungen haben französische Autoren im Putamen ein Zentrum für die Lippen-, Schlund- und Kaumuskulatur angenommen, ähnliche Ansichten, wie sie jetzt C. und O. Vogt vertreten und auf Grund anatomischer Untersuchungen ausgearbeitet haben. Jakob, der das ganze Material der Pseudobulbärparalyse kritisch durchgearbeitet hat und auch selbst über einen genau klinisch und anatomisch untersuchten Fall verfügt, hat festgestellt, daß in 73 Prozent der Fälle eine Beteiligung der Stammganglien bei der Pseudobulbärparalyse zu finden ist. Die Bedeutung dieser Herde für die Entstehung der Pseudobulbärsymptome liegt nach Jakob vor allem darin, daß durch diese Herde eine Unterbrechung der Rindenstrahlung zu den Bulbärkernen bedingt wird. Da aber die als striäre Symptome bekannten Erscheinungen, z. B. eine Muskelrigidität, nicht bei der Pseudobulbärparalyse beobachtet werden, so ist klinisch ein sicherer Ausfall des Striatum nicht zu konstatieren; es muß dahingestellt bleiben, ob die eigentlichen Striatumsymptome etwa nur wegen des Überwiegens von Lähmungen nicht zustande kommen können. Dagegen kann es nach dem heutigen Stand unserer Kenntnis von den striären Symptomen als sehr wohl möglich angenommen werden, daß die auch bei der Pseudobulbärparalyse vorhandene Bewegungsverlangsamung, die Bewegungsverarmung und der oft vorhandene Mangel an Antrieb mit der Erkrankung der basalen Ganglien in Zusammenhang steht.

Für die mimische Starre der Pseudobulbärparalyse, besonders auch für die Schluck- und Kaustörungen können wir dagegen die Herde in den zentralen Ganglien nicht verantwortlich machen, weil wir es bei der Pseudobulbärparalyse mit einer echten Parese zu tun haben, insofern als auch auf willkürliche Impulse eine Bewegung der betreffenden Teile nicht erfolgt. Allerdings ist die Lähmung meist keine absolute. Denn wenn auch die wirkliche Bewegung der Gesichtsmuskeln unmöglich ist, so lassen sich doch die mimischen Muskeln unter der Einwirkung starker Affekte innervieren.

Wir müßten also drei verschiedene Formen von Bewegungsstörungen in der mimischen Muskulatur unterscheiden. Die erste ist die z. B. bei der Paralysis agitans zu beobachtende: Hier fehlt das die geistigen und affektiven Vorgänge normalerweise begleitende automatische Mienenspiel, während eine willkürliche gewollte Bewegung derselben Muskeln möglich ist. Ein Lebhafterwerden des Mienenspiels bei Affektausbrüchen läßt sich bei Paralysis agitans im allgemeinen nicht beobachten. In gewissem Gegensatz dazu steht das Verhalten der mimischen Muskeln bei der Pseudobulbärparalyse. Hier ist die Möglichkeit einer willkürlichen Innervation meist erloschen, jedoch gelingt es starken Affekten die mimische Muskulatur in Bewegung zu setzen. Bei den eigentlich bulbären oder peripheren Lähmungen der betreffenden Muskeln sind dagegen automatische (mimische) und willkürliche Innervationen zusammen ausgefallen.

Ein ähnliches Verhältnis finden wir auch bei den Augenmuskeln, die bei der Paralysis agitans und bei Wilsonscher Krankheit willkürlich frei beweglich sind, dagegen besteht eine ausgesprochene Verarmung mehr unwillkürlich oder automatisch ablaufender Blickbewegungen, so daß ein starrer Blick zustande kommt. Für die Pseudobulbärparalyse ist dagegen oft die Pseudophthalmoplegie (Wernicke) charakteristisch, bei der die Augenmuskeln auf willkürliche Innervationen nicht ansprechen, während sie bei passiv gedrehtem Kopf auf einem fixierten Gegenstand haften bleiben können und unter Umständen auch fähig sind einem bewegten Gegenstand mit dem Blick zu folgen. Auch sind häufig Reaktionsbewegungen der Augen nach irgendwelchen im Gesichtsfeld auftauchenden Gegenständen möglich.

Von größerer Bedeutung scheinen die Herde in den zentralen Ganglien bei der von Oppenheim aufgestellten infantilen Pseudobulbärparalyse zu sein, insofern als es hier neben dem paralytischen noch einen spastisch athetotischen Typ gibt. Dies ist eine Erkrankungsform, die sich infolge der dabei auftretenden hyperkinetischen Erscheinungen und wegen des Vorherrschens hypertonischer Symptome (zuweilen Spasmen, zuweilen Rigor) mehr der Wilsonschen Krankheit nähert, andererseits aber offenbar auch Beziehung zur echten

Athetose hat. Dies Krankheitsbild wurde bereits im Kapitel über Athetose behandelt.

Ein Symptom, das sowohl bei der Pseudobulbärparalyse wie auch bei der Wilsonschen Krankheit und der Pseudosklerose häufig vorkommt, ist das Zwangslachen und das Zwangsweinen. Bei der Paralysis agitans werden ähnliche Erscheinungen vereinzelt ebenfalls beobachtet. Es liegt daher nahe, diese Symptome auf eine Störung im Gebiet der zentralen Ganglien zurückzuführen, da diese ja bei allen diesen verschiedenen Formen fast regelmäßig mitbetroffen sind. Daß auch die multiple Sklerose diese Symptome recht häufig hervorbringt, würde nicht gegen diese Annahme sprechen, da sich ja auch hier oft Herde in dieser Gegend finden. Fraglich erscheint es mir, ob ein enger Zusammenhang zwischen diesen eigentlichen Zwangsaffekten und dem oben beschriebenen eigentümlichen Verhalten der mimischen Muskulatur, auf starke Affekte trotz vorhandener Parese zu reagieren, besteht. Meiner Ansicht nach haben beide nur eine gemeinsame Grundlage, nämlich eine überleichte Ansprechbarkeit mimischer Zentren bzw. Bahnen. Im übrigen besteht aber der Unterschied, daß das echte Zwangslachen beispielsweise auch dann auftritt, wenn die Stimmung des Kranken gar nicht diesem mimischen Vorgang entspricht, und daß es auch durch zufällige Bewegungen z. B. ausgelöst werden kann. Dieses Zwangslachen kann ferner eine Zeitlang verharren, eine Eigenschaft, die es auch mit Ausdrucksbewegungen der Wilsongruppe teilt. Äußerlich hat das Zwangslachen bzw. Zwangsweinen insofern eine Besonderheit, als eine übertriebene Muskelaktion dabei vor sich geht, wodurch der Gesichtsausdruck leicht etwas verzerrt und bizarr erscheint.

Oppenheim und Siemerling glaubten, daß es sich dabei um eine Läsion von Kernen oder Bahnen handle, die hemmend auf die bulbären Zentren einwirken. Auch Strümpell nimmt an, daß diese Störung auf den Fortfall gewisser, die affektiven Bewegungen normalerweise hemmenden Bahnen beruhe. Brissaud verlegt diese Bahn zum Teil in den vorderen Schenkel der inneren Kapsel, Bechterew nimmt als Zentrum für die Ausdrucksbewegung den Thalamus an und glaubt, daß Reiz- oder Lähmungserscheinungen das Zwangslachen hervorzurufen imstande seien. Anton und Jakob machen den Ausfall zentripetaler Impulse für die Entstehung des Zwangslachens verantwortlich. Auch vasomotorische Veränderungen sind mit für die Entstehung der Zwangsaffekte verantwortlich gemacht worden und zwar ist von Parhon und Goldstein ein vasomotorisches Zentrum im Corpus striatum angenommen worden. Jakob, der die Existenz der von verschiedenen Seiten angenommenen Bahn bezweifelt, hat die von ihm zusammengestellten Fälle von Pseudobulbärparalyse daraufhin durchgesehen und findet bei den Fällen mit Zwangslachen nur zweimal den Thalamus mitbetroffen; in zahlreichen Fällen sind zwar die Stammganglien überhaupt beteiligt, in einem Drittel der Fälle jedoch waren bei Vorhandensein von Zwangslachen keine Veränderungen in den Stammganglien nachzuweisen. Wenn sich darunter wahrscheinlich auch eine große Menge von Fällen finden, bei denen eine genaue mikroskopische Untersuchung der Stammganglien fehlt, so schließe ich mich doch Jakob an, wenn er das Zwangslachen und -weinen nicht als sicheres Herdsymptom der Stammganglien ansieht. Auch ich glaube, daß es sich dabei um zu komplizierte Erscheinungen

handelt, um eine einfache Lokalisation anzunehmen. Ich bin weiter der Ansicht, daß unter dem was wir unter Zwangslachen und -weinen verstehen,
offenbar verschiedene Vorgänge zusammengefaßt werden. Das zeigt unter
anderen auch das Vorkommen von Zwangslachen und -weinen bei der amyotro-
phischen Lateralsklerose, die weder anatomisch noch klinisch mit der Wilsongruppe etwas zu tun hat. Ich glaube, daß dies letztere Zwangslachen mehr
spastischer Natur, vielleicht eher dem bei Tetanus zu vergleichen ist, während
man bei den uns hier interessierenden Krankheiten, aber auch bei der Pseudosklerose und der Wilsonschen Krankheit offenbar eine Art „Kurzschluß" als
Ursache für die Entstehung des Symptomes anzusehen hat.

Als psychisches Symptom ist die Erscheinung jedenfalls nicht zu be-
werten, ganz besonders deshalb nicht, weil in typischen Fällen keineswegs
eine leichte Ansprechbarkeit des Affektes die Grundlage bildet, sondern der
Kranke lacht, ohne etwas dazu beizutragen, und er steht diesem Lachen
ganz wie ein fremder Zuschauer gegenüber. Wir haben es daher bei dem
Zwangslachen zweifellos mit einem rein motorischen Symptom zu tun, das
vielleicht eine gewisse Ähnlichkeit mit dem Grimassieren der Katatoniker aufweist. Die Auffassung als rein motorisches Symptom wird nicht durch den
Umstand gehindert, daß das Zwangsweinen bzw. -lachen oft durch eine leichte
psychische Alteration z. B. eine Untersuchung des Kranken ausgelöst werden
kann. Pathophysiologisch dürfte auch hier der Wegfall hemmender Einflüsse
eine Rolle spielen, daneben besteht aber offenbar noch eine gewisse gesteigerte
Empfänglichkeit mimischer Zentren. Lokalisatorisch kommen zwar die zentralen Ganglien in erster Linie in Betracht, zweifelhaft erscheint es mir jedoch, ob ein solcher Herd allein genügt und ferner, ob er die einzige mög-
liche Ursache für die Entstehung des Symptomes bildet.

VI.

Von anderen Erkrankungen, die symptomatologisch unter den Erscheinungen
der Parkinson-, Westphal-, Strümpell-, Wilsonscher Gruppe verlaufen, sind an dieser
Stelle noch zwei Vergiftungen zu erwähnen, die Kohlenoxyd- und die Manganvergiftung. Von ersterer ist bekannt, daß sie pathologisch-anatomisch recht
oft durch Erweichungen oder andere Veränderungen im Gebiet der Linsenkerne
ausgezeichnet ist, und daß sie symptomatologisch der Wilsonschen Krankheit
recht nahe stehen kann. Die Manganvergiftung gleicht dagegen mehr den
Symptomen der Pseudosklerose. Autoptische Befunde fehlen hier. Da beide
Erkrankungen schon S. 119 ausführlicher besprochen sind, kann ich mich mit
ihrer Erwähnung an dieser Stelle begnügen.

7. Parkinsonsymptome als Nebenerscheinungen.

Zum Schluß ist noch kurz auf solche Krankheitsfälle einzugehen, bei denen
man Symptome aus der Parkinsongruppe als Nebenerscheinungen antrifft, die
das Bild nicht oder doch nur vorübergehend beherrschen, und die oft nur bei einer
genaueren Beobachtung bemerkbar werden. So kommen z. B. bei der Epilepsie
Zustände vor, die eine Beteiligung des Striatums vermuten lassen. Knapp
beschreibt ausführlicher einen Fall von Epilepsie, der eine symptomatische

Ähnlichkeit mit der Paralysis agitans hatte, aber auch Pyramidenbahnerscheinungen aufwies. Leider wird hier nicht überall zwischen spastischen und rigiden Erscheinungen scharf unterschieden. In all diesen Fällen kann es sich jedoch möglicherweise um Pseudoklerosen handeln, bei denen zufällig die Anfälle im Vordergrund stehen. (Vgl. auch Jakobs Arbeit über Epilepsie.)

Ferner beschreibt Schilder in zwei Beobachtungen Rigorerscheinungen bei Epilepsie nach dem Anfall. Bei einem seiner Fälle handelt es sich allerdings offenbar nicht um eine genuine, sondern um eine symptomatische Epilepsie.

Einer eingehenden Nachprüfung bedarf übrigens noch die Frage, ob nicht bei den meisten Anfällen der genuinen Epilepsie eine striäre Komponente zu finden ist.

Ungeklärt ist ferner noch eine Form von Anfällen, die weniger mit klonischen Krämpfen, als vielmehr mit passageren tonischen Zuständen einhergeht. Es besteht auch hier die Möglichkeit, daß man es mit extrapyramidalen (zerebellaren?) Anfällen zu tun hat (vgl. Rothmann N. Z. 1912). Ebenso wie bei Epileptikern wäre eine systematische Untersuchung von Idioten mit Bewegungsstörungen auf striäre Symptome von Wichtigkeit. Über das Vorkommen von solchen bei tuberöser Sklerose berichten Bielschowsky und Freund.

Weiter möchte ich die Aufmerksamkeit noch lenken auf drei Erkrankungen, die hinsichtlich striärer Erscheinungen noch genauerer Erforschung bedürfen. Es sind dies die multiple Sklerose, die gewöhnliche Apoplexie und vor allem die sogenannte Littlesche Krankheit. Bei der multiplen Sklerose und bei der Apoplexie erschweren die regelmäßig vorhandenen Pyramidensymptome außerordentlich das Auffinden extrapyramidaler Störungen; aber nachdem wir gelernt haben, auf das Vorkommen solcher Erscheinungen mehr zu achten, wird es auch nicht allzu schwer sein, aus der Qualität der Muskelhypertonie und anderen Symptomen neben Pyramidenerscheinungen auch striäre Komponenten zu entdecken. Bei der multiplen Sklerose wäre es ja eigentlich erstaunlich, wenn die so häufig in den Zentralganglien beobachteten Herde sich nicht auch klinisch wenigstens zuweilen bemerkbar machen sollten. Stertz weist meines Erachtens sehr mit Recht darauf hin, daß die von Oppenheim als Kombination von multipler Sklerose und Paralysis agitans beschriebenen Fälle sicher multiple Sklerosen mit besonderer Beteiligung der zentralen Ganglien gewesen sind. Stertz selbst teilt einen Fall mit, bei dem es ihm gelungen ist, aus der Beschaffenheit der Rigidität auf striäre Erscheinungen neben den Pyramidenspasmen zu schließen, eine Beobachtung, die bei der Obduktion durch den Nachweis von Herden im Striatum bestätigt wurde.

Ebenso müßte man bei den gewöhnlichen Kapselblutungen, die die häufigste Ursache der Apoplexien bilden, öfter striäre Nebensymptome erwarten, allein schon als Fernwirkung umfangreicher Blutungen auf den benachbarten Linsenkern. In der Tat kann es wenigstens zu Andeutungen extrapyramidaler Symptome kommen; so sah ich einmal bei einer Apoplexie ein ausgesprochenes Verharren in Haltungen auf der paretischen Seite; die Sektion ergab hier ein Übergreifen der Blutung auf den Kopf des Nucleus caudatus. Zu beachten sind weiter Haltungsanomalien bei Hemiplegischen, sowie, worauf Strümpell aufmerksam macht, der Umstand, daß manche Apoplektiker nicht imstande sind, auf dem gesunden Beine allein zu stehen, wenn auch sonst ihre Gehfähigkeit wieder einigermaßen hergestellt ist.

Ganz besonders spielt aber offenbar das extrapyramidale System eine Rolle bei der Rückbildung von Lähmungen (Stertz, Rothmann).

Eine Krankheitsgruppe, die namentlich hinsichtlich der dabei vorhandenen Beteiligung des striären Systems einer gründlichen Bearbeitung an einem großen Material bedarf, ist die Littlesche Krankheit. Ursprünglich sind die hierher gehörenden Erkrankungen zusammengefaßt nach dem gemeinsamen Gesichtspunkt ihrer Entstehung durch ein Geburtstrauma. Dann hat man sich daran gewöhnt, ein Krankheitsbild einer während oder nach der Geburt irgendwie entstandenen spastischen Paraplegie darunter zusammenzufassen. In der bekannten Monographie von Freud über die infantile Zerebrallähmung ist sie enthalten unter den Formen der allgemeinen Starre, der paraplegischen Lähmung und der bilateralen spastischen Hemiplegie, der allgemeinen infantilen Chorea, der bilateralen Athetose. Auch Fälle des Vogtschen Status marmoratus sind klinisch zur Gruppe der Littleschen Krankheit gerechnet worden. Zweifellos gibt es aber, wenn man die meines Erachtens nicht hierher gehörenden Formen der infantilen Chorea und Athetose nicht mit rechnet, zwei Formen, eine spastische Littlesche Krankheit mit Reflexsteigerung und Babinski, sowie eine Littlesche Starre ohne Reflexsteigerung und ohne sonstige Pyramidensymptome, die vielleicht eine gewisse Ähnlichkeit mit den Vogtschen Fällen des Status marmoratus hat.

Auf Ähnlichkeit extrapyramidaler Symptome mit motorischen Erscheinungen bei Schizophrenen ist schon mehrfach kurz hingewiesen worden.

Nicht unerwähnt möchte ich ferner lassen, daß wir Symptome, die als striäre aufzufassen sind, andeutungsweise auch bei nicht ausgesprochen Kranken, z. B. bei gesunden alten Leuten, finden können. Namentlich gewisse Ähnlichkeiten mit Symptomen der Paralysis agitans haben schon zu dem Gedanken geführt, die Paralysis agitans sei nur gradweise von dem gewöhnlichen Senium verschieden. Als Symptome des normalen Seniums, die an striäre erinnern, kommen vor allen Dingen in Betracht der trippelnde Greisengang, besonders dann, wenn die Beine kaum vom Boden gehoben werden. Auch der senile Tremor entspricht in seinem Charakter oft dem typischen Schüttelzittern, ohne daß jedoch ein Rigor zu diesem Greisentremor gehört. Ähnliches gilt auch von der gebückten Haltung mancher Greise. Daß auch die zunehmende Steifheit und oft beobachtete motorische Ungeschicklichkeit alter Leute mit dem Versagen striärer Funktionen zu tun hat, ist nicht sehr wahrscheinlich, immerhin wären Beobachtungen in dieser Richtung vielleicht am Platze.

8. Zusammenfassung.

Die Besprechung der Wilsongruppe hat uns auf sehr verschiedene Gebiete geführt, deren Berücksichtigung nötig war, teils um biologische Zusammenhänge zwischen den Krankheitsgruppen zu erörtern, teils um Symptome in ihrer Bedeutung zu würdigen.

Die Ergebnisse der Untersuchungen sind in vieler Hinsicht wenig befriedigend insofern, als es sich gezeigt hat, daß wir uns auf recht hypothetischen

Bahnen bewegen, wenn wir Erklärungen für das Zustandekommen und die Bedeutung der Hauptsymptome suchen. Es fehlt uns eben immer noch an sicher
autoptisch belegten Fällen trotz der äußerst zahlreichen Literatur, die dieses
Gebiet behandelt. Bei der Zusammenfassung sind daher weniger die Ergebnisse als die Fragestellungen zu betonen.

Was zuerst die klinische Frage hinsichtlich der zu dieser Gruppe gehörenden
Krankheitseinheiten anlangt, so ist festzustellen, daß wir es bei der Wilsonschen
Krankheit und Pseudosklerose trotz recht großer symptomatologischer Verschiedenheiten auf klinischem Gebiete und trotz differenter anatomischer Befunde im Zentralnervensystem, mit einer nosologisch einheitlich aufzufassenden Erkrankung sui generis zu tun haben. Namentlich die den
beiden Krankheitstypen gemeinsame Leberveränderung macht diese Einheitlichkeit meines Erachtens gewiß. Die Art der Leberveränderung
läßt auch Schlüsse zu auf die Entstehung des Leidens, das ich als toxisch
bedingt auffasse, und zwar hat im wesentlichen das Undichtwerden des Leber-
filters eine Überschwemmung des Organismus mit Giften aus dem Quellgebiet
der Pfortader zur Folge.

Von allgemeinem Interesse ist bei dieser Erkrankung der Umstand, daß
ein Leiden gleicher Genese sich nicht nur klinisch in verschiedenen
von der jeweiligen Lokalisation abhängigen Zustandsbildern äußern
kann, sondern, daß auch die histologischen Befunde im Gehirn verschieden sein können.

Daß die beiden Erkrankungen als Mißbildungen oder als syphilogene
Leiden aufzufassen sind, ist nicht anzunehmen.

Die Bedeutung der Familiarität ist nicht von allzugroßer Tragweite.
Da es sich weniger um vererbte Erkrankungen, als vielmehr um Vorkommen
des gleichen Leidens bei Geschwistern handelt, wäre das familiäre Auftreten
auch dadurch zu erklären, daß die Kinder der gleichen äußeren Schäd-
lichkeit ausgesetzt gewesen sind.

Als Krankheitsbild sui generis gehört neben der Wilsonschen Krankheit und der Pseudosklerose noch die Paralysis agitans zu dieser Gruppe;
sie ist trotz symptomatischer Ähnlichkeit mit der Wilsonschen Krankheit nosologisch streng von ihr zu trennen. Dagegen sind eine Reihe von stets als
atypisch angesprochenen Fälle der Paralysis agitans, darunter besonders die
juvenile Form, wahrscheinlich teilweise der Wilsonschen Krankheit zuzurechnen,
soweit sie nicht als chronisch gewordene Enzephalitisformen aufgefaßt
werden müssen.

Die nosologische Einheitlichkeit der Torsionsdystonie ist meines Erachtens
noch nicht erwiesen.

Ob der essentielle Tremor sich in der Pseudosklerose unterbringen läßt,
ist fraglich. Rein symptomatologisch sprechen einige mitgeteilte Fälle dafür,
Sektionsbefunde, die Anhaltspunkte geben können, existieren nicht. Die sogenannte spastische Pseudosklerose Jakobs ist eine Erkrankung für sich,
die streng genommen nicht in die Gruppe hineingehört, aber differentialdiagnostisch oft in Betracht zu ziehen ist.

Die neurologischen Symptome der hier besprochenen Gruppe bestehen aus drei Grundsymptomen:

1. Störung des Muskeltonus.
2. Störung der kinetischen und statischen Innervation (extrapyramidale Parese).
3. Die Tremor- und Wackelbewegung.

Diese primären Symptome sind oft schwer voneinander zu trennen, zuweilen mag sogar ein scharfes Auseinanderhalten derselben gekünstelt erscheinen. Sowohl einzeln, meist aber in ihrer Gesamtheit wirken sie störend auf die Myostatik, erschweren aber auch oft das Zustandekommen kinetischer Innervationen. Was die besonderen Eigenschaften des Rigors anlangt, so unterscheidet er sich von den Pyramidensymptomen durch seine Verteilung, seine eigenartige zähe Beschaffenheit und durch das Fehlen der Pyramidenzeichen. Andere Unterschiede, die man zur Entscheidung herangezogen hat, lassen sich nicht bei jedem Fall und nicht zu jeder Zeit feststellen. Solche Unterscheidungsmerkmale werden im allgemeinen auch kaum nötig sein.

Die Störungen der kinetischen Innervation, die ich als extrapyramidale Parese bezeichnet habe, bestehen in einer eigentümlichen Muskelschwäche, einer Bewegungsverlangsamung, einer Bewegungsverarmung und einem Ausfall von Bewegungen, an dem vor allem auch die unwillkürlichen, die automatisch ablaufenden und die mimischen Bewegungen beteiligt sind. Eine Reihe von Bewegungsstörungen erklären sich als eine Kombination dieser Innervationsstörung mit dem Rigor.

Der Tremor, bzw. die Wackelbewegungen, sind in all ihren verschiedenen Arten aufzufassen als eine Form der Ataxie und zwar als eine Koordinationsstörung sowohl der für die Bewegungen notwendig werdenden Impulse, wie auch der für die Ruhelage erforderlichen Innervationen.

Neben den Erkrankungen sui generis finden wir das Parkinson-Wilsonsche Syndrom als Zustandsbild bei anderen Erkrankungen, und hier ist es für das Wesen und die Lokalisationsmöglichkeit des Komplexes von größter Bedeutung, daß gerade solche Erkrankungen am deutlichsten das Symptomenbild erzeugen, die eine mehr diffuse Schädigung des Gehirns bewirken, namentlich die Enzephalitis und die Arteriosklerose (Muskelstarre).

Viel seltener wird das Krankheitsbild durch Tumoren oder Blutungen hervorgerufen. Deren Vorhandensein gestattet dabei nicht ohne weiteres eine Lokaldiagnose, da nicht bestimmte umschriebene Stellen des Gehirns für das Zustandekommen des Symptomenkomplexes verantwortlich gemacht werden können, sondern die Schädigung der Bahnen und Zentren dieses extrapysamidalen motorischen Systems an irgendeiner Stelle genügt unter Umständen, um das Syndrom hervorzurufen.

Ein weiterer Umstand erschwert noch die Verwertung des Symptomenkomplexes als Herderscheinung im engeren Sinne, nämlich der, daß zuweilen das Syndrom in seiner charakteristischen Weise auftritt, ohne daß sich bei der Sektion mit unseren heutigen Mitteln irgendwelche Veränderungen im Gehirn nachweisen lassen.

Schluß.

Ähnliche Schwierigkeiten, wie sie eben für die Wilsongruppe zusammengefaßt wurde, finden wir auch bei den beiden anderen Gruppen. Die Athetose kommt für Lokalisationsfragen weniger in Betracht, da sie vorwiegend als Reaktionsform des kindlichen Gehirns anzusprechen ist; aber auch die Bedeutung des choreatischen Syndroms als Herdsymptom ist nicht eindeutig, denn auch hier sehen wir symptomatische Choreaformen vorwiegend bei mehr diffusen Erkrankungen des Gehirns (Enzephalitis, Intoxikationen usw.) auftreten, bei der sehr viel selteneren Herdchorea sind die Herde nicht immer an derselben Stelle, sie lassen allerdings zuweilen Beziehungen zu einem bestimmten System erkennen. Auch hier machen wir die Erfahrung, daß typische Choreafälle ohne bis jetzt feststellbare Veränderungen im Gehirn vorkommen können. Andererseits gibt es Fälle mit Veränderungen der sonst für die Lokalisation in Frage kommenden Partien im Gehirn, die in vivo keine •choreatischen Symptome geboten hatten.

Die gleichen Schwierigkeiten waren aber auch auf dem Gebiet der Pyramidenbahnerkrankungen zu überwinden. Versetzen wir uns in die Zeit zurück, da die Pyramidenbahn und ihr Verlauf noch unbekannt war. Man konnte damals für das Zustandekommen z. B. einer rechtsseitigen spastischen Hemiplegie verantwortlich machen: Einen oder unter Umständen auch mehrere, Herde in der motorischen Rinde, ferner solche in der inneren Kapsel in den Hirnschenkeln, in der Brücke usw. Erst die Entdeckung des Verlaufs der Pyramidenbahn gab dann Gelegenheit, all diese verschieden lokalisierten Herde nach einem neuen gemeinsamen Gesichtspunkt zu beurteilen. Bei der Forschung nach der anatomischen Grundlage der spastischen Spinalparalyse wurden nosologisch wie lokalisatorisch verschiedene Möglichkeiten aufgedeckt: Bald handelte es sich um einen Rückenmarkstumor oder eine sonstige Kompression, bald wies man zahlreiche Herde nach, wie sie für die multiple Sklerose charakteristisch sind, bald hat man mehr diffuse Veränderungen, z. B. eine Lues spinalis, dabei gefunden. Endlich hat man auch die uns jetzt als Pyramidenbahnsymptome bekannten Erscheinungen: Spastische Parese mit Reflexsteigerung mit Babinski ohne nachweisbare anatomische Ursache auftreten sehen, z. B. bei toxischen Erkrankungen wie Urämie (Biach).

Es ist deshalb nichts unerhört neues, wenn wir den Symptomenkomplex der Chorea, — das gleiche gilt auch vom Parkinsonschen Syndrom und zum Teil auch von der Athetose — auftreten sehen, einerseits bei groben Herderkrankungen (evtl. auch bei mutiplen Herden), scheinbar ganz verschiedener Lokalisation, andererseits bei mehr diffusen Schädigungen des Zentralnervensystems und endlich auch ohne nachweisbare anatomische Schädigung.

Wir dürfen dementsprechend jetzt, wo wir über den komplizierten Verlauf der in Betracht kommenden Bahnen und ihre funktionelle Bedeutung nur relativ wenig wissen, nicht damit rechnen, all diese motorischen Erscheinungen lokalisieren zu können. Wir wissen nur, wo ungefähr der Sitz der Veränderungen zu suchen ist, wir müssen uns aber darüber klar sein, daß die Aufstellung von Striatum- und Pallidumsyndromen noch keine endgültige sein

kann; finden wir doch z. B. in dem Striatumsyndrom von Vogt die verschieden-
artigsten Symptome (Spastizitität, choreatische Bewegungen, Zittern usw., um
nur einige zu nennen), die wenig miteinander zu tun haben, vereinigt.
Andererseits sehen wir für das Zustandekommen der Rigidität bald das Pallidum
(Vogt[1]), Foerster usw.) bald das Striatum, insbesondere Putamen (F. H. Lewy,
Economo, Wilson und zum Teil auch Hunt) verantwortlich gemacht. Es
muß der Zukunft überlassen bleiben, Erklärungen für die oft sich widersprechenden
Befunde zu bringen. Vielleicht wird es gelingen, die Befunde auf Grund
weiterer Erfahrungen über Anatomie und Physiologie (evtl. feinere Gliederung
der zentralen Ganglien, wie sie von Vogt angestrebt wird) in einem bestimmten
Sinne zu deuten.   Vielleicht wird man auch genötigt sein, gewissen Veränderungen, die man bisher als unwesentlich angesprochen hat, eine größere
Wichtigkeit beizulegen, sei es, daß sie verursachend oder doch modifizierend auf
bestimmte Bewegungsstörungen einwirken. (Chorea chronica.)

Wir werden daher mit der Verwertung aller dieser Symptomenkomplexe
als Herdsymptome im engeren Sinne vorläufig zurückhaltend sein müssen, wir
haben sogar unter Umständen damit zu rechnen, daß besonders bei der Chorea
außer der lokalisierbaren Störung noch eine andere Komponente zum Zustandekommen des Syndroms gehört, die sich unserer Beobachtung vorläufig entzieht.
Diese Schwierigkeiten werden noch größer, wenn man bedenkt, daß mit den
Bildern der Athetose, der Chorea, Myoklonie, die klinischen Formen hyperkinetischer Störungen meines Erachtens noch nicht erschöpft sind, sondern daß
auch andere Arten existieren, die sich heute noch nicht mit Sicherheit einheitlich umgrenzen lassen.

Zum Schluß erscheint es mir lohnend, die motorischen Hauptsymptome
der hier genauer besprochenen drei Gruppen übersichtlich gegenüberzustellen,
weil sich hierdurch einige interessante Beziehungen ergeben: (Siehe Tabelle
S. 193.)

Wir sehen aus dieser Tabelle, daß einzelne motorische Funktionen sich
bei allen drei Symptomgruppen verschieden verhalten, daß andererseits auch
wieder gruppenweise Übereinstimmungen existieren.   Besonders prägnant lassen
sich diese symptomatischen Differenzen herausarbeiten bei der Betrachtung
des Muskeltonus, dessen jeweiliges Verhalten die Gruppe gut charakterisiert.
Ähnliches gilt auch von den Willkürbewegungen, deren Beschaffenheit bei
allen drei Erkrankungen in gewissem Sinne eine eigentümliche ist.   Was die
unwillkürlichen Spontanbewegungen anlangt, so stehen Chorea und Athetose
hier der Parkinsongruppe gegenüber, bei der solche fehlen.   Die bei Chorea
und Athetose auftretenden unwillkürlichen Spontanbewegungen unterscheiden
sich wieder voneinander durch ihre Qualität insofern als die Chorea rasche
Zuckungen, die Athetose langsame Kontraktionen zeigt, die ihrerseits
nahe Beziehungen zu Mitbewegungen aufweisen.

Auch inbezug auf das Vorkommen von Mitbewegungen und mimischen
Bewegungen besteht eine Kluft zwischen den Kranken des Parkinsonschen
Formkreises mit Verarmung und Ausfall an Mimik und Mitbewegungen gegen-

---

[1]) Vogt scheint allerdings für seine Rigorformen unter Umständen auch eine Erkrankung des Striatums in Betracht zu ziehen.

	Chorea	Athetose	Parkinson-Wilson
Willkürbewegungen:	nicht ausdauernd	nur sekundär gestört	»extrapyramidale Parese«
Unwillkürliche Spontanbewegungen:	vorhanden (rasche Zuckungen)	vorhanden (langsame Kontraktionen, die nahe Beziehungen zu Mitbewegungen aufweisen)	fehlen
Mimik:	(Gesichtszucken)	verzerrt	arm
Mitbewegungen:	erleichtert	gesteigert	fehlen
Koordination:	gestört	nicht gestört	gestört (oft auch in Ruhe)
Muskeltonus:	herabgesetzt	wechselnd (Spasmus mobilis)	erhöht (Rigor)
Reziproke Innervation:	erleichtert	gestört	gestört.

über den beiden anderen Erkrankungen, bei denen die Auslösung von Mitbewegungen erleichtert bzw. sogar gesteigert erscheint.

Während bei den zuletzt erwähnten motorischen Funktionen nähere Beziehungen zwischen Athetose und Chorea zu verzeichnen waren, nimmt hinsichtlich des Koordinationsvermögens die Athetose, bei der ataktische Erscheinungen fehlen, eine Sonderstellung gegenüber der Chorea ein, die mit ausgesprochener Ataxie einherzugehen pflegt, aber auch gegenüber der dritten Hauptgruppe, die bei ihrem pseudosklerotischen Symptomenbild ebenfalls eine Ataxie bei Zielbewegungen, bei dem Parkinsonschen Zustandsbild eine solche teils bei kinetischen teils bei Ruheinnervationen zeigt.

Hinsichtlich des Verhaltens der reziproken Innervation fügen sich dagegen Parkinsongruppe und Athetose zu einer Gruppe zusammen, die sich durch Erschwerung der reziproken Innervation auszeichnet, während bei der Chorea diese Störung fehlt; sehr wahrscheinlich ist diese Innervation bei der Chorea sogar erleichtert ansprechbar. Ich halte es für möglich, daß gerade das Verhalten der reziproken Innervation für die Pathophysiologie der Bewegungsstörungen von grundsätzlicher Bedeutung ist.

Vielleicht können wir auf dem Wege der Auflösung der Symptomenbilder in ihren einzelnen motorischen Komponenten im Zusammenhang mit den jeweils entsprechenden pathologisch-anatomischen Veränderungen einen Einblick gewinnen in das Wesen hier vorliegender Bewegungsstörungen. Aus der Möglichkeit einer derartigen Auflösung geht sicher hervor, daß diese Bewegungsstörungen Kombinationen von Einzelsymptomen darstellen; jede der Gruppen hat einige gemeinsame Untersymptome; es bestehen deshalb gewisse Beziehungen zwischen den einzelnen Gruppen, die sogar zu Verwechslungen Veranlassung geben können. Die verschiedenen Kombinationsmöglichkeiten sind dadurch noch nicht erschöpft. Es gibt vielmehr noch andere extrapyramidale Bewegungsstörungen, die sich in den bekannten klinischen Formen nicht ohne weiteres unterbringen lassen.

Abgesehen von diesen Problemen harren noch viele Fragen der Lösung. Ich erwähne hier nur die Bedeutung des vegetativen Nervensystems, dann die Beziehungen vieler motorischer Störungen, namentlich der dritten Gruppe zu den psychomotorischen Erscheinungen der Schizophrenien.

Daß verschiedene Krankheitsgruppen unter Berücksichtigung extrapyramidaler Erscheinungen erneut durchgearbeitet werden müssen, habe ich schon erwähnt. Wir werden auch auf amyostatische Symptome achten lernen bei Bewegungsstörungen, die ganz von Pyramidenbahnerkrankungen beherrscht zu sein scheinen.

Schließlich bin ich der Überzeugung, daß auch bei gesunden Menschen kleine Verschiedenheiten der myostatischen Veranlagung zu finden sind. So können z. B. persönliche motorische Besonderheiten zurückgeführt werden auf individuelle Artung bzw. mehr oder weniger gute Ausbildung des extrapyramidalen motorischen Systems. Ich glaube, daß die Frage einer angeborenen motorischen Geschicklichkeit oder Ungeschicklichkeit vieler Menschen, besonders auch die Gabe mehrere verschiedene Bewegungen gleichzeitig ausführen zu können, ferner die Frage der Übungsfähigkeit auf motorischem Gebiet abhängig ist von der jeweiligen Anlage und Ansprechbarkeit des extrapyramidalen motorischen Systems.

Literatur.

Alzheimer, Über eine eigenartige Erkrankung des Zentralnervensystems mit bulbären Symptomen und schmerzhaften spastischen Krampfzuständen der Extremitäten. Zeitschr. für die ges. Neurol. u. Psych. 33, 45, 1916.
— Über die anatomische Grundlage der Huntingtonschen Chorea und der choreatischen Bewegungen überhaupt. Neurol. Zentralblatt 30, 891, 1911.
—·Hößlin, Ein Beitrag zur Kenntnis der klinischen und pathologischen Anatomie der Westphal-Strümpellschen Pseudosklerose. Zeitschr. für die ges. Neurol. u. Psych. 8, 183, 1912.
Anton, Beteiligung der basalen Ganglien bei Bewegungsstörungen insbesondere bei Chorea. Jahrbücher für Psych. 14, 141, 1896.
— Dementia choreoasthenica mit juveniler knotiger Hyperplasie der Leber. Münch. med. Wochenschr, 55, 2369, 1908.
Bäumler, Zur Kasuistik der Wilsonschen Krankheit. D. Zeitschr. für Nervenheilk. 71, 193, 1921.
Bäumlin, Über familiäre Erkrankungen des Nervensystems. D. Zeitschr. für Nervenheilkunde 20, 265, 1901.
Barenne, Über die Innervation und den Tonus der quergestreiften Muskeln. Archiv für die ges. Physiol. 166, 145, 1916.
Bechterew, Hemitonia postapoplectica. D. Zeitschr. für Nervenheilk. 15, 437, 1899.
Berendts, Über das zeitliche Auftreten der psych. Symptome bei der Chorea chron. progress. I.-Diss. Kiel. 1918.
Berger, A., Zur Kenntnis der Athetose. Jahrbücher für Psych. u. Neurol. 23, 214, 1903.
Biach, Studien über das Vorkommen des Babinskischen Zehenphänomens und das Verhalten der Sehnenreflexe bei inneren Erkrankungen. Jahrbücher für Psych. u. Neurol. 35, 222, 1915.
Bielschowsky, Über Hemiplegie bei intakter Pyramidenbahn. Journal für Psychol. u. Neurol. 22, 225, 1916. Erg.-Heft 1.
— Entwurf eines Systems der Heredodegenerationen des Zentralnervensystems hinsichtlich der zugehörigen Striatumerkrankungen. Journal für Psychol. u. Neurol. 24, 48, 1919.
— Einige Bemerkungen zur normalen und pathol. Histologie des Schwanz- und Linsenkerns. Journal für Psychol. u. Neurol. 25, 1, 1919.
— u. Freund, Über Veränderung des Striatums bei tuberöser Sklerose. Journal für Psychol. u. Neurol. 24, 20, 1919.
Bittorf u. v. Falkenhausen, Über toxische Leberschwellung gastrointestinalen Ursprungs. D. Archiv für klin. Medizin 135, 346, 1921.
Boehnheim, Beitrag zur Kenntnis der Pseudosklerose und verwandter Krankheiten, unter bes. Berücksichtigung der Beziehungen zwischen Gehirn und Leber. Zeitschr. für die ges. Neurol. u. Psych. 60, 10, 1920.
Boettiger, Über extrakapsuläre Hemiplegie, insbesondere über Hemihypertonia apoplectica. D. Zeitschr. für Neurol. 68/69, 165, 1921.
Bonhoeffer, Ein Beitrag zur Lokalisation der choreatischen Bewegungen. Monatsschr. für Psych. u. Neurol. 1, 6, 1897.
— Über Abnahme des Muskeltonus bei der Chorea. Monatsschr. f. Psych. u. Neurol. 3, 239, 1898.
— Zur Auffassung der posthemiplegischen Bewegungsstörungen. Monatsschr. für Psych. u. Neurol. 10, 385, 1901.

Bostroem, Über eine enterotoxische gleichartige Affektion der Leber und des Gehirns.
    Fortschritte der Medizin 1914, Heft 8 u. 9.
— Pseudosklerose. Neurol. Zentralblatt **37**, 703, 1918.
— Zur Diagnose der Stirnhirntumoren. D. Zeitschr. für Nervenheilk. **70**, 80, 1920.
— Über ungewöhnliche Enzephalitisformen. D. Zeitschr. für Nervenheilk. **68/69**, 64, 1921.
— Der amyostat. Symptomenkomplex; klinischer Teil. Referat erstattet an der 11. Jahres-
    versammlung der Gesellschaft deutscher Nervenärzte. Braunschweig 1921.
— Zum Verständnis gewisser psychischer Veränderungen bei Kranken mit Parkinson-
    schem Symptomenkomplex. Zeitschr. für die ges. Neurol. u. Psych. **76**, 444, 1922.
— Über eigenartige Hyperkinesen in der Form rhythmischer komplexer Bewegungen.
    Zeitschr. für die ges. Neurol. u. Psych.
Brasch, Über das erbliche Zittern. D. Zeitschr. für Nervenheilk. **7**, 444, 1895.
Bregmann, Zur Kenntnis der Krampfzustände des jugendlichen Alters. Neurol. Zen-
    tralblatt **31**, 885, 1912.
Bremme, Ein Beitrag zur Bindearmchorea. M. Schr. für Psych. u. Neurol. **45**, 107, 1918.
Bruns, Zur Symptomatologie der Paralysis agitans. Neurol. Zentralblatt **23**, 978,' 1904.
Cadwalader, Progressive lentikulare degeneration. Journal of the americ. med. Assoc.
    64, 428, 1915.
— A Report of three cases resembling pseudosklerosis and progress. lenticular degene-
    ration. Amer. Journal of the med- sciences **150**, 556, 1915.
Cassirer, Ein Fall von progressiver Linsenkernerkrankung. Neurol. Zentralblatt **32**,
    1284, 1913.
Charcot, Leçons du mardi 1888, 543.
Cords, Die myostatische Starre der Augen. Klin. Monatsblätter für Augenheilk. **66**, 1,
    1921,
Creutzfeldt, Bericht über zwölf histologisch untersuchte Fälle von Encephalitis epi-
    demica. Zeitschr. für die ges. Neurol. u. Psych. Ref., **21**, 966, 1920.
— Über eine eigenartige herdförmige Erkrankung des Zentralnervensystems. Zeitschr.
    für die ges. Neurol. u. Psych. **57**, 1, 1920.
Curschmann, H., Beiträge zur Physiologie und Pathologie der kontralateralen Mitbe-
    wegungen. D. Zeitschr. für Nervenheilk. **31**, 1906.
— Über eine Chorea-Huntington-Familie. D. Zeitschr. für Neurol. **35**, 293, 1908.
Deutsch, Ein Fall von symmetrischer Erweichung im Streifenhügel und im Linsenkern.
    Jahrbücher für Psych. u. Neurol. **37**, 237, 1917.
Dimitz u. Schilder, Über die psychischen Störungen bei der Encephalitis epidemica.
    Zeitschr. für die ges. Neurol. u. Psych. **68**, 299, 1921.
Dufont-Detray-Barisétey, Syndrome lenticulé-strié. Revue neurol. **28**, 175, 1921.
Dyleff, La force musculaire dans la maladie de Parkinson L'Encephale. 1909.
v. Dziembowski, Zur Kenntnis der Pseudosklerose und Wilsonschen Krankheit. D.
    Zeitschr. für Nervenheilk. **57**, 295, 1917.
v. Economo, Die Encephalitis lethargica. Jahrbücher für Psych. u. Neurol. **38**, 253,
    1917.
— Beitrag zur Kasuistik und zur Klärung der posthemiplegischen Chorea. Wiener
    klin. Wochenschr. **23**, 429, 1910.
— Wilsons Krankheit und das Syndrome du corps strié. Zeitschr. für die ges. Neurol.
    u. Psych. **42**, 173, 1918.
— Über Encephalitis lethargica epidemica, ihre Behandlung und ihre Nachkrankheiten.
    Wiener med. Wochenschr. 1921, Nr. 30.
—·Schilder, Eine der Pseudosklerose nahestehende Erkrankung im Präsenium. Zeit-
    schrift für die ges. Neurol. u. Psych. **55**, 1, 1920.
Embden, Zur Kenntnis der metallischen Nervengifte. D. med. Wochenschr. **27**, 795,
    1901.
Eppinger, Die hepato-linealen Erkrankungen. Berlin 1920.
Facklam, Beiträge zur Lehre vom Wesen der Huntingtonschen Chorea. Archiv für
    Psych. **30**, 137, 1896.
Fahrenkamp, Über einen atypischen Fall von Chorea minor mit Lähmungserschei-
    nungen. D. Zeitschr. für Nervenheilk. **54**, 324, 1916.

Fischler, Physiologie und Pathologie der Leber. Berlin 1916.

Fischer, O., Zur Frage der anatomischen Grundlage der Athétose double und der posthemiplegischen Bewegungsstörung. Zeitschr. für die ges. Neurol. u. Psych. 7, 463, 1911.

Flatau u. Sterling, Progressiver Torsionsspasmus bei Kindern. Zeitschr. für die ges. Neurol. u. Psych. 7, 586, 1911.

Flater, Ein Fall von Torsionsdystonie. Zeitschr. für die ges. Neurol. u. Psych. 69, 27, 1921.

Flechsig, Demonstration von Präparaten aus dem Gehirne Choreatischer. Verhandl. des VII. Kongresses für innere Medizin.

Fleischer, Über eine der Pseudosklerose nahestehende, bisher unbekannte Krankheit. D. Zeitschr. für Nervenheilk. 44, 179, 1911.
— Über den Hämosiderinring des Keratokonus und über den Pigmentring in der Descemetschen Membran bei Pseudosklerose und Wilsonscher Krankheit. Klin. Monatsblätter für Augenheilk. 68, 41, 1922.

Focher, Beitrag zur Psychologie der Wilsonschen Kaankheit. Neurol. Zentralblatt 40 (Erg.-Bd.), 81, 1921.

Foerster, O., Beiträge zur Psychologie und Pathologie der Koordination. Jena 1902.
— Die Synergie der Agonisten. Monatsschr. für Psych. u. Neurol. 10, 334, 1901.
— Das Wesen der choreat. Bewegungsstörung, Volkmanns Samml. klin. Vortr. Nr. 382, 1904.
— Die Mitbewegungen. Jena 1903.
— Die arteriosklerotische Muskelstarre. Allgem. Zeitschr. für Psych. 66, 902, 1909.
— Therapie der Motilitätsstörungen bei den Erkrankungen des Zentralnervensystems. Handbuch der Therapie der Nervenkrankheiten.
— Zur Analyse und Pathophysiologie der striären Bewegungsstörungen. Zeitschr. für die ges. Neurol. u. Psych. 73, 1, 1921.

Forster, E., Paralysis agitans. Klinischer Teil in Lewandowskys Handbuch der Neurologie. Berlin 1912. Bd. 3.

Fränkel, F., Über die psychiatrische Bedeutung der Erkrankungen der subkortikalen Ganglien und ihre Beziehungen zur Katatonie. Zeitschr. für die ges. Neurol. u. Psych. 70, 312, 1921.

Freud, Die infantile Zerebrallähmung. Wien 1897.

Frankl-Hochwart, Zur Kenntnis der Pseudosklerose. Obersteiners Arbeiten 10, 1, 1903.

Frank, E., Über Beziehungen des autonomen Nervensystems zur quergestreiften Muskulatur. Berl. klin. Wochenschr. 1919, Nr. 45 u. 46.
— Die parasympathische Innervation der quergestreiften Muskulatur. Berl. klin. Wochenschrift 1920, Heft 31.

Freund u. C. Vogt, Ein neuer Fall von État marbré des Corpus striatum. Journal für Psychol. u. Neurol. 18, 489, 1911.
— Über die tuberöse Hirnsklerose und über ihre Beziehungen zur Haut. Berliner klin. Wochenschr. 12, 274, 1918.

Fuchs, A,, Experimentelle Enzephalitis. Wiener med. Wochenschr. 16, 1921.

Geismar, Über die Leberveränderungen bei Wilsonscher Krankheit. Frankfurter Zeitschrift für Pathologie 18, 305, 1916.

Gerstmann, Krampfartige Drehbewegungen, Muskelrigor und Koordinationsstörungen nach Wiederbelebung eines Erhängten. Wiener klin. Wochenschr. 30, 1919.
— u. Schilder, Zur Klinik pseudoskleroseähnlicher Krankheitstypen. Zeitschr. für die ges. Neurol. u. Psych. 54, 156, 1920.
— — Zur Kenntnis der Bewegungsstörungen der Pseudosklerose. Zeitschr. für die ges. Neurol. u. Psych. 58, 33, 1920.
— — Studien über Bewegungsstörungen:
    I. u. II. Zeitschr. für die ges. Neurol. u. Psych. 58, 266, 270, 1920.
    III. Zeitschr. für die ges. Neurol. u. Psych. 61, 203.
    IV. Med. Klinik 1921, Nr. 7.
    V. Zeitschr. für die ges. Neurol. u. Psych. 70, 35, 1921.

Gowers, Tetanoid chorea associated with cirrhosis of the liver. Review of neurol. and psych. 4, 249, 1906.

Greidenberg, Über die posthemiplegischen Bewegungsstörungen. Archiv für Psych. 17, 131, 1886.

Greiff, Zur Lokalisation der Hemichorea. Archiv für Psych. 14, 598, 1883.

Haenel, Zur pathologischen Anatomie der Hemiathetose. D. Zentralblatt für Nerven- heilkunde 21, 28, 1901.

— Vortrag Dresden. Münch. med. Wochenschr. 67, 1245, 1920.

— Zur Klinik der extrapyramidalen Bewegungsstörungen. Neurol. Zentralblatt 39, 690, 1920.

Halban u. Infeld, Zur Pathologie der Hirnschenkelhaube. Obersteiners Arbeiten 9, 1912.

Hall, La dégénérescence hépato-lenticulaire. Paris 1921.

Hamilton u. Jones, A Report of two cases of progress. lenticular degeneration. Zitiert nach Hall.

Hammond, zitiert nach Lewandowsky.

Hammerstein, Über einen Fall von Huntingtonscher Chorea. Zeitschr. für die ges. Neurol. u. Psych. 62, 294, 1920.

Harzer, Symmetrische Linsenkernerkrankung bei CO-Vergiftung. Münchn. med. Wochen- schrift 67, 529, 1920.

Hedrén, Zur Kenntnis der nervösen Nachkrankheiten bei akuten Kohlenoxydvergif- tungen. Zitiert nach Bumke: Die exogenen Vergiftungen des Nervensystems. Wiener med. Klinik Nr. 14.

Henrici, Degeneration of the nucleus lentiformis associated with cirrhosis of the liver. Lancet 2, 11, 1913.

Hermann, Über die sogenannten pseudoathetotischen Spontanbewegungen. Zeitschr. für die ges. Neurol. u. Psych. 40, 194, 1918.

Herz, Zur Frage der Athetose bei Thalamuserkrankungen. Arbeit. aus dem neurol. Institut aus der Wiener Univers. 18, 346, 1910.

Herzog, Pathologie der Leuchtgasvergiftung. Münch. med. Wochenschr. 67, 558, 1920.

Higier, Pathologie der angeborenen, familiären und hereditären Krankheiten, speziell der Nerven- und Geisteskrankheiten. Archiv für Psych. 48, 41, 1911.

— Epileptiforme Lähmungsanfälle ohne Krampf und apoplektiforme Hemitonien ohne Lähmung. Zeitschr. für die ges. Neurol. u. Psych. 15, 427, 1913.

— Zur Klinik familiärer Formen der Wilsonschen lentikularen Degeneration. Zeitschr. für die ges. Neurol. u. Psych. 23, 290, 1914.

Hillel, Über Beziehungen zwischen Leber und Nervenkrankheiten. Med. Klinik 1916, 339.

Holzer, Der amyostatische Symptomenkomplex bei Encephalitis epidemica. Berl. klin. Wochenschr. 1921, 1130.

Homburger, Amyostatische Symptome bei schwachsinnigen Kindern. Vortrag. Zeitschr. für die ges. Neurol. u. Psych., Referate, Teil 23, 36, 1921.

Homén, Eine eigentümliche, bei drei Geschwistern auftretende typische Erkrankung usw. Archiv für Psych. 24, 191, 1892.

Horsley u. Clarke, The structure and functions of the cerebellum instructed by a new method. Brain 31, 1908.

Howard u. Royce, Progress. lenticular degeneration associated with cirrhosis of the liver. Archives of internat. Medicine 24, 497, 1919.

Hunt, Progress. Atrophie of the globus pallidus. Brain 40, 58, 1917.

— Primary Atrophie of the pallidal system of the corp. striat. Archives of internat. Medicine 22, 647, 1918.

— The syndrome of the globus pallidus. Journ. of mental and nerv. diseases 44, 437, 1916.

Jakob, Zur Pathologie der Epilepsie. Zeitschr. für die ges. Neurol. u. Psych. 23, 1, 1914.

— Pathogenese der Pseudobulbusparalyse. I.-Diss. Straßburg 1909. Archiv für Psych. 45, 1. 1909.

— Über eigenartige Erkrankungen des Zentralnervensystems mit bemerkenswertem ana- tomischem Befund. (Spastische Pseudosklerose.) Vortrag auf der 10. Jahresvers. der Gesellsch. deutscher Nervenärzte, Leipzig 19. 9. 1920, und Zeitschr. für die ges. Neurol. u. Psych. 64, 147, 1921.

Jakob, Der amyostatische Symptomenkomplex. — Pathol.-anat. Teil. — Referat, erstattet auf der 11. Jahresvers. der Gesellsch. deutscher Nervenärzte. Braunschweig 1921.

Jakobi, Über psychische Störungen bei Basalgangliengeschwülsten. Monatsschr. für Psych. u. Neurol. 49, 125, 1921.

v. Jaksch, Über Mangantoxikosen und Manganophobie. Münch. med. Wochenschr. 54, 969, 1907.

Jendrassik, Die hereditären Krankheiten. Lewandowskys Handbuch, Bd. 2.

Jelgersma, Neue pathologische Befunde bei Paralysis agitans und bei chronischer Chorea. Neurol. Zentralblatt 27, 995, 1908.

Jelin, Über die großknotige juvenile Leberzirrhose. Diss. Gießen 1912.

Jolly, F., Über Chorea hereditaria. Neurol. Zentralblatt 10, 321, 1891.

Kalkhof u. Ranke, Eine neue Chorea-Huntington-Familie. Zeitschr. für die ges. Neurol. u, Psych. 17, 256, 1913.

Karplus u. Kreidl, Pflüger-Archiv 129, 135, 143.

Kastan, Beitrag zur Kenntnis der mit Erhöhung der Rigidität einhergehenden erworbenen Erkrankungen des Nervensystems. Archiv für Psych. 60, 477, 1919.

— Chorea paralytica mit anatomischem Herd. Archiv für Psych. 58, 188, 1917.

Kayser, Über einen Fall von angeborener grünlicher Verfärbung der Kornea. Klin. Monatsblatt für Augenheilk. 40, 22, 1902.

Kiesselbach, Anatomischer Befund eines Falles von Huntingtonscher Chorea (vgl. auch Kleist). Monatsschr. für Psych. u. Neurol. 35, 525, 1914.

Klarfeld: Zur Histopathologie der Encephalitis choreatica. Ostdeutscher Psychiatertag, Breslau 1920. Referat in der Zeitschr. für die ges. Neurol. u. Psych. Ref. 23, 209, 1921.

Klarfeld, Einige allgemeine Betrachtungen zur Histopathologie des Zentralnervensystems. Zeitschr. für die ges. Neurol. u. Psych. 77, 80, 1922.

Kleiber, Über die Natur der bei gewissen chronischen Hirnleiden vorkommenden Leberveränderungen. I.-Diss. Breslau 1915.

Kleist, Über die psychischen Störungen bei Chorea minor. Allgem. Zeitschr. f. Psych. 64, 769, 1907.

— Untersuchungen zur Kenntnis der psychomotorischen Störungen bei Geisteskranken. Leipzig 1908.

— Weitere Untersuchungen. Leipzig 1909.

— Anatomische Befunde bei Huntingtonscher Chorea. Archiv für Psych. 50, 1015, 1912.

— Zur Auffassung der subkortikalen Bewegungsstörungen. Archiv für Psych. 59, 789, 1919.

Knapp, Die Epilepsia spastica. Monatsschr. für Psych. u. Neurol. 46, Heft 1, 1919.

Kolisko, Die symmetrische Enzephalomalazie in den Linsenkernen nach Kohlenoxydvergiftung. Beiträge zur gerichtl. Medizin.

— Beitrag zur Kenntnis der Blutversorgung in den Großhirnganglien. Wiener klin. Wochenschr. 11, 1893.

Kollarits, Über das Zittern. D. Zeitschr. für Neurol. 38, 438, 1910.

Kölpin, Zur pathologischen Anatomie der Huntingtonschen Chorea. Journal für Psych. u. Neurol. 12, 1908.

König, Mitbewegungen bei Idioten. D. Zeitschr. für Nervenheilk. 9, 373, 1897.

— Zur Psychopathologie der Paralysis agitans. Archiv für Psych. 50, 285, 1913.

Krambach, Über einen Fall von Athetose mit peripherer Schußverletzung. Zeitschr. für die ges. Neurol. u. Psych. 53, 230, 1920.

Kreiß, Über hereditären Tremor. D. Zeitschr. für Nervenheilk. 44, 111, 1912.

Kubitz u. Staemmler, Über die Leberveränderungen bei Pseudosklerose und progress. Linsenkerndegeneration. Zieglers Beitr. zur pathol. Anatomie 60, 1, 1914.

Lange, Über chronische progressive Chorea (Huntington) in jugendlichem Alter. Berl. klin. Wochenschr. Nr. 6, 1906.

Langelaan, Über Muskeltonus und Sehnenreflex im Zusammenhang mit der Doppelinnervation quergestreifter Muskeln. Neurol. Zentralblatt 33, 1140, 1904.

Lewandowsky, Bemerkungen über die hemiplegische Kontraktur. D. Zeitschr. für Nervenheilk. 29, 208, 1905.

— Über die Bewegungsstörungen der infantilen zerebralen Hemiplegie und die Athétose double. D. Zeitschr. für Nervenheilk. 29, 339, 1905.

Lewandowsky u. Stadelmann, Chorea apoplectica. Zeitschr. für die ges. Neurol. u. Psych. 12, 530, 1912.

Lewy, F. H., Tonusprobleme in der Neurologie:

     I. Zeitschr. für die ges. Neurol. u. Psych. 58, 310, 1920.

     II.   »   »   »   »   »   »   »   63, 256, 1921.

— Zur Pathologie der Paralysis agitans. D. Zeitschr. für Nervenheilk. 50, 50, 1914.

— Paralysis agitans, pathol.-anat. Teil in Lewandowskys Handb. der Neurol. Bd. 23. Berlin 1912.

— Die Grundlagen des Koordinationsmechanismus einfacher Willkürbewegungen. Zeitschrift für die ges. Neurol. u. Psych. 58, 310, 1920.

— Zur pathol.-anatomischen Differentialdiagnose der Paralysis agitans und der Huntingtonschen Chorea. Zeitschr. für die ges. Neurol. u. Psych. 73, 170, 1921.

Lhermitte, L'hépatite familiale jouvenile à évolution rapide avec dégénération du corps strié. La semaine médicale 32, 121, 1912.

— u. Cornil, Sur un cas clinique de syndrome pyramido-strié. Revue neurol. 28, 91, 1921.

Lissauer, Leberzirrhose bei experimentellen Intoxikationen. Virchow-Archiv 217, 56, 1914.

Lukács, Fortschreitende zweiseitige Athetose ohne Lähmung. Zeitschr. für die ges. Neurol. u. Psych. 24, 445, 1914. Hiernach zitiert: Renault, Remak, Brissaud, Boinet (Higier).

Maas, Klin.-anatom. Beitrag zur Kenntnis systematischer Linsenkerndegeneration. Neurol. Zentralblatt 1918, Nr. 1.

— Zur Kenntnis des Verlaufs der Dystonia musculorum. Neurol. Zentralblatt 1918, Nr. 6.

— Zur Behandlung der Athetose. Zeitschr. für die ges. Neurol. u. Psych. Ref.-Teil 14, 68, 1917.

Mann, Über das Wesen der striären oder extrapyramidalen Bewegungsstörung. Zeitschr. für die ges. Neurol. u. Psych. 71, 357, 1921.

Marburg, Zur Pathologie und Pathogenese der Paralysis agitans. Jahrbücher für Psych. u. Neurol. 36, 405, 1914.

Marchand, Ausgang der akuten gelben Leberatrophie in knotige Hyperplasie. Zieglers Beiträge 17, 206, 1895.

Margulis, Beiträge zur Lehre von der Chorea chron. progressiva. D. Zeitschr. für Nervenheilk. 50, 470, 1914.

Marie u. Guillain, Lésion ancienne du noye au rouge. Nouvelle Iconographie de la Salpeterière 16, 80, 13.

— u. Lhermitte, Les lésions de la chorée chronique progressive. Annales de Médizin 18, 1914.

Mayer, C., u. John, Zur Symptomatologie des Parkinsonschen Formenkreises. Zeitschr. für die ges. Neurol. u. Psych. 65, 62, 1921.

Mendel, Torsionsdystonie. Monatsschr. für Neurol. u. Psych. 46, 309, 1919.

Meyer, O., Dysplasie der Leber oder juvenile Zirrhose. Neurol. Archiv 201, 349, 1910.

Mingazzini, Über einen Parkinsonähnlichen Symptomenkomplex. Archiv für Psych. 55, Heft 2, 1914.

— Das Linsenkernsyndrom. Zeitschr. für die ges. Neurol. u. Psych. 8, 183, 1912.

— Anatomia clinica dei centri nervosi. Turin 1913.

Möbius, Über Seelenstörungen bei Chorea. Neurol. Beiträge Heft 2, 123, 1894.

v. Monakow, Gehirnpathologie. Wien 1897.

Muratow, Zur Pathogenese der Hemichorea apoplectica. Monatsschr. für Psych. u. Neurol. 5, 180, 1897.

Naef, Über Psychosen bei Chorea. Monatsschr. für Neurol. u. Psych. 41, 65, 1917.

Nießl v. Mayendorf, Über die Ursache der choreatischen Zuckung. Fortschritte der Medizin 1913, Heft 43/44.

— Hirnpathologische Ergebnisse bei Chorea chronica. Archiv für Psych. 51, 40, 1913.

Newmark, A lesion in the putamen. Journal of nerv. and mental diseases 49, Nr. 2, 1919.

Nonne, Zum Kapitel der epidemisch auftretenden Bulbärmyelitis und Enzephalitis des Hirnstammes. D. Zeitschr. für Nervenheilk. 64, 189, 1919.

Oppenheim, Zur Pseudosklerose. Neurol. Zentralblatt 33, 1202, 1914.
— Differentialdiagnose der multiplen Sklerose und Pseudosklerose. D. Zeitschr. für Nervenheilk. 56, 332, 1917.
— Über eine eigenartige Krampfkrankheit des kindl. und jugendl. Alters. Neurol. Zentralblatt 30, 1090, 1911.
Ormenrod, Cirrhosis of the liver in a boy with obscure and fatal nervous symptoms. St. Bartolomew hospital reports 26, 57, 1890.
Oulmont, Étude clinique sur l'athétose. Thèse de Paris 1878, zitiert nach Lewandowsky.
Pfeiffer, The anatomical findings in a case of progressive lenticular degeneration. Journal of mental and new diseases 45, 289, 1917.
Pfeifer, R. A., Kontinuierliche klonische rhythmische Krämpfe des Gaumensegels u. der Rachenwand bei einem Fall von Schußverletzung des Kleinhirns. Monatschr. für Psych. u. Neurol. 45, 96, 1918.
Pollak, Der amyostat. Symptomenkomplex — anatom. Teil. Referat erstattet auf der 11. Jahresvers. der Gesellsch. deutscher Nervenärzte. Braunschweig 1921.
Pollock, The pathology of the nervous system in a case of progressive lenticular degeneration. Journal of nerv. and ment. diseases 46, Nr. 6, 1917.
Pötzel u. Raimann, Demonstration eines Glioms des Thalamus. Jahrbücher für Psych. 31, 467.
Pineles, Zur Lehre von den Funktionen des Kleinhirns. Obersteiners Arbeiten 182, 1899.
Rausch-Schilder, Über Pseudosklerose. D. Zeitschr. für Nervenheilk. 52, 414, 1914.
Reichard, Theoretisches über die Psyche. Journal für Psych. u. Neurol. 24, 168, 1919.
Richter, Eine besondere Art von Stirnhirnschwund mit Verblödung. Zeitschr. für die ges. Neurol. u. Psych. 38, 127, 1918.
Rosenfeld, Über Skopolaminwirkungen am Nervensystem. Münch. med. Wochenschr. 68, 971, 1921.
Rossolimo, Die psychologischen Profile. Klinik für psych. u. nerv. Kranke 6, 249, 1911.
Rothmann, Zu den Zwangsbewegungen des Kindesalters, Neurol. Zentralblatt 34, 444, 1905.
Rumpel, Über das Wesen und die Bedeutung der Leberveränderungen und der Pigmentierungen bei den damit verbundenen Fällen von Pseudosklerose. D. Zeitschr. für Nervenheilk. 49, 54, 1913.
Salus, Grünliche Hornhautverfärbung bei multipler Sklerose. Med. Klinik 14, 495, 1908.
Sarbo, Ein Fall von diagnostizierter und durch die Sektion bestätigter Enzephalitis der Linsenkerne. Neurol. Zentralbl. 40, 15, 1920.
Sawyer, A case of progress. lenticular degeneration. Brain 35, 1913.
Seelert, Ein Fall chronischer Manganvergiftung. Monatsschr. für Psych. u. Neurol. 34, 82, 1915.
— Zur Differentialdiagnose der Hysterie und des Torsionsspasmus. Neurol. Zeitschr. 33, 988, 1914.
Serog, Das Problem des Wesens und der Entstehung des Gefühlslebens. Zeitschr. für die ges. Neurol. u. Psych. 8, 107, 1912.
Sibelius, Zur Kenntnis der Gehirnkrankheiten nach Kohlenoxydvergiftungen. Zeitschr. für klin. Med. 49, 111, 1903.
— Die psychischen Störungen nach Kohlenoxydvergiftung. Monatsschr. für Psych. u. Neurol. 18, 239, 1906.
Sjövall u. Söderbergh, A contribution to the knowledge of the pathogenesis in Wilsons disease. Acta med. scandinav. 54, 195, 1921.
Söderberg, Eine semiologische Studie über einen Fall extrapyramidaler Erkrankung. D. Zeitschr. für Nervenheilk. 64, 52, 1919.
— Gibt es eine Art Tremor, der für zerebellare Läsionen chrakteristisch ist? Nordiskt Medicinskt Archiv 51, 99.
Sölder, Zur Pathogenese der Kohlenoxydlähmungen. Jahrbücher für Psych. 22, 287, 1902.
Spatz, Zur Anatomie der Zentren des Streifenhügels. Münch. med. Wochenschr. 68, 1441, 1921.

Spielmeyer, Die histopathol. Zusammengehörigkeit von Wilsonscher Krankheit und Pseudosklerose. Zeitschr. für die ges. Neurol. u. Psych. **57**, 312, 1920.

Spiller, The family form of pseudosklerosis and other conditions attributed to the lenticular nucleus. Journal of nerv. and mental diseases **43**, 1, 1916.

Spitz, Über Pseudosklerose. I.-Diss. Straßburg 1911.

Souques, Des fonctions du corp striés à propos d'un cas de maladie de Wilson. Revue neurol. **27**, 785, 1920.

Schäffer, Skelettmuskel und autonomes Nervensystem. Berl. klin. Wochenschr. **57**, 728, 1920.

— Zur Analyse der myoton. Bewegungsstörung. D. Zeitschr. für Nervenheilk. **67**, 225, 1921.

v. d. Scheer u. Stuurmann, Beitrag zur Kenntnis der Pathologie des Corpus striatum nebst Bemerkungen über die extrapyramidalen Bewegungsstörnngen. Zeitschr. für die ges. Neurol. u. Psych. **30**, 91, 1915.

Schilder, Über Chorea und Athetose:

          I. Zeitschr. für die ges. Neurol. u. Psych. **7**, 218, 1911.

         II. »   »   »   »   »   »   » **11**, 25, 1912.

        III. »   »   »   »   »   »   » **11**, 47, 1912.

— Rigor als postparoxysmale Erscheinung bei Epilepsie. Wiener klin. Wochenschr. 1919, Heft 30.

Schmincke, Leberbefunde bei Wilsonscher Krankheit. Zeitschr. für die ges. Neurol. u. Psych. **57**, 352, 1920.

Schneider, Torsionsspasmus, ein Symptomenkomplex der mit Leberzirrhose verbundenen progressiven Linsenkerndegeneration. Zeitschr. für die ges. Neurol. u. Psych. **53**, 1920.

Schultze, Fr., Zur Lehre von der Pseudosklerose. Neurol. Zentralblatt **37**, 674, 1918.

Schütte, Ein Fall von gleichzeitiger Erkrankung des Gehirns und der Leber. Archiv für Psych. **51**, 334, 1913.

Schwalbe, Eine eigentümliche tonische Krampfform mit hysterischen Symptomen. I.-Diss. Berlin 1908; zitiert nach Mendel.

v. Stauffenberg, Zur Kenntnis des extrapyramidalen motorischen Systems. Zeitsch. für die ges. Neurol. u. Psych. **39**, 1, 1918.

Steck, Zur pathologischen Anatomie der echten posthemiplegischen Athetose. Schweizer Archiv für Neurol. u. Psych. **8**, 75, 1921.

Stern, Über das Salbengesicht bei epidemischer Enzephalitis. Neurol. Zentralblatt **40**, Erg.-Bd. 64, 1921.

— Pathologie und Pathogenese der Chorea chron. progress. Archiv für Psych. **63**, 1, 1921.

Stertz, Der extrapyramidale Symptomenkomplex. Berlin 1921.

— Die funktionelle Organisation des extrapyramidalen Systems und der Prädilektionstyp der Pyramidenlähmung. D. Zeitschr. für Neurol. **68/69**, 481, 1921.

Steyerthal, Über Huntingtonsche Chorea. (Eine Übersetzung der Huntingtonschen Originalarbeit.) Archiv für Psych. **44**, 656, 1908.

Stier, Wilsonsche Krankheit und Paralysis agitans. Zeitschr. für die ges. Neurol. u. Psych. Ref. **15**, 1918.

Stöcker, Ein Fall fortschreitender Lentikulardegeneration. Zeitschr. für die ges. Neurol. u. Psych. **25**, 251, 1913.

— Anatomischer Befund bei einem Falle von Wilsonscher Krankheit. Zeitschr. für die ges. Neurol. u. Psych. **25**, 217, 1914.

— Über Myotonie an Hand eines recht eigenartigen Falles von Myotonie. Zeitschr. für die ges. Neurol. u. Psych. **32**, 337, 1916.

Strümpell, Über die Westphalsche Pseudosklerose. D. Zeitschr. für Nervenheilk. **12**, 115, 1898.

— Ein weiterer Beitrag zur Kenntnis der sogenannten Pseudosklerose. D. Zeitschr. für Nervenheilk. **14**, 348, 1899.

— Zur Kenntnis der Pseudosklerose. D. Zeitschr. für Nervenheilk. **54**, 207, 1916.

— Die myostatische Innervation. Neurol. Zentralblatt **39**, 2, 1920.

Strümpell-Handmann, Beitrag zur Kenntnis der sogenannten Pseudosklerose. D Zeitschr. für Nervenheilk. **50**, 454, 1914.

Thomalla, Ein Fall von Torsionsspasmus mit Sektionsbefund. Zeitschr. für die ges. Neurol. u. Psych. **41**, 311, 1918.

Thomas, A report of three cases of chronic progressive lenticular degeneration with mental deterioration. Journal of new and mental diseases **46**, Nr. 5, 1917.

Trömmer, Paralysis agitans. Neurol. Zentralblatt **33**, 1133, 1914.

Vogt, H., Chorea minor. Lewandowskys Handbuch Bd. 3.

Vogt, O. u. C., Zur Lehre der Erkrankungen des striären Systems. Journal für Psych. u. Neurol. **25**, Erg.-Bd. 3.

— Erster Versuch einer pathologischen anatomischen Einteilung striärer Motilitätsstörungen. Journal für Psych. u. Neurol. **24**, 1, 1919.

— Zur Kenntnis der pathologischen Veränderungen des Striatum und Pallidum usw Sitzungsber. der Heidelb. Akad. der Wissensch., Abt. B, Nr. 14, 1919.

Völsch, Beitrag zur Lehre von der Pseudosklerose. D. Zeitschr. für Neurol. **42**, 335, 1911.

Westphal, A., Beitrag zur Lehre von der Pseudosklerose. Archiv für Psych. **51**, 1, 1913.

— Über doppelseitige Athetose und verwandte Krankheitszustände. Archiv für Psych. **60**, 361, 1919.

— Über eine dem Bilde zerebrospinaler grauer Degeneration ähnlichen Erkrankung des zentralen Nervensystems ohne anatomischen Befund. Archiv für Psych. **14**, 87, 1883.

Weygandt, Idiotie und Imbezillität. (Kapitel: Athetotische Idiotie.) Handbuch der Psych. Leipzig 1915.

Willige, Über Paralysis agitans in jugendlichem Alter. Zeitschr. für die ges. Neurol. u. Psych. **4**, 520, 1911.

Vilson, Progressive lenticular degeneration. Lancet **182**, 1115, 1912.

— Progressive lenticular degeneration. Brain **34**, 295, 1912.

— An experimental research into the anatomy and physiologie of the corpus striatum. Brain **36**, 427, 1912.

— Progressive Linsenkerndegeneration. Lewandowskys Handbuch V.

v. Woerkom, La cirrhose hépatique avec altérations dans les centres nerveux évoluant chez des sujets d'âge moyen. Nouvelle Iconographie de la Salpétrière 1, 1914. Ref. Neurol. Zentralblatt **34**, 476, 1919.

Wohlwill, Kohlenoxydgasvergiftung. Vortrag. Ref. Zentralblatt für die ges. Neurol. u. Psych. **25**, 346, 1921.

Wollenberg, Chorea — Paralysis agitans. Nothnagels Handbuch Bd. **12**, 1899.

Yokoyama-Fischer, Über eine eigenartige Form knotiger Hyperplasie der Leber, kombiniert mit Gehirnveränderungen. Virchows Archiv 211, 305, 1913.

Zappert, Demonstration. Münch. med. Wochenschr. **61**, 451, 1914.

Zingerle, Über Paralysis agitans. Journal für Psychol. u. Neurol. **14**, 81, 1909.

Zinn, Beziehungen der Chorea zur Geistesstörung. Archiv für Psych. **28**, 411, 1896.

Sachverzeichnis.